LA COCINA DEL
METABOLISMO ACELERADO

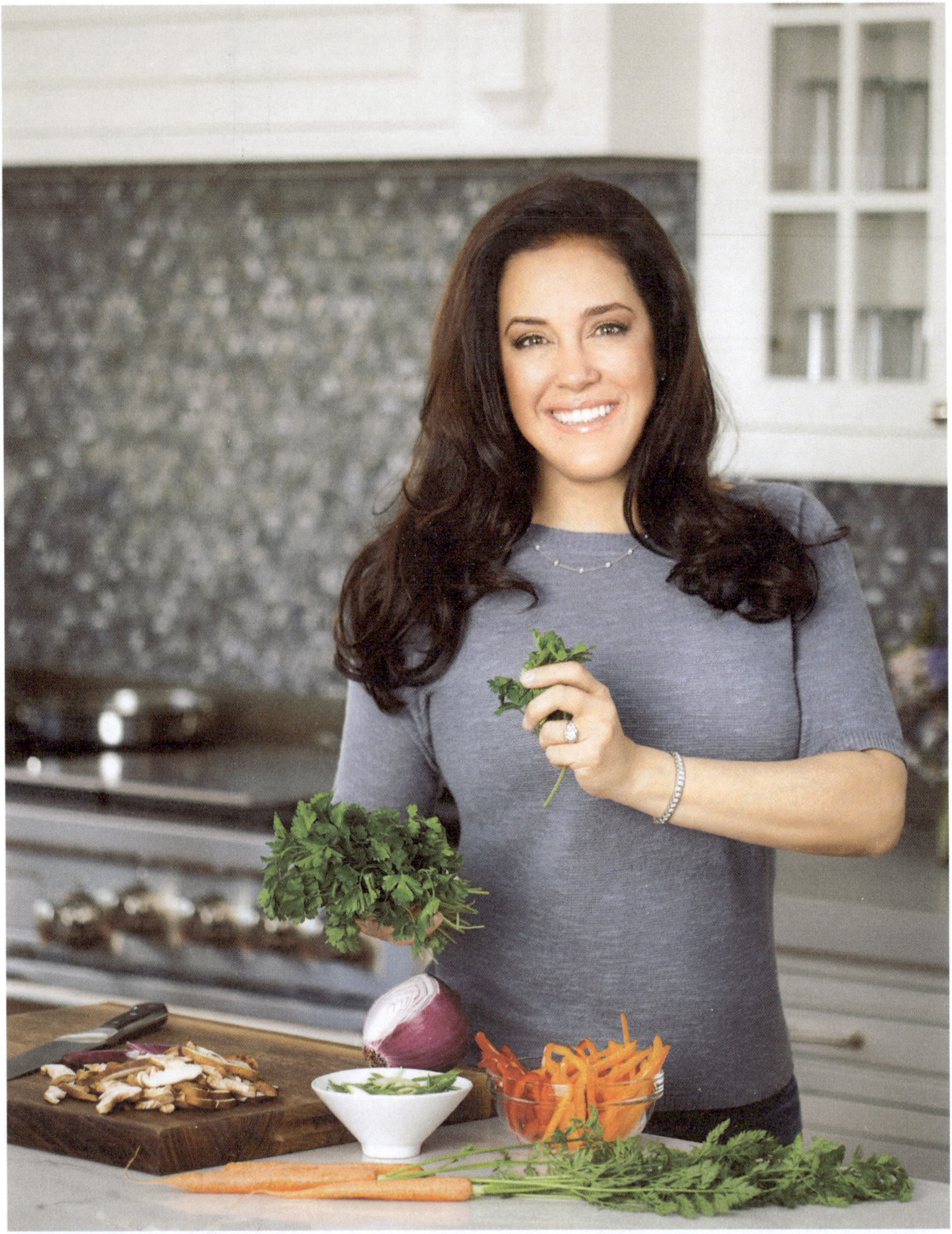

LA COCINA DEL *METABOLISMO ACELERADO*

Come más y pierde más peso

HAYLIE POMROY

con EVE ADAMSON

Traducción de Laura Paz

Grijalbo*vital*

El papel utilizado para la impresión de este libro ha sido fabricado a partir de madera procedente de bosques y plantaciones gestionadas con los más altos estándares ambientales, garantizando una explotación de los recursos sostenible con el medio ambiente y beneficiosa para las personas.

Penguin Random House Grupo Editorial

La cocina del metabolismo acelerado
Come más y pierde más peso

Título original: *Cooking for a Fast Metabolism. Eat More Food and Lose More Weight*

Primera edición: abril, 2024

Publicado bajo acuerdo con HarperCollins Publishers LLC.

penguinlibros.com

ISBN: 978-607-384-372-0

Impreso en México – *Printed in Mexico*

DEDICO ESTE LIBRO A MIS HIJOS Y A TODOS AQUELLOS QUE HAN ENTRADO A MI COCINA. ESPERO SALGAN SACIADOS, TANTO EN SU ESTÓMAGO COMO EN SU CORAZÓN. LA NECESIDAD Y EL DESEO DE COMER SON UNIVERSALES, Y MIENTRAS PARTIMOS EL PAN JUNTOS, ¡QUE ESTA COMIDA TE NUTRA PARA QUE PUEDAS ENRIQUECER A OTROS!

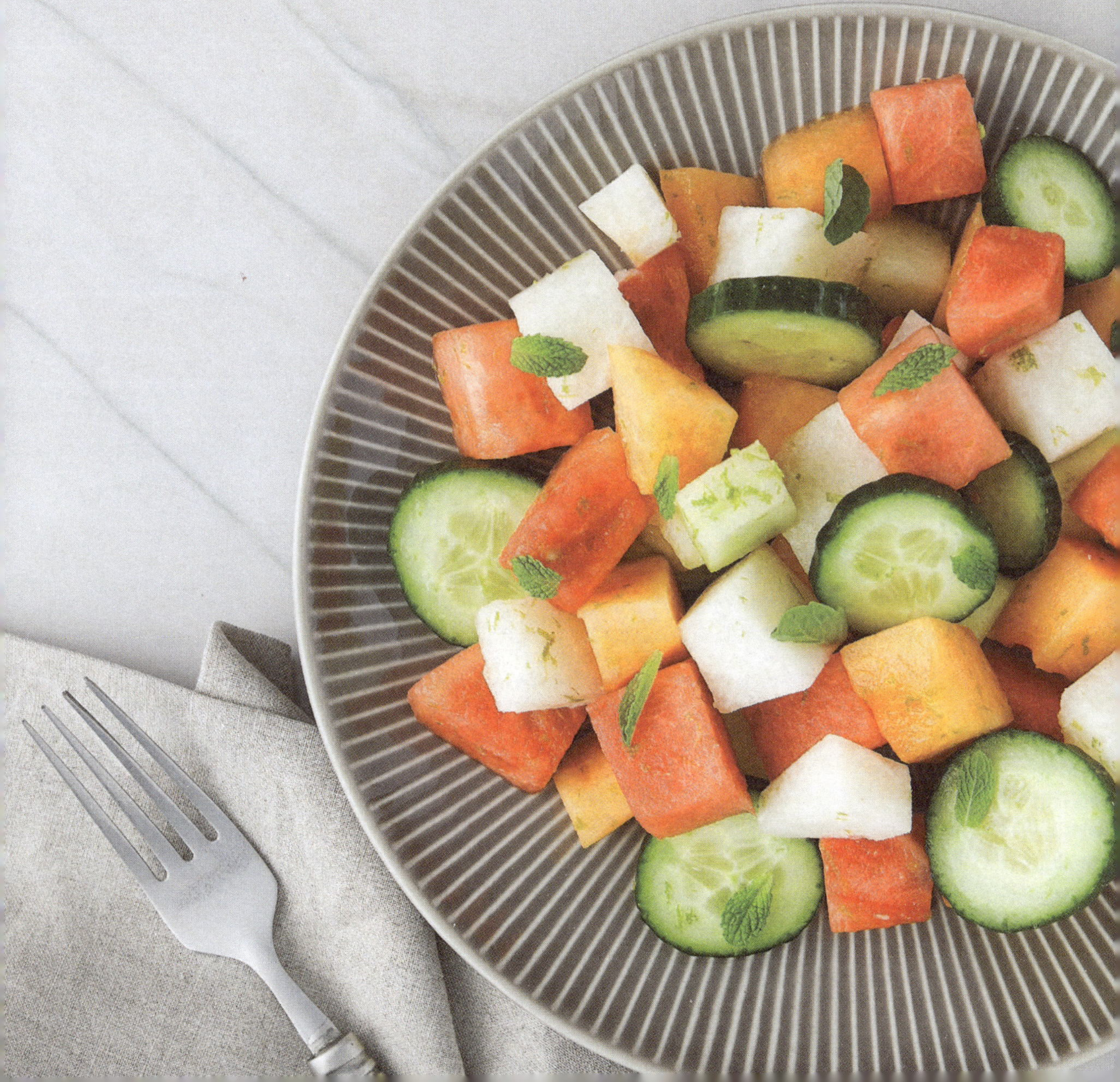

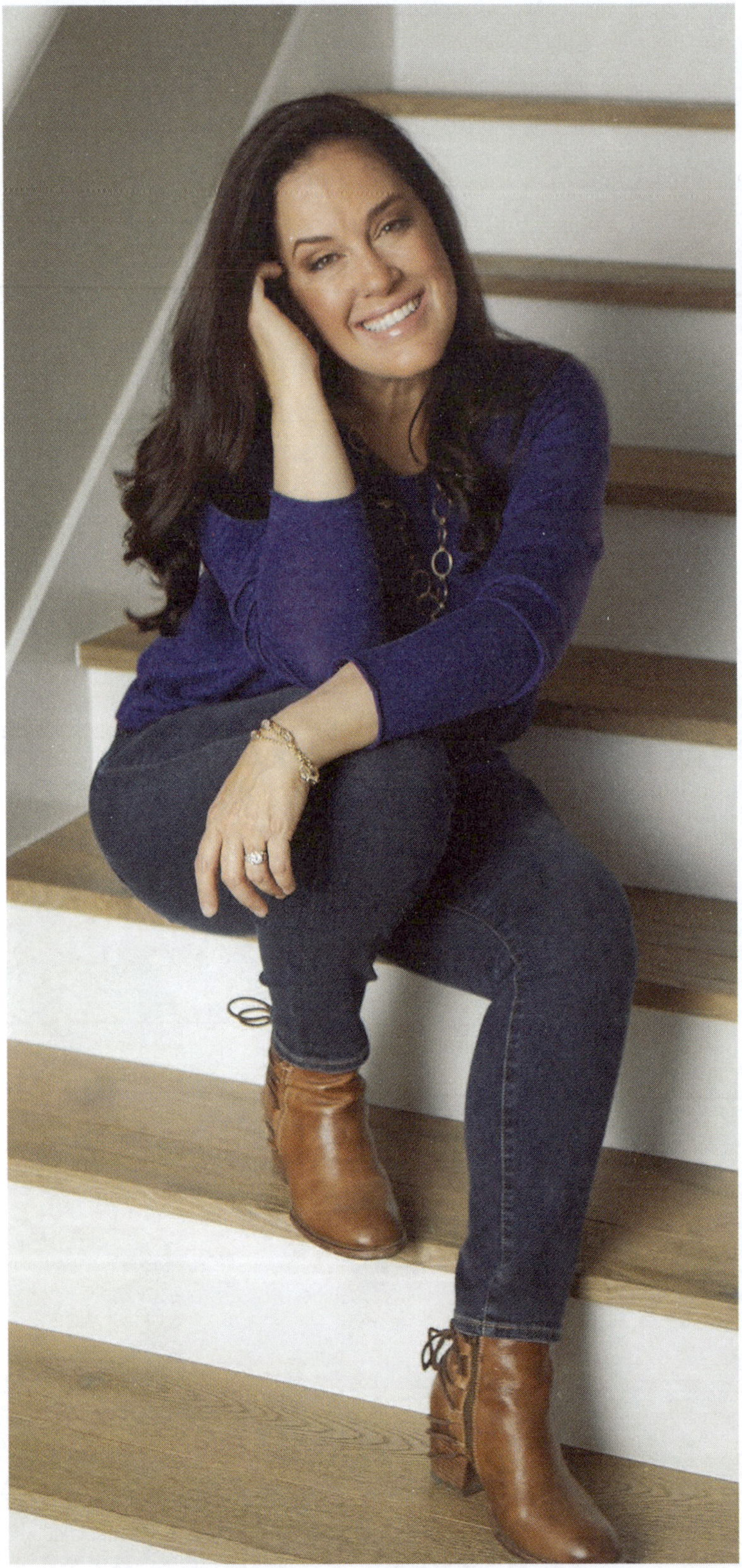
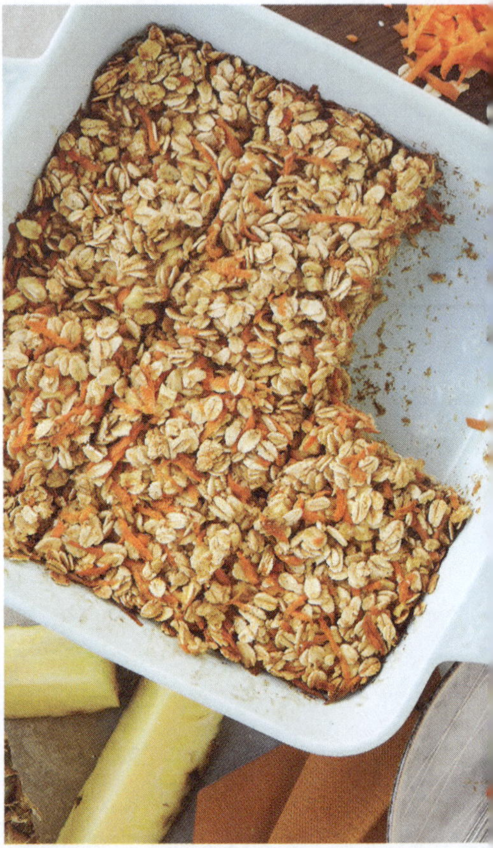
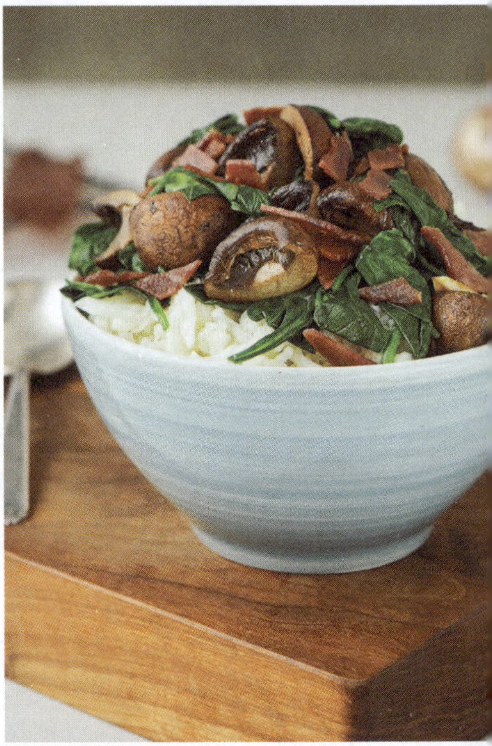

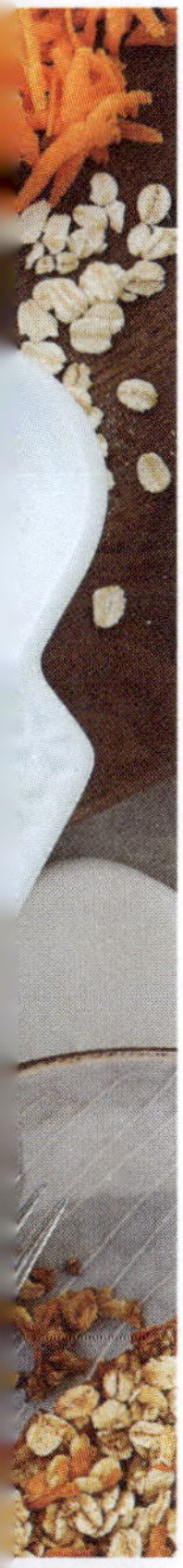
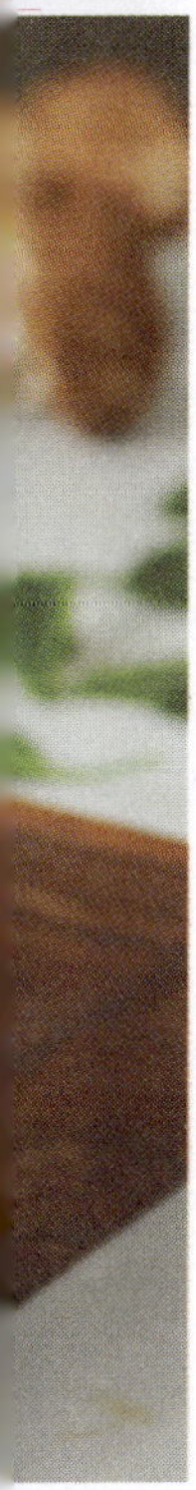

ÍNDICE

INTRODUCCIÓN

AL SER UNA NIÑA QUE CRECIÓ CON SEVERAS ALERGIAS ALI-mentarias, empecé a desconfiar de la comida en general desde muy chica. Siempre que comía algo que no debía, me salían ronchas en los labios y en los párpados, y eczema en los codos y detrás de las rodillas. Pasé más tiempo en baños de avena para calmarlo que en el parque. No fue sino hasta la universidad cuando me encontré un día en el hospital con 16 mg de prednisona, que una buena amiga me presentó a un pionero de medicina integral, a quien ella creía capaz de ayudarme. Él me recordó el poder que tienen la medicina holística y los alimentos naturales, con los cuales había crecido, pero dejé de consumir. Me sugirió eliminar todo el azúcar y los alimentos procesados de mi dieta, y comer solo alimentos enteros. ¡Mi eczema desapareció! La comida solucionó algo que ni siquiera los más potentes esteroides pudieron arreglar y ahí fue cuando reconocí la correlación directa entre mi alimentación, mis problemas de piel y mi salud en general.

Con la meta de minimizar mis reacciones alérgicas, mis primeros experimentos en la cocina fueron muy básicos y los resultados fueron bastante insípidos. Era necesario tener cuidado, pero lo que realmente quería era disfrutar mi comida. Siempre que iba a restaurantes me encantaba el sabor de los platillos, pero odiaba lo que le hacían a mi cuerpo. Yo quería que mi comida preparada en casa fuera igual de deliciosa, pero sin los incómodos efectos secundarios, así que empecé a experimentar con ingredientes naturales para amplificar el sabor de los alimentos que ya empezaban a dejar un efecto positivo y considerable en mi salud. Mi viaje personal desató mi pasión por preparar comida que fuera al mismo tiempo tremendamente saludable e increíblemente agradable. Lo mismo que salvó mi vida se convirtió en el trabajo de mi vida.

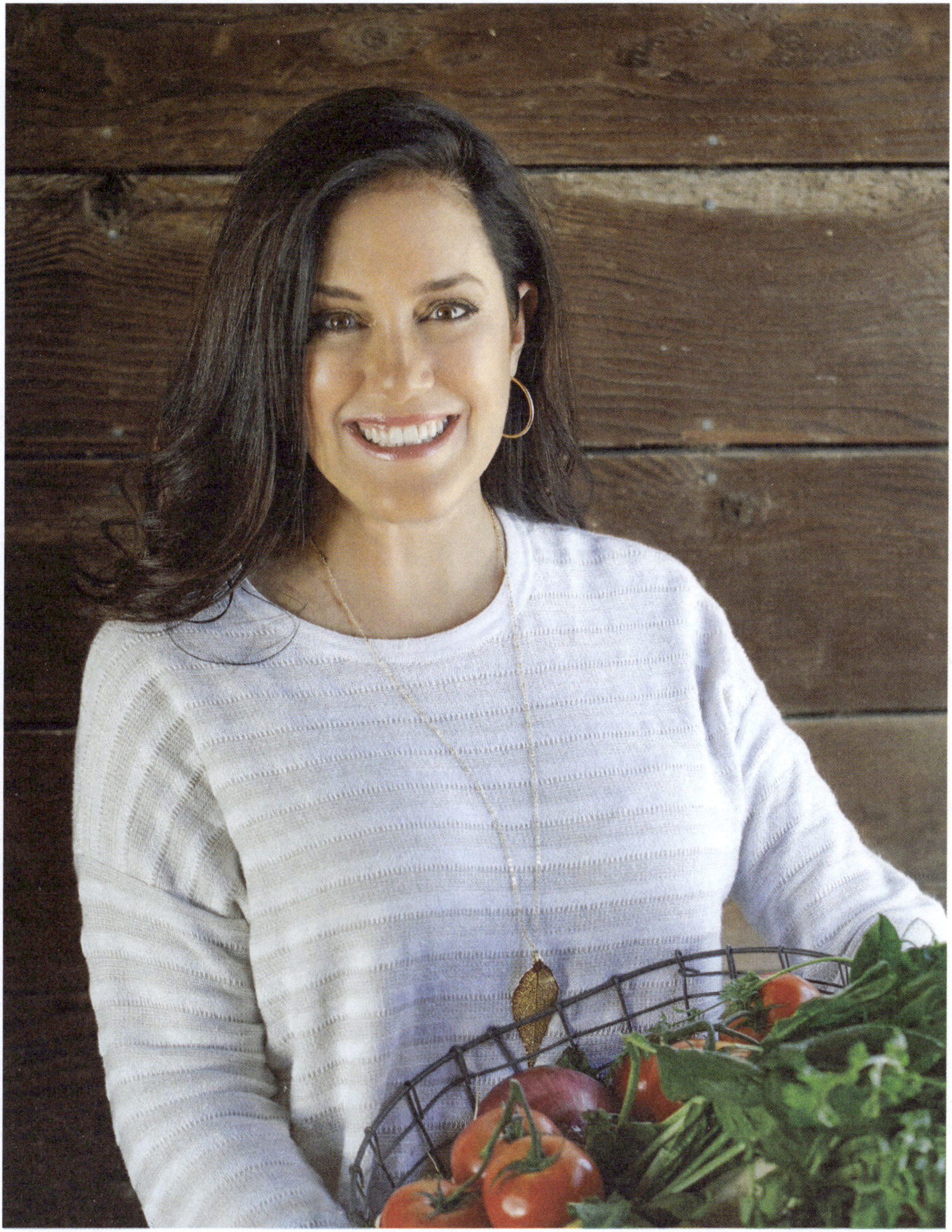

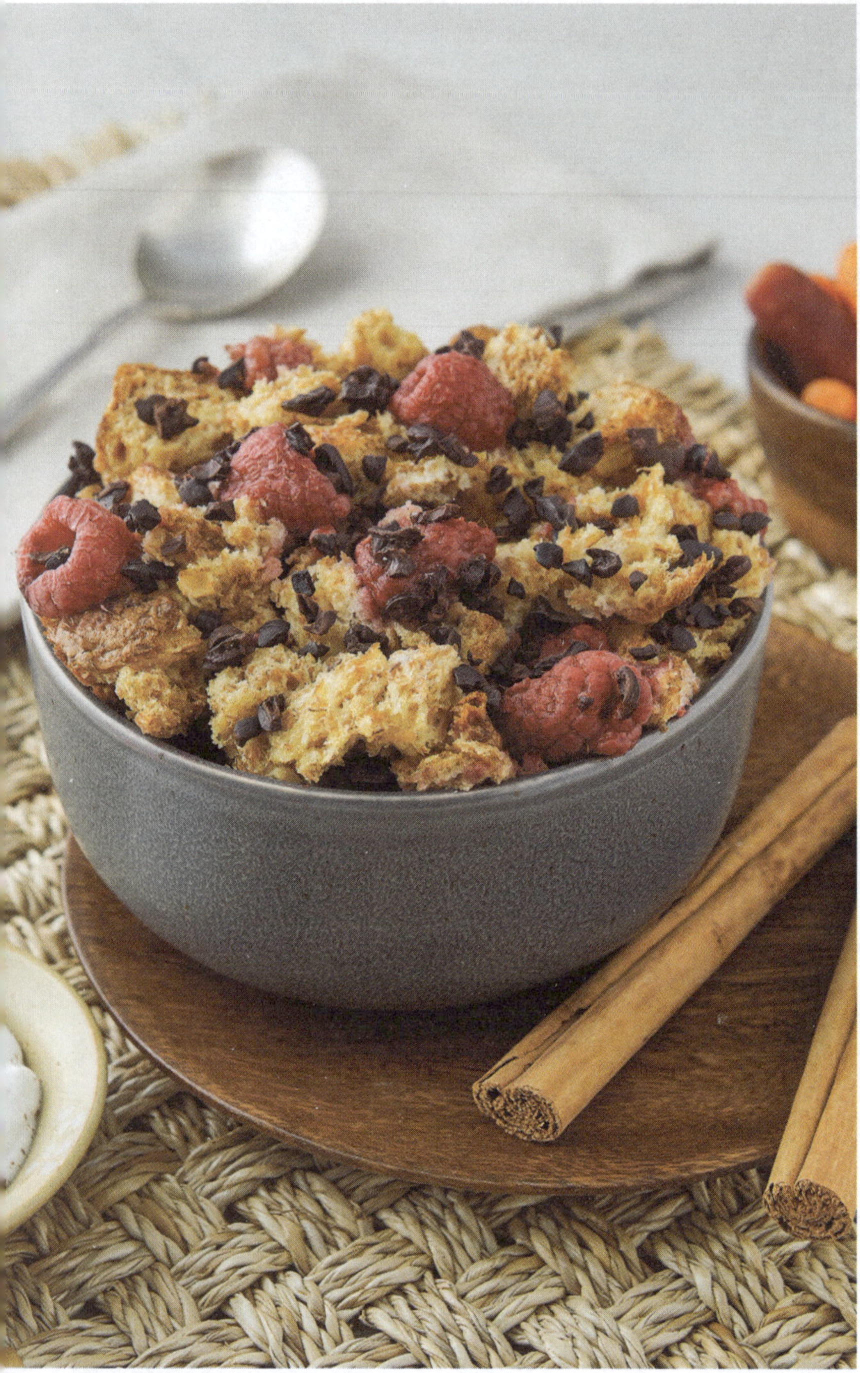
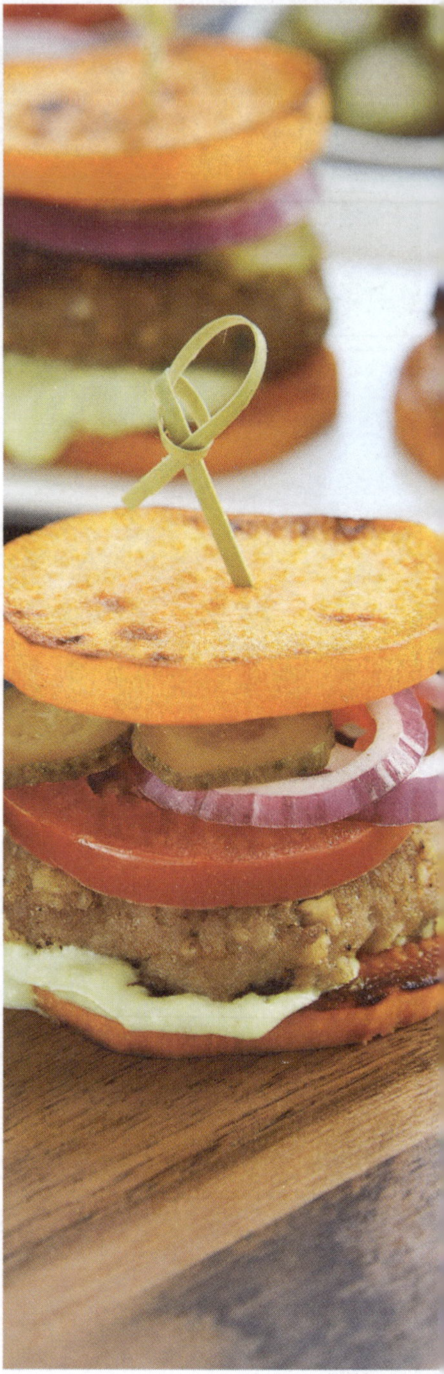

Es fácil olvidar lo que la comida es en realidad y lo que puede hacer por nosotros. La conveniencia y la rapidez se han vuelto necesarias a tal grado en este mundo acelerado, que pasar las noches cocinando cenas familiares puede parecer extraño y poco realista. Pero cocinar platillos reales, naturales y con ingredientes enteros puede ser saludable, delicioso y requerir poco esfuerzo. Puede ser una parte vibrante, emocionante, reconfortante, energizante, calmante, promotora de la salud, incluso espiritual, de tu vida aquí y ahora. Para mí la cocina es mi farmacia, mi salón de clase y el centro de mi vida familiar. Es donde todos hacemos nuestra tarea, donde celebramos juntos, donde nos encontramos. Diseñé mi cocina con este propósito y paso casi todo mi tiempo en casa en ese espacio, cocinando, experimentando, compartiendo, escuchando, riendo.

No me malinterpretes: soy una mujer de negocios, una madre, una ávida jinete, una científica y una doctora. Estoy tan ocupada como tú. No quiero que me imagines esclavizada frente a la estufa todo el día, mi frente empolvada con harina cernida. Pero eso no quiere decir que no suela tener múltiples ollas de cocción lenta y cacerolas burbujeando en mi cocina al mismo tiempo, o que en ocasiones no me sienta inspirada a preparar múltiples comidas al mismo tiempo para apilar contenedores etiquetados en el congelador. Para mí, preparar y consumir alimentos enteros es cuestión de vida o muerte. Primero tuve que hacer las paces con esta realidad. Luego me enamoré por completo de todo el proceso de encontrar los alimentos más naturales y más frescos, prepararlos, cocinarlos y congelar entonces mi propia "comida rápida" para que siempre tuviera algo nutritivo y delicioso que comer. Hay muchos días en que no tengo tiempo de hacer nada más que sacar algo del congelador y recalentarlo.

La cocina en mi hogar es un espacio para deleitarse con la comida, no para temerle. Cocinar se ha vuelto un placer, no una tarea. Escribí este recetario para compartir ese placer, así como el poder y la influencia que puede tener tu cocina en tu salud. Preparar la comida no debería ser intimidante. Debería ser fácil. Los alimentos no deberían ser una fuente de miedo, sino una fuente de amor y una forma de cuidarte y nutrirte a ti mismo y a la gente que amas. Puede saber deliciosa y ser al mismo tiempo la herramienta más poderosa en tu haber para defender tu propia salud. Puede apoyar tu pérdida de peso, al igual que tu esfuerzo por mejorar tu estado de salud y de ánimo.

Pero no encontrarás esa clase de poder medicinal en un paquete de comida procesada en una fábrica que metes al microondas y luego llamas "comida". La comida real sale de la tierra, y en su forma más saludable casi siempre requiere un poco de preparación. No tiene que tomarte horas. Preparar tu propia comida es una forma de cuidarte y mantener tu metabolismo encendido, o despertarlo si es que redujo su velocidad.

¿Qué pasa con tu metabolismo?

¿Qué es este "metabolismo" del que has estado escuchando tanto, y qué tiene que ver con tu pérdida de peso y tus metas de salud? Básicamente, tu metabolismo es el proceso por el cual tu cuerpo convierte la comida en combustible o sustancia (como músculos, huesos, piel y sangre). Un metabolismo veloz estimula el cuerpo hacia la restauración, no la degeneración. Para perder peso en particular, un metabolismo acelerado implica que tu cuerpo es eficiente en la conversión de comida y grasa en combustible. Un metabolismo acelerado te puede ayudar a derretir la grasa, aplanar tu abdomen, reducir tus muslos y desaparecer la temblorina de los brazos, mientras tu cuerpo se conecta con las reservas de energía que has estado acumulando (en la forma de grasa) tal vez durante años. Encima de todo, un metabolismo acelerado puede apoyar otros procesos de tu cuerpo con más eficiencia, facilitar tu digestión, agudizar tu mente, mejorar tu estado de ánimo y darte la energía necesaria para lograr todas las cosas que quieres hacer en el día.

¿Y cómo lograrlo? ¡Con comida! La comida puede hipernutrir las secuencias metabólicas que regulan todo, desde la inflamación y la digestión hasta la pérdida de peso. Dado que todos los procesos bioquímicos que suceden en tu interior dependen de micronutrientes, una gran variedad de alimentos enteros probablemente tocará todas esas bases, hará que todos los sistemas trabajen de manera eficiente y conserven tu metabolismo encendido en la forma que debe.

Cocinar para un metabolismo acelerado

Tengo una amiga muy querida, Kelly, a quien le pedí que siguiera conmigo la Dieta del metabolismo acelerado (de mi primer libro); es mi amiga, después de todo. En sus propias palabras, no tenía "habilidades culinarias". Bueno, bajó más de nueve kilos, se enamoró de la comida y ahora puede improvisar menús increíbles. Incluso se reúne con grupos pequeños, les da una introducción al estilo de vida del metabolismo acelerado, mostrándoles cómo preparar chili y hot cakes, y apilar guisos en sus congeladores. Un día me vio y me dijo que su mamá tenía problemas de salud. Pero no quería que siguiera un programa alimentario. Solo quería encontrar una forma en que pudiera crear un efecto positivo en su mamá a través de la comida. Ahí se me ocurrió la idea de este recetario.

Quería crear algo básico, pero poderoso, que requiriera casi nada de experiencia ni introducción, no solo para quienes ya están familiarizados con mis planes y quieren más opciones de recetas, sino para aquellas personas que no están interesadas en seguir una dieta en particular y quieren transformar su salud nada más comiendo mejor. Mi deseo era tener algo que Kelly le pudiera dar a su mamá y, confiada, decir: "Esto te va a cambiar la vida". Es así de simple: no necesitas seguir un "plan" para cambiar tu salud. Todo lo que necesitas hacer es entrar a la cocina y aprender a usar ingredientes reales, enteros, para transformar tu cuerpo, subir la velocidad de tu metabolismo y hacer que todos tus sistemas funcionen mejor. En verdad es así de sencillo. Las recetas en este libro están diseñadas para crear un efecto en tu vida cualquier día, todos los días, en cualquiera y todas las comidas, sin tener que poseer habilidades culinarias complejas ni sentirte intimidado en la cocina.

Cada una de las recetas en este libro solo contiene alimentos de la lista maestra para el metabolismo, una lista de aquellos ingredientes que encienden tu metabolismo en lugar de desacelerarlo. Come principalmente a partir de esta lista y estarás alimentando el fuego de tu metabolismo e inundando tu cuerpo con los micronutrientes que necesita, incluso si no te adhieres a ningún plan de alimentación en particular.

En el capítulo 1 encontrarás información y algunas reglas importantes del metabolismo acelerado sobre cómo, cuándo y por qué comer. En el capítulo 2, por primera vez en cualquiera de mis libros, te llevaré a mi cocina y te mostraré algunas de las ideas que he implementado en mi propio hogar. Te ayudaré a organizar tu cocina, abastecer tu alacena y manejar la lista de alimentos. Puedes usar la lista para maximizar tu experiencia con las recetas con opciones casi infinitas al intercambiar ingredientes y personalizar las recetas a tu gusto y tus necesidades. Recibirás indicaciones para sustituir alimentos que no te gusten o no puedas consumir con otros que te funcionen mejor, además de datos sobre el tamaño de las porciones y los platillos. Te ayudaré a planear tu semana y cocinar un mes por adelantado. Y para cualquiera que esté siguiendo alguno de los planes de mis otros libros, incluí claves, consejos y pistas para adaptar estas recetas a lo que ya estés haciendo para tu metabolismo. Ya sea que te encuentres en la fase 2 de la Dieta del metabolismo acelerado, en la primera parte de la Revolución del metabolismo, adentrado en la quema-H, preparándote para la alfombra roja (o tus siguientes vacaciones en la playa) con mi desintoxicación de cinco días o no conoces en lo absoluto mis programas, verás tus necesidades cubiertas en estas páginas. La lista maestra de alimentos para el metabolismo acelerado será una referencia confiable para avivar tu fuego interno e inundar tu cuerpo con los micronutrientes que requiere para ayudarte a sentirte (y verte) mejor que nunca.

También quería crear un recetario que pudieras regalarles a tus amigos, familiares, médicos, a los maestros de tus hijos o a tus colegas de trabajo, y ofrecer una introducción sencilla al estilo de vida del metabolismo acelerado, ¡con la esperanza de que quizá te preparen algo saludable la próxima vez que te inviten a comer (guiño, guiño y alguna indirecta)! ¡A mí me encanta cuando alguien dice: "Vente a cenar. Preparé tu chili del metabolismo acelerado"! Me emociona y mi sistema inmunológico deja salir un inmenso suspiro de alivio. Y yo me siento bien sabiendo que la gente en mi vida se está alimentando bien y nutriendo, además, su propia salud.

Este es un recetario que podrás aplicar el resto de tus días en cada aspecto de tu vida. Aunque no es un libro de cocina para perder peso, por supuesto lo puedes usar dentro de un plan para bajar de peso (y si sigues las recetas, lo más seguro es que lo logres sin siquiera intentarlo, si es acaso lo que necesitas). No es un libro de cocina para festividades, pero sin duda lo puedes usar también en esas ocasiones; muchas de las recetas están a la altura de las más espléndidas celebraciones. No se trata de un recetario para alguno de mis planes en específico, pero sí lo puedes emplear en conjunto con mis planes si sigues la guía al final del capítulo 2. No es un libro diseñado para electrodomésticos especiales ni un solo tipo de comida o categoría de alimentos, ni para ningún otro propósito escueto; se trata de un libro con el que puedes cocinar toda tu vida, usarlo en cualquier situación, por cualquier motivo o sin ninguno más allá de enamorarte de nuevo de la comida.

Partir el pan es un acto ceremonioso que la gente puede hacer reunida. Algunos de mis mejores recuerdos son estar en la cocina cocinando con mi abuela, quien me enseñó a pochar huevos, y con mi madre, quien me enseñó a enharinar cubos de pechuga para tener el mejor filete de pollo frito que he probado. Las fotos de este recetario son testimonio de generaciones de comidas familiares y comunión en la cocina. Si buscas la página 115, verás el salero y el pimentero de mi abuela, y en la página 221 puedes echar un vistazo a los manteles que heredó mi mamá después de que mi abuela Gigi muriera, los cuales tomé prestados de su clóset de blancos. La sartén de hierro forjado de Gigi también aparece en la página 221, y los moldes para panquecitos de la página 273 salieron del remolque en el que mis abuelos iban a la playa cada año; con el tiempo, los he empacado y desempacado con mucho cuidado a lo largo de varias mudanzas. El plato que tiene los panqués de huevo en la página 131 me lo regaló uno de mis clientes, y las sillas en la isla de mi cocina fueron herencia de otra familia que querían asegurarse de que las sillas especiales de su madre encontraran un hogar placentero y acogedor.

En otras palabras, las fotos de este libro muestran que mi cocina se creó a lo largo de generaciones. Cada herramienta para la preparación, cada recipiente para transportar comida tiene su propia historia. Las recetas y las imágenes de este libro son una cálida invitación al interior de mi cocina y a toda su historia, la cual ha moldeado e instruido mi forma de cocinar con los años. Ahora que soy madre, empiezo a pasar estas tradiciones y secretos culinarios a mis hijos... y, por medio de este libro, a ti.

Mi esperanza es que este recetario te ayude a descubrir el poder de partir juntos el pan y de crear conmigo, con mi comunidad y con tu propia familia y amigos una vida sana a través de alimentos saludables. Quiero ayudarte a llenar tu cocina de significado además de funcionalidad. No importa si tu cocina es grande o chica. No importa si tus electrodomésticos son antiguos o ultramodernos. Tu estilo de decoración es irrelevante, lo mismo que el precio de cualquiera de tus utensilios. Lo importante es la intención que haya detrás y la calidad de las comidas que preparas en ese espacio, comidas que enriquecen tanto tu salud como tu vida y la salud y las vidas de todas las personas que amas.

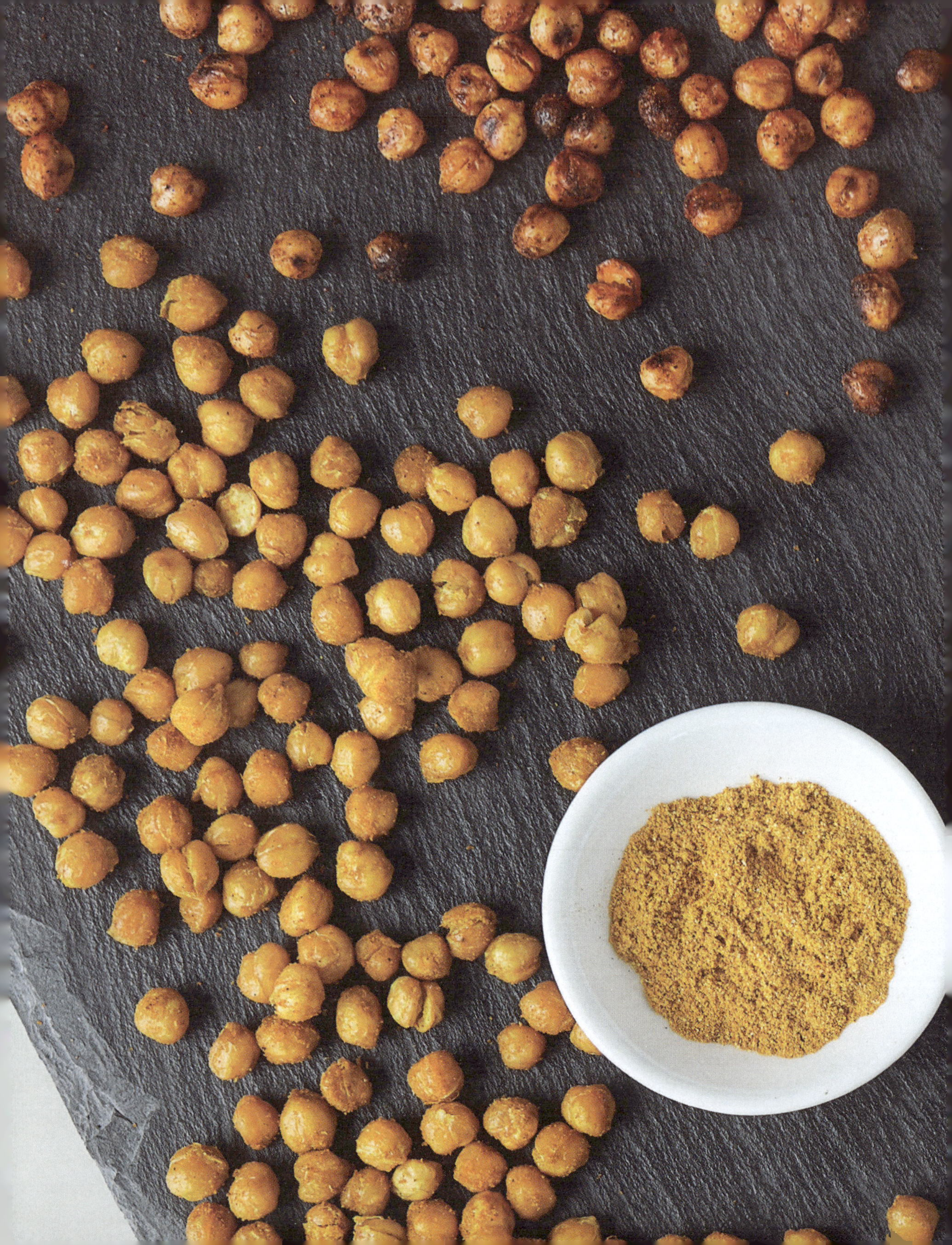

PRIMERA PARTE

EL CONCEPTO DEL METABOLISMO ACELERADO

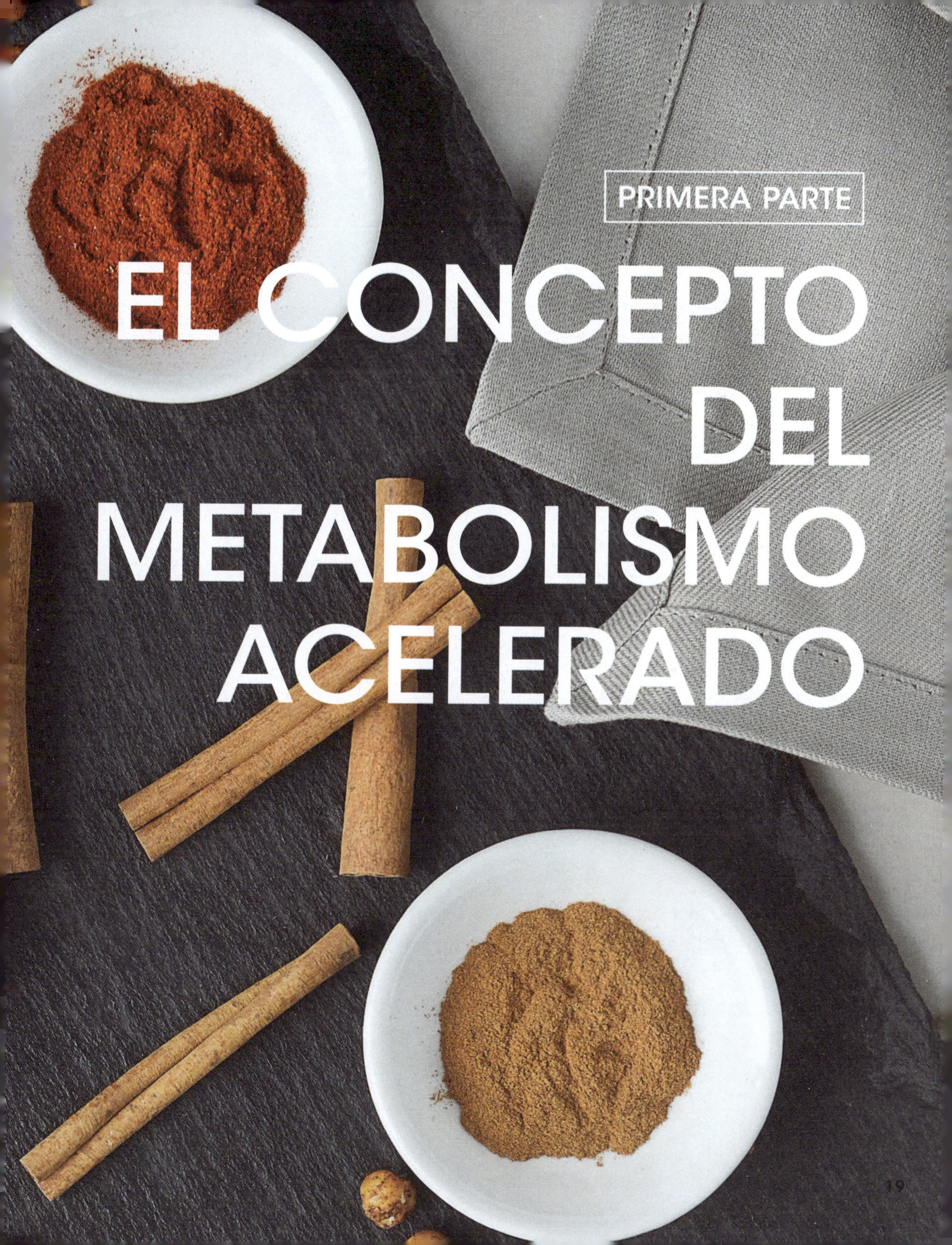

NECESITAS COMIDA DELICIOSA PARA CONSTRUIR UN METABOLISMO ACELERADO

Tu cuerpo es resultado directo de su medioambiente y este se moldea en gran medida por la comida. Lo que comes y lo que has comido, cómo vives y cómo has vivido, lo que haces y lo que has hecho, cómo piensas y cómo has pensado, lo que experimentas y lo que has experimentado, todo se une para crear tu cuerpo en su estado presente.

¿Llevas años consumiendo comida chatarra? ¿Estás permanentemente a dieta? ¿Primero te privas de cosas y luego te atascas hasta que ya no puedes comer más? Cada uno de estos comportamientos genera un ambiente al que tu cuerpo se ha tenido que adaptar a través de la naturaleza hábil y flexible de tu metabolismo. ¿No comes lo suficiente? Tu metabolismo baja la velocidad y guarda toda la energía que entra para asegurar su supervivencia a largo plazo. ¿Experimentas estrés crónico? Las hormonas de estrés indican a tu cuerpo que guarde grasa y queme músculo. ¿Consumes comida chatarra? Tu cuerpo sabe que debe encapsularla en células adiposas para protegerte de esos dañinos pesticidas y conservadores químicos. Pero si manejas tu estrés y comes alimentos reales casi todo el tiempo, esa grasa corporal se vuelve una fuente valiosa de combustible y tu metabolismo finalmente tiene el espacio y la seguridad para aumentar la velocidad y usarla. ¡Quémalo, nene, quémalo!

Así como eres producto de tu pasado, el cuerpo que tendrás mañana, la semana siguiente, el mes siguiente, el año que entra o en 10, 20 o 50 años desde ahora se construye a partir de lo que hagas de hoy en adelante. ¿Qué clase de cuerpo quieres construir? ¿Qué clase de metabolismo quieres promover? ¿Qué quieres hacer con tus reservas de grasa? ¿Conservarlas en tu abdomen, tu trasero, tus muslos y tus brazos? ¿O quieres quemarlas para revelar una versión de ti más fuerte y más energética? En otras palabras, ¿qué clase de futuro quieres para ti mismo?

Tienes mucho poder en tu plato y bastantes oportunidades para manifestar el cuerpo y la vida de tus sueños. Y si bien no puedes controlar cada uno de los aspectos de tu ambiente, sí hay algo en lo que tienes más control que cualquier otra cosa: qué comes.

He publicado varios libros con distintos planes y programas para atender una diversidad de problemas distintos, desde salir del estancamiento en la pérdida de peso hasta remediar problemas crónicos de salud, logrando una rápida pérdida de peso, desintoxicando y más. Esto se debe a que, día tras día, las demandas y expectativas que pones a tu cuerpo varían drásticamente. Es posible que estés pasando por un estrés extremo (el cual puede ser físico, mental o emocional), que quieras bajar de peso o desees mejorar tu estado de ánimo metabolizando de manera natural el colesterol o estabilizar tu glucosa. En cada uno de estos escenarios, tus necesidades serán diferentes. Pero sí tienen una cosa en común: puedes alcanzar todas esas metas y más a través de la comida.

Mis planes no son dietas, o por lo menos no en el sentido de la palabra que seguramente conoces. Cada uno de mis programas actúa como un libro de jugadas para mantenerte victorioso en el campo de la vida. Eres el capitán del equipo y al incluir a una nutricionista —a mí— adquieres las habilidades de rebanar y picar, saltear y hornear, hervir y sofreír de camino a convertirte en un experto en tu cocina y tu salud.

No hay tiempo más urgente que ahora para dominar el fino arte de la gastronomía y comer alimentos reales de una manera estratégica. Las enfermedades crónicas han alcanzado proporciones epidémicas: el crecimiento del sector salud es prueba de este problema cada vez más acuciante. ¿Sabías que, en Estados Unidos, el gran crecimiento inmobiliario está relacionado con el cuidado médico, hospitales, asilos, centros de rehabilitación médica, centros de salud mental? La gente busca ayuda cuando su salud se deteriora, pero muchos se encargan de sus cuidados solos hasta que sus desequilibrios y sus problemas progresan a un estado serio.

Pero al comprometerte ahora con un estilo de vida saludable puedes evitar llegar hasta ese punto. Con una nutricionista en tu vida podrás aprender qué te funciona. Sabrás cómo darles un giro a los planes, modificar recetas y acumular conocimiento valioso sobre tu salud, tu cuerpo y cómo hacer que todo te sea funcional. Incluso si no lo sabes todo aún (¡ni siquiera yo lo sé todo!), aprenderás cuáles son las preguntas que debes hacer. Te darás cuenta de los huecos en tu conocimiento y descubrirás cuánta información hay ahí afuera para afinar tu estilo de vida y promover tu propio bienestar.

Con solo comprar este libro te volverás parte de la comunidad de personas que han trabajado con mis planes para atender cuestiones específicas y quienes han abrazado el estilo de vida del metabolismo acelerado. Compartimos entre nosotros, intercambiamos recetas y técnicas culinarias, nos apoyamos; somos una tribu y nos encantaría relacionarnos contigo y darte la bienvenida a nuestro medio. Tenemos un grupo de membresía privada donde la gente puede hacer preguntas, ayudarse entre sí y compartir sus secretos, consejos y triunfos. Cada vez que escucho otra historia de éxito, me sorprende lo lejos que ha llegado la gente de nuestra comunidad. Las personas que solían odiar ir de compras al supermercado o tenían miedo de cocinar han evolucionado hasta convertirse en cocineros

DALE UNA OPORTUNIDAD A NUESTRO GRUPO PRIVADO

Quiero tomar un momento ahora para darles la bienvenida a todos los nuevos miembros de nuestra comunidad. Si has dedicado algo de tiempo a comunicarte con quienes han estado con nosotros durante años, quizá ya te haya impresionado lo experimentados que son: han aprendido mucho sobre cómo optimizar el metabolismo, y se nota. Nuestra comunidad es grande, activa y vibrante, y nuestros miembros contribuyeron muchísimo a la selección de alimentos para este libro, la información que recabé y las herramientas y soluciones que dijeron necesitar. Sé que sus comentarios beneficiarán a los recién llegados. Todas las recetas en este recetario están diseñadas para estimular el metabolismo y promover la salud, pero si te gustaría recibir un apoyo más específico, usa el código JOINMEFREE cuando finalices la compra en mi sitio web, www.hayliepomroy.com, para recibir 30 días gratis en los que puedes explorar todas las herramientas adicionales que tenemos disponibles para ti.

experimentados que saben cómo emplear la comida para maximizar su propia salud y su vida. Están preparando, consumiendo y adorando la comida que cubre específicamente las necesidades metabólicas de su cuerpo.

Tara es un buen ejemplo. Ella se unió a nuestra comunidad sin saber cómo hacer algo más allá de calentar una comida precocida en el microondas. Ahora habla el lenguaje del metabolismo acelerado, extrae aspectos de cada uno de mis planes para usar el poder de los micronutrientes en los alimentos. No solo ha perdido más de 18 kilos, ahora tiene la energía y el valor para llevar el control de su metabolismo. Tú puedes ser esa persona, y te damos la bienvenida con los brazos abiertos. Este recetario es para ti, para que nunca más te preguntes qué puedes comer. Con la lista maestra de alimentos no tendrás que preguntar: "¿Este alimento encenderá mi metabolismo?". Ya sabes que la respuesta es: "¡Sí!". Puedes cambiar cualquier receta para cubrir tus necesidades actuales y cumplir con cualquier plan que elijas seguir. Este libro puede ser un catalizador para cambiar tu vida. Ahora tienes una nutricionista... ya no necesitas navegar por este campo tú solo.

Dieta, o lo que es lo mismo, ¿ya comí hoy?

Creo fervientemente en que la única manera de acelerar tu metabolismo es no hacer dieta (en el sentido de la privación), sino comer. Sí, en realidad necesitas *comer más* (de los alimentos correctos) para perder más peso. Parece contradictorio, pero sé por décadas de experiencia que así es como funciona.

La razón por la que necesitas comer es para ayudar a tu metabolismo. Cuando tienes un metabolismo acelerado, no solo quemas grasa con mayor eficiencia, sino que haces todo con mayor eficacia, como crear músculo, tener el cabello brillante y las uñas fuertes, desarrollar una piel sana y un colágeno robusto, producir energía y estimular la pérdida de peso. Pero el metabolismo necesita combustible para funcionar, y *la comida es ese combustible*. Por eso considero tan importante que la dieta sea indicador de alimentación.

En mi mundo y en nuestra comunidad, la pregunta no es si haces dieta, sino: "¿Ya comiste hoy?". Yo me pregunto lo mismo todos los días, y sugiero que tú también lo hagas. ¿Comiste hoy los alimentos que te harán estar sano y te mantendrán así? ¿Comiste los alimentos que te darán un impulso y energía? ¿Comiste los alimentos que te hacen ver y sentirte increíble, como si pudieras conquistar el mundo? Aun si todavía no sabes cuáles son esos alimentos, aquí encontrarás la respuesta.

Comer es el camino hacia una mejor salud, incluso hacia una vida mejor. ¿Qué es lo que ves cuando piensas en la vida que deseas? Yo les digo a mis clientes —y ahora tú eres también uno de ellos— que sueñen en grande. Yo superé fuertes problemas de salud solo comiendo, y atribuyo al poder de mi plato gran parte de la salud y el éxito que he tenido. Todo comienza con esa pregunta: "¿Ya comí hoy?". Pregúntate: "¿Ya comí hoy para lograr la vida que deseo?". Cuando te lo preguntes, quiero que puedas responder: "Ah, claro, ¡sí! Y fue una experiencia deliciosa".

Doce puntos para comer hoy

Antes de ir a los alimentos en específico, quiero compartir algunas prácticas básicas para comer que les doy a todos mis clientes. Para un beneficio metabólico máximo, estos son los lineamientos de tu alimentación:

1. Siempre come en los primeros 30 minutos después de despertar. Si no tienes tiempo para desayunar, al menos toma una colación. La ciencia nos dice que ayunar en las mañanas, es decir, no comer en la media hora posterior a haber despertado, estresa el cuerpo.

La mayoría de nosotros tenemos mañanas ocupadas. ¿Cómo puede nuestro cuerpo conducirnos a todo lo que necesitamos hacer sin combustible? No comer cuando tu cuerpo lo necesita provoca que las glándulas suprarrenales secreten la hormona de estrés cortisol y otras hormonas de hambre, promoviendo el aumento de peso en específico al acumular y reservar grasa en el abdomen y la zona de los muslos. Para inmovilizar esa grasa y quemarla, ¡alimenta tu metabolismo a primera hora cada mañana!

---

2. Siempre come cinco veces al día: tres comidas y dos colaciones. ¡Sin saltarte ninguna! Mantén encendido ese fuego. Los micronutrientes de la comida vuelven funcional el metabolismo.

---

3. Come cada tres o cuatro horas, excepto cuando estés durmiendo. Es muy importante crear un nivel constante y estable de glucosa para inhibir los picos de insulina que puedan desacelerar el ritmo metabólico natural del cuerpo.

---

4. Come orgánico, de temporada y productos locales siempre que sea posible. Entre más frescos estén y más natural haya sido su cultivo, más densidad nutricional tendrán. Los nutrientes son responsables de optimizar y estabilizar la bioquímica de tu metabolismo sin añadir la carga extra de pesticidas, herbicidas y conservadores.

---

5. La variedad es el sabor de la vida. No comas una misma preparación más de tres veces por semana. Mezclar tus comidas no solo ayuda a combatir alergias alimentarias y sensibilidades por una sobreexposición a ciertos alimentos, también hace una diferencia significativa en la eficiencia metabólica, promovida por los micronutrientes. Nuestro cuerpo es un organismo biodiverso, sometido a un constante aluvión de estresores y cargas, y la diversidad de tu comida a lo largo de la semana ayuda a nivelar el terreno de juego. Algunas de las principales cosas que hará por ti la diversidad en tus alimentos son:

    - Darte más fitonutrientes, incluyendo vitaminas, minerales, precursores hormonales, antioxidantes, pro y prebióticos, aminoácidos y otras sustancias promotoras de la salud.

    - Exponerte a más enzimas, las cuales te ayudan a digerir la diversidad de alimentos que elijas. Por ejemplo, un alimento alto en grasa estimulará la vesícula y el hígado para producir más sales biliares y digerir esa grasa. Un alimento con muchos carbohidratos complejos estimulará el páncreas para producir niveles sanos de insulina y asimilar esos azúcares. Un alimento con un alto contenido de proteína estimulará al estómago para que produzca más ácido clorhídrico y al páncreas para que produzca más proteasa con el fin de digerir con más eficiencia esas proteínas.

- Mejora la producción, absorción y utilización de las hormonas. Las hormonas no son solo el estrógeno, la progesterona y la testosterona. También hay muchas hormonas secretoras que regulan el metabolismo de las grasas, el desarrollo de músculo magro y la estabilización de la glucosa (la insulina es una hormona); nos ayudan a sentirnos saciados y satisfechos después de comer; reducen y regulan los antojos, y más. Las hormonas son el mecanismo a través del cual el cuerpo se adapta a su medioambiente y alcanza la homeostasis (el equilibrio).
- Apoya tu microflora o las bacterias buenas que conforman tu ecosistema interno (lo que algunos llaman el bioma intestinal o microbioma). Tus bacterias intestinales ayudan a asimilar nutrientes como las vitaminas B, previenen el sobrecrecimiento de levaduras, inhiben la colonización de las bacterias malas, estabilizan el pH de la sangre y asisten en la producción y absorción de los neurotransmisores que elevan el estado de ánimo, como la serotonina.

¡Eso es muchísimo poder en tu plato!

---

6. Bebe 35 mililitros de agua pura por cada kilogramo de peso todos los días. ¡La dilución es la solución a la contaminación! La ciencia nos dice que las toxinas solubles en grasa no solo desaceleran nuestro ritmo de quema, sino que crean una horda de enfermedades, desde problemas neurológicos hasta autoinmunes.

---

7. Si es falso, ¡gran error! Evita toda la "comida" ultraprocesada y atestada de químicos. Muchos de nosotros en la industria de la nutrición estamos tratando de lograr que alrededor de 50% de lo que aparece en las etiquetas de alimentos procesados no se pueda vender como comida porque, por definición, estas sustancias no son comida. Son químicos utilizados para añadir pigmentos a la pintura, para fortalecer los chalecos antibalas y matar hierbas e insectos. No tienen nada que hacer en tu boca.

---

8. Haz ejercicio, pero come algo primero. Ingiere por lo menos una colación antes de hacer ejercicio. Necesitas darle a tu cuerpo algo con que trabajar. Yo siempre digo: "Nada de ayunos si vas a meterle velocidad". Aunque quizá hayas escuchado que debes hacer ejercicio antes de comer algo, no estoy para nada de acuerdo con esta recomendación. Nuestro cuerpo está diseñado para adaptarse al medioambiente y las circunstancias, y dado que el ejercicio es un estresor del cuerpo (aunque uno positivo en la mayoría de los casos), el cuerpo se tiene que adaptar a él y ajustarse a sus efectos, incluyendo la reparación posterior a la práctica. Cuando estresas el cuerpo y este no siente que haya a bordo una abundancia de nutrientes para la reparación, extraerá glucosa de los músculos y el hígado, minerales de los huesos y sales biliares del tracto digestivo para prepararse y comenzar el proceso de reparación. Esto inicia en el segundo que el cuerpo presiente un incremento en la contracción y la relajación de los músculos; en otras palabras, en el instante que empiezas a hacer ejercicio. Si comes algo primero, el cuerpo no tiene que canibalizar tus diversos recursos y se puede enfocar en darte la energía que necesitas y en generar músculo magro más fuerte como respuesta a tu actividad física.

---

9. El placer estimula el metabolismo. ¡Saborea y disfruta tus comidas sin culpa! Se libera una cascada de hormonas cuando comes. Una cascada sana sucede cuando es una experiencia positiva, así como se da una cascada poco saludable cuando el estrés gira en torno a una comida.

---

10. Cocinar es divertido. No tiene que ser difícil ni laborioso. Puede ser fácil y conveniente. ¡Ya verás! (¿Mencioné que el placer estimula el metabolismo? Bueno, esa diversión puede empezar en la cocina).

---

11. Planea tus comidas. Planear es primordial. En todos los aspectos de tu vida, cuando defines tu destino es mucho más sencillo trazar el curso hacia adelante. En este libro te ayudaré a crear tu propio mapa de comidas, único y estratégico, basado en lo que quieres lograr con tu metabolismo.

---

12. Por último, nunca olvides hacerte esa fundamental pregunta: ¿Ya comí hoy? ¿Ya comí para alcanzar la salud que merezco, para tener energía, para dormir, para tener alegría y para disfrutar?

Si puedes incorporar los 12 puntos para comer hoy a tu vida diaria, ¡ya estarás de camino hacia un metabolismo ardiente!

Bueno, ¿y qué cosa es el metabolismo?

Si eres nuevo en el estilo de vida del metabolismo acelerado, tal vez te preguntes qué es exactamente. El metabolismo es un proceso, no una cosa. En específico, el proceso metabólico consiste en reacciones químicas y bioquímicas que ocurren en las células de todos los organismos vivientes para sustentar la vida. Es el cambio o la transformación de la comida en calor y combustible, o en sustancia (músculo, grasa, sangre, hueso). En todo momento, tu metabolismo está quemando, guardando o construyendo.

Tu metabolismo afecta absolutamente todos los aspectos de tu vida. Influye en qué tan fuertes son tus huesos, qué tanto brilla tu cabello, qué tan firme y elástica se ve tu piel, qué tan fuertes son tus uñas, qué tan firmes son tus tendones y ligamentos, qué tan buen ánimo tienes, qué tan bien funciona tu sistema inmunológico, qué tanta hormona de estrés está circulando por tu sistema en cualquier momento dado, qué tan bien procesas el colesterol y el azúcar, qué tan ágil sigue siendo tu memoria, incluso qué tanto deseo sexual tienes. El metabolismo es el proceso por medio del cual tu cuerpo asimila la comida y la transforma en algún uso personal: sea energía, reconstrucción, reparación, restauración, crecimiento, movimiento y vida en general.

Sin embargo, tu metabolismo no funciona exactamente de la misma manera que el de todos los demás. Se ajusta constantemente para tu cuerpo único habitando en tu ambiente único. Cada vez que tu medioambiente cambia, tu metabolismo se modifica para recibir ese cambio. Es dinámico, nunca está estático, ya que tu bioquímica también es un flujo ininterrumpido. Pero no puede hacer lo que necesita hacer sin abastecimiento: comida, descanso y movimiento. Tu metabolismo tiene la capacidad de ser ágil y reactivo en extremo, pero solo si le das la materia prima que necesita. Tu metabolismo se transforma en gran medida con lo que le das, y necesita tomar lo que recibe y hacer lo mejor posible con ello.

A + M = S

Esta sencilla ecuación explica por qué es tan importante darle a tu metabolismo lo que necesita.

A: ALIMENTACIÓN, ACCIÓN, AMBIENTE

+

M: METABOLISMO, SECUENCIAS METABÓLICAS, "YO" (ES DECIR, ¡TÚ!)

=

S: SALUD, QUE SE TRADUCE TAMBIÉN EN HOMEOSTASIS Y ARMONÍA

Lo que esto significa es que lo que comes, la cantidad de ejercicio que haces y tu ambiente (tanto interno como externo) suma a la acción de tu metabolismo, la efectividad de tus secuencias metabólicas y a todo lo que está en tu interior ("yo") que genera vida, determina qué tan sano estás, qué tan bien tu cuerpo es capaz de mantener su homeostasis y tu estado biológico de armonía.

Lo más importante que debes comprender de esta ecuación es la A, puesto que *puedes controlar la A*, la cual influye en la M y determina la S. Tus decisiones sobre cómo y qué comes, qué tanto ejercicio haces o si es que haces algo, y qué clase de ambiente habitas son el principio. Tu siguiente comida es parte de esa ecuación. Todo lo que haces se encuentra conectado con esta fórmula, y es por ello que tus actos de hoy dictarán la calidad de tu vida mañana.

Mitos y hechos del metabolismo

El metabolismo es complejo y es quizá por lo que hay tantas malinterpretaciones al respecto, por ejemplo: "Pierdes peso si no comes". (En realidad pierdes peso *comiendo*). O: "Tienes diabetes porque comes azúcar". (En realidad tienes diabetes porque no puedes metabolizar el azúcar). O: "Tienes colesterol alto porque comes colesterol". (En realidad tienes colesterol alto porque no puedes metabolizar el colesterol de manera eficiente). O: "Estás de malas porque no has comido". (En realidad estás de malas porque no tienes las reservas nutricionales para mantener tus hormonas adaptogénicas equilibradas durante momentos de estrés extremo).

Quiero disipar estos malentendidos porque a muchos de nosotros nos han enseñado a alejarnos de la comida en lugar de acercarnos a ella. Aclaremos las cosas y terminemos con estos cuatro mitos del metabolismo.

Mito #1: La forma de perder peso es comer menos

Este es quizá el mito más propagado que hay y uno de los más peligrosos. No hay una forma más eficiente de desacelerar tu metabolismo y aumentar tu riesgo de tener exceso de peso que hacer dietas restrictivas. He tenido muchos, muchos clientes a lo largo de los años que llegan conmigo confundidos y frustrados porque limitan severamente sus calorías y su peso permanece más arriba de lo que les es cómodo. Muchos también hacen ejercicio, a veces diario. ¡Pero no pueden perder ese peso indeseable!

El metabolismo depende de los nutrientes, lo que quiere decir que el combustible de la comida determina la tasa de quema. Que es por lo que *debes* comer estratégicamente para estimular el metabolismo y mantenerlo acelerado. El hambre disminuirá tu tasa de quema con el tiempo. Cuando no comes, pero trabajas duro todo el día, incluso haces ejercicio, tu cuerpo tiene que encontrar su energía en alguna parte, y el cuerpo tiene recursos. Es entonces cuando empieza a consumir su propio tejido muscular (se llama *catabolismo*; el gemelo malvado del metabolismo). No solo estarás imposibilitado para construir músculo con el ejercicio, sino que lo perderás, y el ejercicio estresará tu cuerpo en lugar de darle beneficios. Cuando esas hormonas de estrés comienzan a fluir, tu cuerpo guarda la grasa de forma agresiva... ¡hasta la del apio!

La gente muchas veces se sorprende por subir de peso con alimentos como el apio y la lechuga, pero lo he visto en varias ocasiones. Nuestro cuerpo está diseñado para sobrevivir. Durante los tiempos de estrés, el cuerpo conserva la energía potencial (por ejemplo, grasa) y la usa esporádicamente. Cuando no parece haber un final a la vista para el estrés crónico, el cuerpo conserva sus recursos. Incluso si nosotros podemos sentir que la grasa no se ve ni se siente bien, el cuerpo la ve como un abastecimiento que le salvará la vida. Entre más se sienta en crisis tu cuerpo, más acumulará sus recursos, y eso quiere decir que cualquier alimento se puede guardar como grasa. Entre menos comas, peor se pone. La única forma de que esta situación cambie es comer más para que tu metabolismo tenga combustible de nuevo y se pueda reiniciar, quemando lo que necesitas quemar en lugar de tu tejido muscular y en lugar de guardar de manera agresiva toda la comida como grasa. Yo siempre te animaré a que alimentes ese fuego, y el carbón es la comida.

Mito #2: Si es delicioso, no lo debes comer

He aquí un dato maravilloso sobre el metabolismo: el placer adelgaza. Cuando disfrutas tu comida, disminuyes las hormonas de estrés y le das permiso a tu cuerpo de quemar grasa. Consumir "comida de dieta" insípida que no te gusta es estresante y para nada satisfactorio. El estrés engorda. La comida debe ser hermosa, deliciosa y natural. Quiero que la disfrutes, que te enamores de nuevo de ella. Cuando hagas las paces con tu comida, tu metabolismo prosperará.

Mito #3: Vale la pena contar calorías

Este es otro gran mito: las calorías son algo que se puede medir realmente o que se debería contar. Lo cierto es que las calorías son una mentira. Tienen muy poco que ver con la forma en que tu cuerpo responde a la comida. Podrás convencerme de que existe Pie Grande o que la llegada a la Luna fue una simulación antes de convencerme de que las calorías son relevantes. Las calorías son una herramienta del marketing y nada más.

¿Sabes cómo determinan las calorías? Ponen un alimento en un contenedor sellado y dejan el contenedor en agua. Luego queman el alimento hasta que quedan cenizas. Una caloría es la cantidad de energía requerida para elevar la temperatura de un kilogramo de agua en 1 °C cuando se quema el alimento. Eso sí es teórico. ¿En verdad crees que si un niño pequeño de nueve kilos se come una barrita de granola y la metaboliza en energía extraerá de ella la misma cantidad de energía que un fisicoculturista de 115 kilogramos? Por supuesto que no. Es como decir que el niño requiere la misma cantidad de energía para levantar una pesa de cinco kilogramos del suelo que el fisicoculturista. Lo cierto es que este último podría levantar esa pesa de cinco kilogramos y al niño, y aun así gastar una fracción de la energía que el niño tendría que gastar para intentar levantar esa inmensa mancuerna.

Entonces, ¿qué pasa con esa regla de las "2 000 calorías al día" que nos han enseñado? Lo cierto es que es un poco vergonzoso para cualquiera que en realidad comprenda algo relacionado con la bioquímica, la química o la diversidad humana —¡la persona a tu derecha o a tu izquierda no se parece en nada a ti!— que esta creencia falsa se haya vuelto tan predominante. Las calorías son un experimento químico y si bien admitiré que el cuerpo mismo es un inmenso experimento científico, en realidad funciona de manera muy distinta que el experimento calórico que nos han hecho creer. Nunca te diré que comer debería semejar algo parecido a sumar o restar de una cuenta de banco.

Así que olvídate de contar calorías. No tienen nada que ver contigo ni con tu metabolismo, y claramente no son la respuesta para que tu cuerpo y tu salud estén donde quieres.

Mito #4: No estás sano porque comes demasiados postres

La culpa es tan mala para tu metabolismo como el estrés. Disfruta lo que comes, sea lo que sea. Si adoptas este nuevo concepto, tendrás una mejor oportunidad de secretar hormonas que estabilicen tu glucosa y construyan hueso, músculo, ligamentos y tu salud. Al extraer todos y cada uno de los valiosos micronutrientes de tu comida (mientras sea comida de verdad), ayudarás a tu metabolismo. No subimos de peso por comer postres. Si subimos de peso por un postre, es porque no podemos metabolizar el postre que comimos. Todos conocemos a alguien que puede comer cualquier cosa y no sube ni un gramo de peso. Tienen una tasa de quema más alta, así de simple. La meta —no solo porque afecta el peso, sino porque influye en otros aspectos de la salud en el cuerpo— es tener el metabolismo más eficiente posible. Si el tuyo (todavía) no es tan eficiente como podría ser, no le eches la culpa al postre. En cambio, escucha a tu cuerpo con cuidado y maravíllate de su capacidad de reparar tu metabolismo. En mi libro, los postres se pueden preparar con la intención implícita de promover la salud. Dicho lo cual, el azúcar y los carbohidratos refinados, así como los aditivos alimentarios, por ejemplo, los colorantes y los químicos, sí pueden tener un efecto nocivo en tu salud con un alcance mucho mayor que subir de peso. Así pues, los postres procesados y empaquetados, preparados con ingredientes procesados y empaquetados, no son buenos para tu metabolismo, pero un postre hecho con alimentos enteros en tu propia cocina es todo un placer. Una vez que tu metabolismo esté reparado y sea eficiente para quemar la comida para tener combustible, podrás disfrutar esa clase de postre con regularidad, con placer y sin culpa.

Bueno, ¿y qué es la comida?

Ya que estamos en el tema de los postres, ¿qué es la comida exactamente? Y me refiero a qué es la comida *real*. Un alimento es algo que estuvo vivo alguna vez y provino de la tierra, del cielo o del mar. Una manzana es comida. Las moras son comida. Lo mismo que los pollos y los camotes, el salmón y el mango, el aguacate y las almendras, la avena y las naranjas, las zanahorias y los pepinos, y las crujientes hojas verdes.

Y esto es lo que *no* es comida:

- Colorantes artificiales, como azul 2, amarillo 6 y rojo 40.
- Conservadores artificiales, como benzoato de sodio, sulfito de sodio, nitrato de sodio y butilhidroxitolueno (¡intenta decirlo tres veces muy rápido!).
- Endulzantes artificiales, como el aspartame y la sacarina.
- Potenciadores de sabor, como el glutamato monosódico.
- Aditivos alimentarios, como el bromato de potasio, dióxido de azufre y propilenglicol.
- Pesticidas, como el glifosato y el clorpirifós.

- Antibióticos, como la penicilina y la enrofloxacina.
- Cualquier cosa que haya estado viva alguna vez y se haya procesado, mutado o contaminado tanto con estas sustancias que no son comida y ya no se pueda reconocer como un alimento, por ejemplo, el jarabe de maíz de alta fructosa, el azúcar blanca, las grasas trans o incluso cosas al parecer benignas, como una caja de cereal azucarado para niños, de colores brillantes, un paquete de "deditos de pollo" (¿qué?) fritos congelados, una cena de dieta para calentar en el microondas o una bolsa "tamaño fiesta" (que es todo menos una fiesta para tu metabolismo) de dulces de colores. Estos "alimentos" altamente procesados son meras sombras de sus antiguas formas, arruinadas por la industria moderna. Incluso los llamaría abominaciones.

La docena peligrosa

Antes de enviarte al supermercado con una lista de compras o hacia la cocina con una gran receta, veamos qué alimentos no debes comprar ni cocinar ni comer por sus efectos inhibidores del metabolismo. En todos mis libros, en todos mis programas y en todos los mapas de comidas que he creado para mis clientes, intencionalmente dejé fuera estos 12 alimentos. Dado que ahora eres mi cliente, quiero que sepas por qué. Los llamo la docena peligrosa. Esto es lo que debes mantener fuera de tu cocina para maximizar la flama de tu metabolismo:

1. **TRIGO:** quizá tengas una imagen en tu cabeza de las espigas doradas del trigo ondeando bajo el sol en una granja familiar del oeste de Estados Unidos, pero te tengo noticias: el trigo es un negocio agrícola de miles de millones de dólares, y a lo largo de los siglos, para incrementar las ganancias y los rendimientos, los científicos detrás de esas cosechas han creado trigos híbridos que puedan soportar climas extremos, pestes y la aplicación de pesticidas, y aun así producir granos gruesos llenos de almidón. Esto no solo ha hecho que el trigo sea indestructible, sino indigerible. Si una ola de calor o una plaga de langostas no puede acabar con una planta de trigo, ¿cómo se supone que tu ácido estomacal va a realizar esa tarea? No puede. Por eso, el trigo puede provocar inflamación, gas, retención de líquido, fatiga e inflamación en el cuerpo, aun cuando no lo sientas necesariamente (tu cuerpo está acostumbrado a protegerse contra el trigo, y quizá no te des cuenta de qué tan mal te cae hasta que dejas de consumirlo). Yo no tengo nada en contra de buenos alimentos naturales de granos enteros, como el arroz

integral y el arroz salvaje, la cebada y la quinoa. Hasta el trigo germinado está bien. Pero el trigo regular, producido de manera industrial —incluyendo la harina de trigo y todo lo que esté hecho con ella (casi todo el pan empaquetado, las tortillas, los bagels, los panqués, las galletas, los pasteles, etc.)— destruye el metabolismo.

---

2. **MAÍZ:** el maíz es una de las peores cosas que puedes comer si quieres acelerar tu metabolismo. Como sucede con el trigo, el maíz ya ha sido modificado drásticamente y es un híbrido, así que es difícil de digerir. También se cultiva para que sea más grande, tenga más almidones y sea más dulce, pero hasta las variedades heirloom y el maíz forrajero contienen una estructura de carbohidratos que estimula específicamente la acumulación de grasa. Cuando estás reparando el metabolismo, yo no recomiendo consumir ningún producto de maíz. En mi práctica clínica, yo no uso maíz cuando tengo clientes que no pueden perder peso; uso maíz como catalizador para el aumento de peso porque una de las cualidades más impresionantes del maíz es engordar. Cuando los ganaderos quieren asegurarse de que su carne esté "marmoleada" (es decir, que los músculos estén llenos de tejido adiposo blanco), el maíz es su arma secreta. Les dan a las vacas grandes cantidades de maíz justo antes de ir al matadero. También es lo que suelen dar de comer a los caballos antes de un espectáculo si han perdido demasiado peso. En otras palabras, si quieres acumular grasa *rápido*, el maíz es tu respuesta.

---

3. **LÁCTEOS:** amas el queso. Lo sé. *Nunca podrías dejar el queso.* Lo he escuchado ya miles de veces. Pero el índice de azúcar-grasa-proteína en el queso y en cualquier otro producto lácteo estimula las hormonas sexuales de formas que tienden a aletargar el metabolismo. La leche entera orgánica puede ser una herramienta útil para la fertilidad, pero si no estás tratando de quedar embarazada, entonces será mejor evitarla. Y olvídate de las versiones bajas en grasa o sin grasa. Son tan altas en azúcar, que desaceleran fuertemente el metabolismo.

---

4. **SOYA:** si no comes proteína animal, la soya mínimamente procesada, orgánica, sin organismos genéticamente modificados (OGM), como tofu fresco, edamame y tempeh, pueden ser buenas fuentes de proteína. Sin embargo, casi toda la soya está altamente procesada (si ves "aislados de proteína de soya" en una lista de ingredientes, aléjate), y la soya es una de las cosechas más modificadas genéticamente, dificultando que el cuerpo la descomponga. Además, incluso la soya orgánica contiene fitoestrógenos, compuestos vegetales que tienen un efecto similar al estrógeno en el cuerpo.

No conozco una mejor forma de incrementar la grasa abdominal que comer soya. También se utiliza como relleno para alimentar el ganado (muy parecido a la industria alimentaria, que añade proteína de soya a las hamburguesas y muchos otros alimentos procesados; es proteína barata). Si quieres subir de peso rápido y bajar la velocidad de tu metabolismo, muerde una enorme hamburguesa de soya o una "salchicha vegana". Pero no se preocupen, vegetarianos, tengo suficientes platillos sin carne y altos en proteína para ustedes. (Nota: las excepciones a la regla de nada de soya son la salsa tamari y los aminoácidos líquidos. Dado que se extraen de productos de soya fermentados, sus factores estrogénicos se han neutralizado casi por completo).

---

5. **ENDULZANTES REFINADOS:** le echas una cucharada de azúcar a tu café o a tu avena en la mañana... ¿y qué? En realidad, suceden muchas cosas, incluso con muy poco. El azúcar refinada es una fuente muy concentrada de energía rápida, pero solo un poquito más de lo que tu cuerpo puede utilizar hace que sea muy difícil procesarlo. Para evitar que tu glucosa suba demasiado, el cuerpo dirige ese exceso de azúcar justo hacia tus células adiposas. Cuando comes demasiadas galletas, básicamente estás inflamando tus células adiposas. Solo dos cucharaditas de azúcar refinada pueden inhibir tu pérdida de peso durante tres o cuatro días. Piensa en eso la próxima vez que consideres tomarte esa cerveza de raíz gigante en el cine o esa rebanada de pastel de cumpleaños. Quizá decidas que vale la pena, pero si estás haciendo un esfuerzo por perder peso, el precio que pagas será una cifra fija en la báscula.

   Además, los azúcares refinados en muchas ocasiones se combinan con glucoproteína de sangre de cerdo o carbón animal, por lo que es todavía más adictivo y te hace engordar. La glucoproteína inhibe la efectividad de la insulina para enviar el azúcar hacia las células para que se queme. El resultado es que la glucosa permanece elevada. Se trata de una situación peligrosa. Los niveles de glucosa elevados de manera crónica pueden provocar daño neurológico e inmunológico, así que, para protegerte, el cuerpo estimula la activación y la creación de más adipocitos (células de la grasa) para absorber ese aumento de glucosa en la sangre. El cuerpo crea células adiposas para protegerte.

   Entonces, ¿para qué añadir glucoproteína al azúcar? Una de las razones es que la glucoproteína estimula una cascada de reacciones cerebrales que te hacen querer consumir más azúcar. Como ya expliqué, el azúcar debería entrar a las células para que la quemen, y cuando esto funciona, el cerebro recibe el mensaje de que el cuerpo no necesita más azúcar. Pero si el azúcar no se transporta hacia las células adiposas, el cerebro siente una voracidad de azúcar, pensando que no está obteniendo la cantidad suficiente porque las células no están obteniendo lo suficiente. Así pues, añadir glucoproteínas es un truco para estimular la adicción a ciertos alimentos. (¡Gracias por quedarte conmigo mientras saco mi lado de fanática de la ciencia!). Y encima de todo eso, tanto la glucoproteína como el carbón animal convierten el azúcar refinada en un producto que en definitiva no es vegetariano (en caso de que eso te preocupe).

---

6. **CAFEÍNA:** si amas tu café, te tengo una buena noticia. El café por sí mismo no provoca aumento de peso. No obstante, no es parte del programa para sanar el metabolismo porque la cafeína es muy pesada para tus glándulas suprarrenales, las cuales producen hormonas de estrés, como la aldosterona y el cortisol. Para tus glándulas suprarrenales, una taza de café se siente como estrés, el cual provoca la liberación de aldosterona y cortisol, los cuales entonces interfieren con una función metabólica eficiente. Piénsalo así, correr un maratón no rompe tus huesos, pero si tienes un hueso roto, no deberías correr un maratón. Beber café es como correr un maratón. Si tu metabolismo está lento, es como si tuvieras un hueso roto. Así que abstente de tomar cafeína mientras curas tu metabolismo. Una vez que lo tengas andando a toda velocidad y con eficiencia, lo más seguro es que puedas manejar esa ocasional taza de café (pero que sea orgánico; el café convencional es una de las cosechas más rociadas con pesticidas y está lleno de residuos químicos). Si tienes el hábito de tomar café, quizá te sientas de mal humor o con dolor de cabeza durante unos días, pero tan pronto como salgas de esa bruma provocada por la cafeína, experimentarás una energía renovada y tendrás una increíble sensación de bienestar, mejor que cualquier efecto de la cafeína. Esa agradable sensación es tu cuerpo operando de la forma en que debe, dándote energía natural, en lugar de energía alimentada con estrés. También evita lo que sea descafeinado, porque sigue teniendo un poco de cafeína. (Y si esto es un punto no negociable para ti, mi consejo es que elijas un café orgánico de baja acidez y nunca jamás lo bebas sin haber comido algo antes). Lo mismo aplica con los tés negros, verdes y blancos. Algunas clases de té no tienen tanta cafeína como el café, pero cualquier cantidad, sobre todo sin haber comido primero, aniquila el metabolismo.

---

7. **ALCOHOL:** quizá te guste disfrutar una copa de vino para desestresarte después de un largo día de trabajo, o tal vez te guste tomar una cerveza con la cena o un coctel cuando sales en la noche. ¡Lo entiendo! Pero antes de que le des otro trago a tu copa,

debes saber que el alcohol, similar a cualquier otra toxina, se debe procesar a través del hígado. Cuando tomas alcohol, la prioridad número uno de tu hígado es protegerte. Cuando estás intentando perder peso y recuperar tu salud, tu función hepática es un jugador clave. El hígado es responsable de convertir las hormonas tiroideas a un estado activo. También convierte la molécula de grasa colesterol en hormonas sexuales y las vuelve biodisponibles. Encima de todo eso, es el órgano más importante en el proceso de desintoxicación natural del cuerpo. Ya que el hígado es tan relevante para numerosas áreas directamente relacionadas con la pérdida de peso, entre más estrés le quites al hígado, podrá ayudar a tu cuerpo con mayor eficiencia a quemar grasa. Y todos sabemos que demasiado alcohol estresa el hígado. Incluso una sola copa desviará la atención del sistema de desintoxicación del cuerpo y del metabolismo de la grasa para perder peso. Es más, el alcohol está atestado de azúcar, incluso si dice que contiene cero carbohidratos o cero azúcar cuando buscas algo similar al vodka o a la ginebra en un contador de calorías en línea. El alcohol es complejo en este sentido; durante el metabolismo, el alcohol se convierte en azúcar a través del hígado, así que el subproducto del alcohol es el azúcar. Esto estanca todavía más tu metabolismo porque tu cuerpo se ocupa de mantener tu glucosa en un nivel seguro (en lugar de quemar grasa). Por todos estos motivos, cuando trabajas en bajar de peso, es mejor evitar el alcohol o por lo menos estar preparado para no perder peso hasta que tu sistema haya procesado todo el alcohol.

---

8. **CARNE CURADA CON QUÍMICOS:** casi todas las carnes frías, el tocino, los chorizos, el jamón, la boloñesa, las salchichas y otras carnes curadas se tratan con nitratos y nitritos. Estos conservadores se añaden para evitar que la comida se eche a perder, pero la forma en que se logra esto es evitando la descomposición de la grasa en estas carnes con un alto contenido de grasa. ¿Adivina qué sucede en tu cuerpo cuando consumes estos químicos? Evitan que descompongas la grasa en tu cuerpo. Si tu prioridad es descomponer y quemar tu grasa, los nitratos y nitritos no son tus amigos. Pero aun así puedes disfrutar esas prácticas carnes frías. Solo busca las que estén etiquetadas "libres de nitratos" y "curadas naturalmente". (¡Y sin azúcares añadidos!). Las carnes orgánicas no contienen nitratos ni nitritos. Pero sí ten en mente que las carnes frías sin conservadores no duran tanto (ningún alimento real se conservará mucho tiempo; un indicador de que es natural), así que consúmelas dentro de un par de días o congélalas hasta que las vayas a comer.

---

9. **FRUTA SECA/JUGO DE FRUTA:** la fruta seca puede ser tan dulce como un caramelo, y hay variedades con azúcares añadidos que pueden ser una buena fuente de energía, sobre todo si estás haciendo mucho ejercicio. Pero la mayoría de las veces la concentración de azúcar de la fruta seca es simplemente demasiado alta. El jugo de fruta es demasiado alto en azúcar, sin nada de la fibra del fruto entero para desacelerar la absorción. El jugo en particular puede provocar un pico en el suministro de azúcar en el torrente sanguíneo. Una vez que tu metabolismo esté ardiendo, podrás disfrutar un poco de fruta seca o un pequeño vaso de jugo de vez en cuando sin un efecto nocivo (sobre todo antes de entrenar), pero hasta que eso no suceda, es mejor evitarlo.

---

10. **ENDULZANTES ARTIFICIALES:** ya sabes que los endulzantes artificiales no son comida real. Son químicos creados para engañar a tu cuerpo para que piense que está recibiendo azúcar, pero no aportan ninguna energía legítima. Los endulzantes artificiales son literalmente veneno para tu cuerpo. Están clasificados de forma oficial como obesógenos, es decir, que promueven las hormonas que contribuyen a la obesidad. También son solubles en grasa, así que, cuando el cuerpo no los puede metabolizar, los guarda en bolsas de grasa. Entre más consumes, más grasa necesitas para guardarlos. Los endulzantes artificiales también estresan el hígado; recuerda, este órgano es muy importante para la desintoxicación y el metabolismo de grasa. La ciencia ha demostrado claramente que los endulzantes artificiales alteran el equilibrio de tus bacterias intestinales, promoviendo el crecimiento de bacterias que conducen al aumento de peso y la obesidad. Por último, todos los endulzantes artificiales y sintéticos son neurotoxinas conocidas que alteran la producción enzimática, desestabilizando la glucosa y alterando los puntos receptores de hormonas. Si consideramos qué tan extensamente se han estudiado estos endulzantes, es impactante que sigan estando disponibles para consumo. ¿Toda esa toxicidad sin ninguna ganancia? Yo no me les acercaba.

---

11. **ALIMENTOS "DE DIETA" SIN GRASA:** yo siempre digo: "Si no es real, ni lo veas", y eso aplica en particular a los "alimentos de dieta" procesados y empaquetados. La conveniencia es maravillosa, pero hay formas mucho mejores de obtener una comida o una colación rápido. Si dice "libre de", no lo compres. Esa pequeña palabra, *libre*, es una potente herramienta de marketing. Tienes que estar consciente de que la mayoría de los productos que dicen estar "libres" de algo tienen otra clase de endulzante artificial o saborizante adictivo que se añadió para que tu cuerpo desee ese producto. Los alimentos que son "libres de azúcar" comúnmente tienen endulzantes artificiales que

replican esa experiencia de sabor dulce, y los alimentos "libres de grasa" suelen tener químicos para replicar la textura cremosa de la grasa. Pero tan pronto como le quites la grasa o el azúcar natural a un alimento real, lo conviertes en otra cosa que tu metabolismo va a tener que intentar descifrar y, en muchos casos, algo de lo que tu hígado tendrá que encargarse para protegerte. Eso va incluso para productos que digan "libres de gluten". Es una señal de alarma para el comprador. ¡Dale la vuelta al paquete y lee la etiqueta! Muchos de estos productos se han sumado al tren de marketing de los alimentos libres de gluten, pero muchos contienen elementos obesogénicos y otros asesinos del metabolismo añadidos para darles buen sabor y volverlos adictivos. Hay bastantes alternativas reales y frescas que son igual de fáciles de adquirir y saben mucho mejor. Por lo general, el marketing detrás de la comida con una gran densidad de nutrientes indica lo que sí contiene, en lugar de enfocarse en lo que no.

---

12. **AYUNAR:** el ayuno, en particular lo que se llama popularmente "ayuno intermitente", se ha vuelto una tendencia en años recientes. Yo la considero una moda poco segura. ¿Por qué someterías a tu cuerpo a trabajar, hacer ejercicio, actuar y pensar sin darle combustible para hacerlo? Tus músculos, tus órganos y en particular tu cerebro necesitan combustible para funcionar. Por eso te pido que comas tu primer alimento o colación dentro de los primeros 30 minutos después de haber despertado y comas cada tres o cuatro horas durante el día. Cuando tu metabolismo se vuelve lento, literalmente te mueres de hambre a nivel celular. La respuesta no es matarte más de hambre. Y si tienes problemas de glucosa (como síndrome metabólico, prediabetes o diabetes), ayunar en realidad es peligroso. Si experimentas una hambruna legítima, tu cuerpo tiene formas de ayudarte a superarla, pero eso quiere decir apagar muchos sistemas importantes en aras de sobrevivir. Yo no quiero que sobrevivas. Quiero que prosperes, ¡y eso quiere decir que quiero que comas!

Los alimentos enteros a grandes rasgos: cómo unir toda la información

Por un lado tenemos el estar sano, y por otro, una estrategia de salud. No son exactamente lo mismo, pero este libro contiene la información que necesitas para lograr ambos. Comer alimentos de la lista maestra para el metabolismo es el camino hacia la salud. Pero seguir un plan de alimentación estratégico para un propósito específico es una táctica de salud. Tengo muchos planes para muchos propósitos, y si has estado conmigo durante un tiempo, ya lo sabes. Pero si eres nuevo en el estilo de vida del metabolismo acelerado, quizá te estés preguntando qué son todos estos distintos planes y además cuestiones por qué necesita haber más de un plan. Si uno funciona, ¿no es suficiente?

Algunos de mis clientes llevan más de 20 años conmigo, y no es porque cada vez que entren por la puerta les dé el mismo plan. Vemos hacia adelante, miramos hacia atrás, hablamos de aquello a lo que han estado expuestos, lo que están experimentando, qué sigue. Luego determinamos qué necesitan en la instantánea que es su vida en ese momento. La gente sube de peso o tiene problemas para bajar por múltiples motivos, y hay todavía más formas de personalizar las comidas y las colaciones para atender esos motivos. Algunos de mis planes proveen comidas para perder mucho peso a lo largo del tiempo, mientras que otras apuntan a ayudarte a perder peso *rápido*. Otros planes ayudan a salir de esos estancamientos en la pérdida de peso debidos a inflamación, problemas digestivos o desequilibrios hormonales. Otros más ayudan a atender cuestiones particulares de salud.

Pero lo que sí tienen en común todos mis planes es el uso de alimentos específicos de formas específicas para encender estratégicamente tu metabolismo, reiniciar tu pérdida de peso, apoyar tus metas de salud y cumplir cada deseo de salud en tu lista.

Una guía de bolsillo para mis programas más populares

Tengo muchos programas distintos. Para quienes se estén preguntando por dónde empezar, esto es lo que hago con mis clientes: para las personas que ya dejaron de perder peso, que les parece más fácil subir que bajar o que no logran desatascar su metabolismo y hacer que funcione de nuevo, empiezo con mi programa insignia, la Dieta del metabolismo acelerado (DMA). Cuando mis clientes vienen conmigo quejándose de que la forma de su cuerpo o su estructura ha cambiado, que tienen bolsas de grasa donde nunca había habido, o dicen no reconocerse más, empiezo la Revolución del metabolismo (lo llamamos RM). Cuando mis clientes llegan por completo agotados y sin energía, primero los pongo en mi desintoxicación de 5 o 10 días. Cuando las personas tienen metas a largo plazo, me gusta ponerlas en una rotación de todos los planes. Por ejemplo, podrían empezar con una desintoxicación de 10 días, luego hacer la Dieta del metabolismo acelerado, luego cambiar a la Revolución del metabolismo y después a una desintoxicación de cinco días. Es un método que considera el panorama general con la idea de "confundir a la grasa para perderla" (la premisa de la Dieta del metabolismo acelerado, como verás a continuación) mientras mis clientes pueden comer alimentos increíbles a lo largo de todo el día. Comparto más información sobre los principales planes que ofrezco en mis distintos libros:

LA DIETA DEL METABOLISMO ACELERADO: una forma estratégica de emplear los micronutrientes y los alimentos que te mantienen en un ciclo con diferentes estilos de alimentación para "confundir a la grasa para perderla". Así como podrías probar distintos entrenamientos a la vez para mejorar tu desempeño atlético, entrenar así tu metabolismo estimula diversos mecanismos de quema, construcción y restauración para maximizar tu esfuerzo. Yo uso mi dieta con los clientes cuyos trucos para perder peso ya no funcionan. Cuando sientas que tu metabolismo necesita sanar, cuando sientas que hasta mirar la comida te hace subir de peso o cuando estés bajo mucho estrés y tu cuerpo no quiera soltar esa grasa porque se encuentra en modo de crisis, este es un buen punto de partida. La dieta también es buena para cuestiones hormonales. Resumo cómo funciona:

- **Fase 1:** lunes y martes liberarás estrés y calmarás las glándulas suprarrenales con muchos carbohidratos y fruta.
- **Fase 2:** miércoles y jueves liberarás las acumulaciones de grasa y construirás músculo con muchas proteínas y verduras.
- **Fase 3:** de viernes a domingo desatarás la quema alimentando tus hormonas para generar calor con carbohidratos moderados, proteína moderada y muchas grasas y aceites saludables.

LA REVOLUCIÓN DEL METABOLISMO: es una dieta estratégica para acelerar la tasa metabólica del cuerpo con la intención de provocar una rápida pérdida de peso, quema de grasa, generación de músculo, mejoría de la piel y aumento de los niveles de energía, y para reiniciar tu metabolismo. Esta dieta es mejor para cuando sientas que tu estructura física cambió y ya no te reconoces en el espejo. También es un buen plan para quienes tienen presión alta. Cada semana se divide en dos partes de tres o cuatro días cada una, con un estilo de alimentación la primera mitad de la semana y otro distinto en la segunda.

- **Parte 1:** esta parte del plan favorece los carbohidratos saludables que te ayudan a reducir el estrés y te llenan de energía.
- **Parte 2:** esta parte del plan favorece la proteína que sana, construye y te mantiene.

DESINTOXICACIONES DEL METABOLISMO ACELERADO DE 5 Y 10 DÍAS: estos planes consisten en mis programas de nutrición enfocada con polvos de alimentos enteros especialmente formulados para restaurar tu sistema natural de desintoxicación, devolviendo a tu cuerpo a un estado sano para que se recupere y funcione con mayor eficiencia. La desintoxicación de cinco días es una forma intensa de limpiar tu sistema y todo eso malo que se abrió camino hasta tu alimentación, tu alacena y tu vida. La desintoxicación de 10 días es una forma de disparar rápidamente la pérdida de peso que te cambiará la vida. También ayuda a limpiar tu paladar y a hipernutrir con micronutrientes y comida deliciosa un cuerpo que está agotado, estresado o ha llegado a su límite. Entrarás en un ciclo entre comidas y malteadas con alimentos enteros para provocar un cambio en tu metabolismo.

QUÉMALO: se trata de tres planes de nutrición únicos que provocan una microrreparación en el metabolismo para ayudar a salir de esos puntos muertos en tu pérdida de peso, provocados por la inflamación, los problemas digestivos o los desequilibrios hormonales, en planes de 3, 5 o 10 días.

- **Quema-I:** este plan de tres días desecha todo el exceso de líquidos, reduce la hinchazón y disminuye la inflamación. Te verás como si hubieras perdido una tonelada de peso en solo tres días y desatascarás tu pérdida de peso.
- **Quema-D:** este plan de cinco días está dirigido a la digestión, desterrando el abdomen inflamado para dar paso a un estómago plano y a esa buena sensación de estar lleno de energía que sientes cuando tu digestión funciona como debiera. Si la digestión ha estado entorpeciendo tu

pérdida de peso, la quema-D es tu remedio.

- **Quema-H:** este plan de 10 días ataca esa dura resistencia a perder peso con un origen hormonal inundando el cuerpo con micronutrientes que restauran la salud hormonal para que tu cuerpo se pueda relajar y finalmente deje ir el peso al que se ha estado aferrando.

LOS ALIMENTOS DEL METABOLISMO ACELERADO: recuerda: comer + metabolismo = salud. La disfunción en la salud es una adaptación metabólica, así que corregir las secuencias metabólicas involucradas en diversos problemas de salud puede ayudar a resolverlos. El plan incluye siete programas de alimentación distintos para microenfocarte en los resultados de un metabolismo disfuncional:

- **Disfunción gastrointestinal:** este plan se enfoca en lo que absorbes. Atiende disfunciones gastrointestinales, como el síndrome de intestino irritable, los gases y la inflamación, el reflujo y más, ajustando tu funcionamiento intestinal y la salud de tu microbioma con una nutrición enfocada.
- **Fatiga:** atiende la fatiga, el letargo y la extenuación eliminando lo que bloquea la generación de energía en tu cuerpo y reparando el daño causado por estrés, esfuerzos excesivos, enfermedades, traumatismos o agresiones o lesiones de tu medioambiente.
- **Desequilibrio hormonal:** cuando la producción hormonal, el metabolismo o la absorción dejan de funcionar de la manera apropiada, el resultado puede ser el aumento de peso, la pérdida de músculo y colágeno, el adelgazamiento del cabello, los síntomas de síndrome premenstrual, la desregulación tiroidea, los bochornos y la grasa abdominal. Esta prescripción alimentaria ayuda a restaurar el equilibrio hormonal.
- **Metabolismo de colesterol alterado:** tu capacidad de metabolizar el colesterol afecta directamente tu función hormonal y la química de tu cerebro. Este plan ayuda a mejorar y regular el metabolismo de lípidos al enfocarse en el hígado, donde tiene lugar el metabolismo del colesterol.
- **Problemas cognitivos y de estado de ánimo:** los cambios de humor y cuestiones cognitivas como la niebla mental suelen tener un vínculo directo con la alimentación, y una dieta prescrita puede ayudar a estabilizar estos asuntos frustrantes y potencialmente amenazantes.
- **Metabolismo del azúcar deficiente:** el cuerpo usa azúcar para crear energía y construir estructuras, y tú solo lo recibes de los alimentos, incluyendo frutas frescas, verduras y carbohidratos complejos. Si no puedes metabolizar el azúcar, expe-

rimentarás una inestabilidad en la glucosa y la insulina, lo que podría resultar en síndrome metabólico, prediabetes o diabetes. Este plan puede ayudar a reparar las secuencias que facilitan el metabolismo del azúcar.

- **Desregulación inmunológica:** enfermedades autoinmunes como la tiroiditis de Hashimoto, la enfermedad celiaca, el lupus, la artritis, la esclerosis múltiple y muchas otras pueden alterar la vida y destruir las funciones. Esta prescripción alimentaria es medicina poderosa para nutrir las secuencias que regulan el sistema inmunológico.

GUERRERO DE FIN DE SEMANA: un plan intensivo de dos días para sacar las toxinas y disminuir la inflamación y la hinchazón *rápidamente*.

DESINTOXICACIÓN DE TRES DÍAS DE SOPA: un plan de tres días que incluye tres poderosas sopas que puedes disfrutar cinco veces al día para inundar al cuerpo de nutrientes, optimizar el proceso natural de eliminación, nutrir el hígado y estimular las hormonas que determinan la saciedad.

PROTOCOLO DE 14 DÍAS PARA EL DOLOR Y LA INFLAMACIÓN: el dolor agudo o crónico puede ser síntoma de inflamación, lo que puede provocar que muchas secuencias metabólicas distintas se queden atascadas o incluso provoquen enfermedades. Este plan de 14 días usa malteadas con una base alimentaria y alimentos estratégicos para ayudarte a destrabar las secuencias inhibidas por la inflamación.

EL METABOLISMO ACELERADO DE POR VIDA: un programa integral y modificable de nutrición que continúa nutriendo y estimulando el metabolismo a través del poder de la comida. Muchas personas usan este programa como mantenimiento después de lograr revertir su disfunción metabólica. Otras lo adoptan como la estrategia básica para una vida saludable.

CÓMO CAMBIAR DE PLANES EN LA PRÁCTICA

Siempre me ha impresionado cómo los miembros de nuestra comunidad del metabolismo acelerado deciden cambiar, mezclar y brincar entre los distintos programas para incorporarlos a su vida, sobre todo cuando veo sus maravillosos resultados. Una integrante de nuestra comunidad, Margaret, es un gran ejemplo de alguien que usa todos los programas para obtener un máximo beneficio. Esto es lo que nos escribió recientemente:

> “Para mí, los programas de Haylie han sido la forma en que atiendo todas las etapas y los eventos de mi vida. Descubrí la Dieta del metabolismo acelerado después de enterarme de que tenía 206 de colesterol y 104 de triglicéridos. También pensé que me serviría perder algunos kilos. ¡En la Dieta del metabolismo acelerado bajé mi colesterol a 176 y mis triglicéridos a 31! Cifras increíbles. También perdí casi tres kilogramos, lo que fue genial, pero mi doctor quedó impresionado con la mejoría en mis análisis. Así que entonces me pregunté que si la comida podía hacer eso por mí, ¿qué más podría lograr? Siempre he sido propensa a los problemas digestivos, de modo que lo siguiente que probé fue la quema-D del libro *Quémalo*. No podía creer lo rápido que se resolvieron mi reflujo y mi constipación. ¡Me sentía tan bien! Pero no quería volver a mis viejos hábitos, y todavía quería perder unos cuantos kilos más. Fue entonces cuando salió *La revolución del metabolismo*. Hice los análisis y descubrí que necesitaba el mapa de alimentos A, y después de seguir ese programa por 14 días bajé otros cinco kilogramos y me sentía mejor de lo que había estado en años. Ahora, por lo general, sigo el programa de mantenimiento, Metabolismo acelerado de por vida, pero cuando tengo un evento próximo o cuando se acerca la temporada de trajes de baño, hago uno.”

Ahora que ya tienes un panorama general, vayamos a tu cocina y empecemos a implementar algunos cambios para que estés totalmente preparado para cocinar.

CÓMO USAR ESTE RECETARIO

Para que puedas sacar el máximo provecho a este libro, primero quiero que estés equipado con unas cuantas herramientas.

Te las mostraré a continuación:

- Cómo organizar tu cocina, incluyendo cómo mantener tu alacena y tu refrigerador limpios, funcionales y listos para cocinar.
- Una lista completa de lo que debes tener siempre en tu alacena para preparar en cualquier momento todas las recetas de este libro.
- Una lista de lo que debería haber —y no debería haber— en tu refrigerador y en tu congelador.
- Mis herramientas de cocina favoritas, las que uso una y otra vez, y sin las que no puedo vivir.
- Cómo usar la lista maestra de alimentos y cómo intercambiar ingredientes en las recetas si no puedes comer un ingrediente, ya sea por preferencias, alergias, necesidades nutricionales o creencias filosóficas o espirituales.
- La lista maestra de alimentos misma; come alimentos de esta lista casi todo el tiempo para mantener tu metabolismo ardiendo todos los días.
- Cómo medir los tamaños de las porciones y cómo dividir las recetas para múltiples personas o para congelar.
- Cómo preparar un mapa de comidas supersencillo para que tengas organizada tu semana.
- Cómo preparar múltiples porciones de las recetas, incluyendo un plan sencillo para cocinar 30 días de comidas con antelación y que así tengas todo a la mano en tu congelador. Es una gran solución cuando tienes muchas cosas que hacer y no habrá tiempo para cocinar.
- La cereza en el pastel (no es broma): cómo modificar y usar cada una de las recetas en este libro dentro de cada uno de mis planes terapéuticos, incluyendo la Dieta del metabolismo acelerado, los planes de quema, los Alimentos del metabolismo acelerado, la Revolución del metabolismo y el Metabolismo acelerado de por vida. Si no estás siguiendo alguno de mis programas, este recetario expandirá masivamente tus opciones y refrescará tu experiencia con nuevas y emocionantes formas de usar la comida de manera estratégica para alcanzar tus metas.

¡Empecemos!

Cómo organizar tu cocina

Primero hablemos de mi lugar favorito en la casa (o en cualquier casa). Las cocinas son muy personales y su diseño refleja idealmente a la persona que las usa. Pero incluso si no vas a remodelar tu cocina, hay muchas formas en las que puedes personalizarla para que empate con tu manera de utilizarla y para que sea más cómoda, agradable y significativa para ti. Recientemente diseñé mi propia cocina cuando me estaba mudando a una nueva casa y descubrí unas cuantas estrategias que son muy efectivas para crear una cocina útil que se pueda volver rápidamente el núcleo de tu casa. Estas son algunas de las características en la mía:

- Una zona central de reunión. Nosotros pusimos una gran isla con espacio para cocinar en un lado y en el otro, espacio para que se sienten miembros de la familia y amigos, para comer una botana, hacer tarea, jugar algo o solo relajarse, hablar y reír. Cuando estoy cocinando, puedo estar justo en el centro de la acción. Por supuesto, si te gusta cocinar en privado o no quieres gente que pueda atravesarse, quizá prefieras que el punto de reunión sea el comedor o una zona aparte de la cocina, dejándote espacio para cocinar tú solo.
- Muchas tablas para picar. Ya sea que estén incorporadas a la cocina o solo sean de fácil acceso, las tablas para picar hacen que sea fácil y rápido cortar verduras o frutas... ¡y yo siempre quiero que comas más verduras!
- Los cajones y las alacenas se deslizan hacia afuera. Así es sencillo encontrar cosas, incluso si están en la parte de atrás.
- Más espacio en el refrigerador y el congelador que en la alacena. La gente muchas veces me pregunta por qué tengo un refrigerador grande y otros tres más pequeños en mi cocina. ¡Necesito el espacio! La mayoría de los alimentos que comes deberían ser frescos, así que prepara suficiente espacio. El cajón de verduras de tu refrigerador no tiene suficiente espacio para la cantidad de verduras y frutas que incorporarás a tu vida. También puede ser útil organizar los compartimentos de tu refrigerador y tu congelador con canastas, charolas, cajas y

otros contenedores para maximizar el espacio. Podrías considerar tener un congelador o un minirrefrigerador en tu garaje o en la parte trasera de la casa (si vives en un clima templado). Entre más espacio tengas, mejor.

- Estantes de especias accesibles y a la vista. Yo dependo de hierbas y especias para añadir emoción a la comida, así que las uso constantemente. Espero que tú también lo hagas, y tener a la mano los condimentos puede inspirarte a usarlos con libertad. Yo construí estantes para las especias en ambos lados de mi estufa, así que puedo tomar cualquier hierba o especia que necesite con facilidad. Pero no tienen que estar empotrados. Hay muchas estanterías y especieros giratorios muy útiles donde puedes poner las especias dentro o fuera de las alacenas. También puedes encontrar diseños en línea que puedes hacer tú mismo o pedir que adapten tus alacenas actuales. Además, he visto especieros que se pueden colgar de una puerta y otros con imán que puedes poner en tu refrigerador.
- Una configuración que no se limpie con químicos. Cuando estábamos poniendo el fregadero decidí poner la tubería en el lado derecho de un doble fregadero en lugar del izquierdo. Esto liberó el espacio abajo de la tarja y ahí tengo mi basura. He visto gente que tiene refrigeradores de película, limpísimos y bien organizados, pero cuando miras abajo de su fregadero muchas veces está sucio, desordenado y, lo peor de todo, lleno de productos químicos de limpieza que contienen obesógenos. Recuerda que las toxinas que pones sobre las superficies de tu cocina se pueden pasar a tu comida y terminar guardadas en tus células adiposas. Ten cuidado, 60% de lo que entra en contacto con tu piel se absorbe, y oler algo es casi un modo de consumo (también tengo en mente los aromatizantes de aire sintéticos y las velas aromáticas). Así que, si tocas un producto de limpieza o hueles un producto de limpieza, estás consumiendo ese producto. Podrías pensar: "Lo que se encuentra bajo mi piel está abajo de mi piel. No es como que lo añado a mi aderezo de ensalada", pero no necesitas meterte algo a la boca para estar expuesto a ello. Quédate con limpiadores totalmente naturales y, en aras de la organización de un sentido de seguridad y pureza, mantenlos fuera de tu cocina. Una buena regla es que tu cocina solo debe contener cosas que te meterías a la boca o ayudarían a meterte cosas a la boca. Un lugar para todo, y donde todo tiene su lugar.

Lo básico en tu especiero

Ya sea que estés creando un nuevo especiero o solo renovando el viejo, debes saber que las hierbas y especias pueden expirar y perder su potencia. Revisa tus especias y tira cualquiera que tenga más de un año, luego reabastece con nuevos contenedores de hierbas y especias que en realidad uses con regularidad. Esta es una lista de todas las hierbas y especias que necesitarás para preparar cualquier receta de este libro. Es un buen lugar para empezar. Siempre puedes expandir tu repertorio de especias conforme tengas más seguridad en la cocina y te sientas listo para experimentar con más sabores.

HIERBAS (SECAS)

- Ajedrea
- Albahaca
- Cilantro
- Eneldo
- Estragón
- Hierbas italianas
- Hojas de laurel
- Mejorana
- Menta
- Orégano (de cualquier tipo)
- Perejil
- Romero
- Salvia
- Tomillo

ESPECIAS (SECAS, ENTERAS, MOLIDAS O RALLADAS)

- Ajo en polvo
- Alholva
- Canela
- Cardamomo
- Cebolla en polvo
- Chile en polvo
- Chipotle en polvo
- Cilantro
- Clavos de olor
- Comino
- Cúrcuma
- Curry en polvo
- Hojuelas de chile de árbol
- Jengibre
- Mostaza (en polvo)
- Nuez moscada
- Paprika (dulce, húngara y ahumada)
- Pimienta de Cayena
- Pimienta negra
- Polvo de cinco especias (a veces llamado cinco especias chinas, pero solo orgánico)

EXTRACTOS (REALES O PUROS, NO ARTIFICIALES NI IMITACIONES)

- Menta
- Vainilla

Tu alacena

Escucha, escucha: *¡es momento de destripar tu alacena!* Y no me refiero a que tengas que arrancarla de la pared. Pero el primer paso para tener una alacena de ensueño es deshacerte de toda la comida empaquetada y procesada que vive ahí en este momento. No la necesitas y tu metabolismo sufrirá si la consumes. Aunque en su mayoría quiero comer comida fresca, la alacena puede ser un lugar para guardar alimentos básicos enteros. Si te asomas a mi alacena, no verás muchos alimentos empaquetados. En cambio, lleno frascos herméticos con nueces crudas, semillas de chía, semillas de linaza, arroz integral, avena y quinoa. Los frascos mantienen frescos tus alimentos secos, se ven hermosos y es fácil ver qué contienen. Yo dejo mi pasta en esos contenedores claros con tapas herméticas. Recorto la etiqueta del paquete y la pego al frente del frasco. Tengo latas de frijoles y tomates, aceite de oliva y de cártamo, algunos condimentos básicos que no he abierto (como cátsup sin azúcar y mostaza) y unos cuantos productos para hornear, como polvo para hornear, harina de almendra y arrurruz en polvo.

Sugiero sacar primero todo de la alacena, limpiar las estanterías, luego volver a guardar los elementos de la siguiente lista. Son las únicas cosas que deberían estar en tu alacena. Deshazte de las cajas, los cereales, las barritas y las botanas empaquetadas, el arroz saborizado y las mezclas de pasta y salsas, las latas de sopa y cualquier otra cosa con una larga lista de ingredientes. Para todo lo demás, abre esas bolsas y cajas de granos, nueces y semillas, y consérvalas en frascos de vidrio o en otros contenedores herméticos, etiquetados con claridad para que se vea fácilmente. Cuando los alimentos se guardan en papel o en cartón, es difícil resellar el contenedor después de usar un poco del producto. Los alimentos orgánicos y sin conservadores tienen una vida de anaquel más corta, así que mantenerlos en contendores herméticos puede ayudarte a maximizar su tiempo de frescura. Además, es fácil que los bichitos entren en tus granos, nueces y semillas si se guardan en cajas y bolsas. La comida orgánica sin conservadores ni pesticidas es particularmente atractiva para estos bichitos —es buen alimento para ellos—, así que sellar alimentos como arroz, avena, cebada, almendras y pepitas de calabaza puede mantener fuera a la fauna. Una amiga me dijo una vez que ella dejaba las bolsas de arroz blanco abiertas y no tenían insectos. ¡Le dije que intentara hacerlo con el arroz integral orgánico y viera qué pasaba! (Considera que, para conservarlos todavía más tiempo, quizá debas guardar granos, nueces y semillas en tu congelador).

Con estos elementos básicos en tu alacena nunca te faltará algo entero y real que puedas comer.

Lista para la alacena

Aceites
- Aceite de ajonjolí
- Aceite de cártamo
- Aceite de coco
- Aceite de oliva
- Aceite de semilla de uva

Bicarbonato de sodio

Cacao (crudo)
- En polvo
- En trozo

Caldo (sin azúcares añadidos solamente, o prepara el tuyo [ve la página 289])
- Pollo
- Res
- Verduras

Coco
- Hojuelas de coco (sin endulzar)
- Agua de coco (sin endulzar)

Condimentos (ya abiertos, guárdalos en el refrigerador)
- Cátsup (sin azúcares añadidos, o prepara la tuya [ve la página 283])
- Mostaza, en especial Dijon (sin azúcares añadidos)
- Salsa (o prepara la tuya [ve la página 282])
- Salsa picante (sin aditivos, como Frank's RedHot o Tabasco)

Endulzantes (siempre opcionales, 100% puros, sin aditivos)
- Fruto del monje
- Stevia
- Xilitol

Espesantes
- Agar-agar
- Polvo de arrurruz

Frijoles/leguminosas (enlatados o secos)
- Frijoles blancos
- Frijoles negros
- Frijoles pintos
- Garbanzos
- Lentejas

Fruta seca
- Pasitas solamente

Granos
- Arroz integral, pasta de arroz integral, arroz integral inflado, leche de arroz integral (sin endulzar)
- Avena (en hojuelas, cortada o instantánea)
- Espelta
- Pan, bollos y tortillas de granos germinados
- Quinoa (de cualquier color), quinoa inflada

Harinas de cualquier ingrediente permitido, incluyendo:
- Harina de almendra
- Harina de amaranto
- Harina de arroz integral
- Harina de avena
- Harina de coco

- Harina de espelta
- Harina de garbanzo (también llamada harina de besan)
- Harina de yuca

Mayonesa (refrigérala después de abierta)

- Mayonesa de aceite de aguacate
- Mayonesa de aceite de cártamo

Leches (sin lácteos y sin endulzar, en forma pura) de cualquier ingrediente permitido, incluyendo:

- Leche de almendra
- Leche de arroz integral
- Leche de avena
- Leche de cáñamo
- Leche de coco (entera, de lata)
- Leche de coco (sin endulzar, en envase de cartón)
- Leche de leguminosas (de garbanzo, de chícharo amarillo o de lenteja, no de chícharos verdes)
- Leche de macadamia
- Leche de nuez de la India
- Leche de quinoa
- Combinaciones de los tipos anteriores, como leche de almendra y coco

Nueces

- Almendras, crema de almendras, harina de almendras
- Nueces de Castilla
- Nueces de la India, crema de nuez de la India
- Nueces pecanas
- Piñones

Polvo de hornear

Saborizantes naturales

- Humo líquido
- Levadura nutricional
- Pasta de chile rojo

Sal de mar

Semillas

- Ajonjolí blanco y negro
- Chía
- Linaza (entera o molida)
- Semillas de calabaza (pepitas, sin cáscara, crudas)
- Semillas de girasol (sin cáscara)

Sustitutos de salsa de soya

- Aminoácidos de coco
- Aminoácidos líquidos
- Salsa tamari

Vinagres

- Vinagre de manzana
- Vinagre balsámico
- Vinagre de vino tinto
- Vinagre de arroz (sin condimentar/sin endulzar)
- Vinagre de vino blanco

El refrigerador

Así como empezamos con la alacena, el primer paso hacia el bienestar de tu refrigerador es sacar la basura. Vacía el refrigerador y tira todos los condimentos que tienen décadas ahí (todos los teníamos), esa mermelada de uva vieja, la crema de cacahuate dura, las pequeñas sobras que se quedaron hasta atrás, las verduras y frutas podridas. Limpia todo muy bien y jura que tu refrigerador será para alimentos reales nada más. Eso quiere decir:

- **Verduras frescas**
- **Hierbas frescas**
- **Fruta fresca**
- **Carne**
- **Pescados y mariscos**
- **Leche de nueces/semillas/granos**
- **Contenedores abiertos de condimentos sin azúcares añadidos (como mayonesa, cátsup y mostaza)**

Consejos para frutas y verduras frescas

A todos nos ha pasado: esos hermosos jitomates, esas brillantes fresas, esa lechuga crujiente se marchita, se envejece, incluso se pone babosa antes de tener oportunidad de comértela. ¡Qué desperdicio! Para evitar perder tus alimentos frescos, estos son algunos de mis consejos favoritos:

- Cuando guardes hojas verdes para ensalada y hierbas frescas, deja una pequeña cantidad de aire en tu bolsa resellable junto con una toalla de papel para que absorba la humedad.
- Todas las frutas y verduras duran más si les dejas los tallos. Eso va para manzanas, aguacates, zanahorias, betabeles, rábanos y jitomates. Cuando elijas tus productos, busca verduras y frutas que tengan tallos todavía para maximizar su duración.
- No todas las verduras y frutas se guardan en el refrigerador. Deja los jitomates, los plátanos, los duraznos y las peras no maduros, y los aguacates en la barra de la cocina (pero siempre lejos de la estufa). Las canastas y los fruteros son buenas opciones para guardarlos.
- Las papas y las cebollas duran más si las guardas en un lugar fresco y oscuro, como una canasta de malla o de alambre, o en una bolsa, dentro de una alacena. Pero guárdalas separadas, pues ambas liberan compuestos que pueden hacer que la otra se eche a perder más rápido.

Tu congelador

Es el lugar principal donde organizas toda la comida que preparaste con antelación. (Leerás más sobre cómo hacerlo a partir de la página 70). En lo personal, estoy obsesionada con preparar grandes cantidades de comida y congelarlas. También me encantan los contenedores para el congelador que se apilan y ocupan la menor cantidad de espacio posible. Escribo con crayola en los contenedores, etiquetando y poniendo la fecha en todo en el frente para poder ver rápidamente qué contienen sin tener que sacar todo. Cuando preparo una gran cantidad de chili blanco de pollo (página 197), lo dejo enfriar, luego lo guardo en bolsas resellables para congelador etiquetadas, acomodadas en contenedores del tamaño de una caja de zapatos, también etiquetada. Es una de mis recetas favoritas para congelar. Otra receta que me encanta congelar son las alitas búfalo al horno (página 267). Se congelan sorprendentemente bien y siempre tengo unas cuantas listas para sacar una botana en el momento o cuando se organiza una fiesta de manera espontánea y tengo que servir algo que sé que a todos les encantará.

Para sacar el máximo provecho a tu congelador, limpia todo y tira toda esa comida vieja y quemada de estar en el frío que sigues pensando que algún día te vas a comer, pero en realidad nunca lo harás, y así tendrás espacio para todas las maravillosas comidas y botanas que prepararás con este libro. Mi mantra para el congelador es: tira toda la comida empaquetada y reemplázala con comida que tú hayas empacado.

También tengo dos bolsas en mi congelador para las frutas y verduras que se estén ablandando un poco: una para la fruta que esté demasiado madura, la cual puedo usar en licuados, y otra para las verduras que empiezan a marchitarse y puedo usar en caldos. Cuando estoy lista para preparar ese licuado —quizá el licuado de pay de fresa y ruibarbo (página 89)— o un caldo —como el caldo básico de verduras (página 289)—, simplemente saco la bolsa adecuada y la vacío en la licuadora o la olla.

Sobre la barra de la cocina

A veces conservo un tazón de fruta en mi barra de la cocina, pero casi todo el tiempo tengo la fruta colgando en una canasta para mantener las distintas clases separadas, en especial manzanas y naranjas. Las naranjas contienen flavonoides que pueden suavizar las manzanas, y dado que me gustan crujientes, las guardo por separado. Como bono añadido, tener fruta a simple vista, sin importar cómo la acomodes, puede animarte a ti y a tu familia a elegir una opción así como colación, en lugar de algo empaquetado. Entre más fácil sea agarrar algo, más probable será que alguien lo haga.

PLÁTANOS: UNA HERRAMIENTA DE MADURACIÓN

No suelo comer plátano porque no es la mejor fruta para estimular el metabolismo, pero a mi hija le encanta, así que siempre tengo plátanos en la casa. Para mí, son una herramienta para madurar. Los plátanos liberan gas etileno, que es el mismo gas comercial que utilizan los agricultores para madurar las frutas y verduras que cosechan antes de tiempo. Si guardas otros alimentos, como aguacates, peras o manzanas con tus plátanos, se madurarán rápido. Puedes usar esto como una ventaja. Si tu aguacate está casi maduro y quieres emplearlo en la cena de esa noche, o quieres madurar tus jitomates más rápido, quita los tallos a los jitomates y guárdalos en una bolsa con algunos plátanos. (Si los aguacates están duros como piedras y los jitomates están verdes, podría tomar algunos días hasta que los plátanos los maduren). Pero si quieres que tus peras duren más de un par de días, ¡aléjalas de los plátanos!

Mis herramientas de cocina favoritas

Honestamente, no uso tantos utensilios de cocina. Dependo de unos cuantos elementos básicos que pueden hacer cualquier tarea indicada en este libro y casi todas las demás tareas culinarias. Estos son los que más uso todo el tiempo:

- Moldes cuadrados de 20 o 23 centímetros, el tamaño perfecto para postres como pan de avena y zanahoria (página 97).
- Charola para horno con borde (a veces es cómodo tener dos). Son particularmente buenas para alimentos con salsa que debas voltear, como las alitas búfalo al horno (página 267) o los garbanzos rostizados de tres maneras (página 261).
- Una licuadora de alta calidad que pueda aguantar trabajos pesados. Yo uso la mía con frecuencia, en especial para el desayuno, cuando quiero un licuado spa (página 89) o un tazón de menta con chocolate (página 94).

- Parrilla para horno, la cual uso siempre que quiero preparar recetas como las fajitas de res para desayunar (página 113) o hamburguesas de pavo y camote (página 168), y no tengo ganas de prender el asador.
- Cacerola con tapa, perfecta para hornear platillos como la pasta sencilla con pavo (página 202) o el guiso de pasta y carne (página 216).
- Cuchillo de cocinero. Uno de buena calidad que se sienta bien en tu mano y te facilite cortar. Mantenlo bien afilado; vas a picar, rebanar y cortar mucho.
- Tablas para picar; entre más, mejor. Yo prefiero las de madera y las de bambú. A muchas tablas de plástico se les añaden químicos antibacterianos que pueden adulterar tu increíblemente valiosa y preciada comida.
- Un procesador de alimentos para picar alimentos como la salsa picante asada (página 282) y crear condimentos suaves y cremosos, por ejemplo, la crema agria de coco (página 277) y la crema agria de nuez de la India (página 278).
- Contenedores para congelador. Consigue unos que puedas apilar y quepan hasta las esquinas de tu congelador, con espacio para colocar las etiquetas.
- Frascos de vidrio herméticos para guardar en la alacena. Son perfectos para tus granos, nueces y semillas.
- Moldes para panqué. Yo tengo uno de tamaño estándar y otro mini, que uso para comidas como los panqués de carne para desayunar (página 129) o los pays de pollo individuales (página 192).
- Papel encerado para cualquier uso sin aceite y que requiera una superficie antiadherente. El papel encerado es maravilloso para forrar charolas para horno o incluso sartenes, o para recetas como las barritas crujientes de chía y quinoa (página 92) o la ensalada del chef enrollada en papel encerado (página 157).
- Ollas, una mediana y una grande, con tapas. Yo uso las mías todos los días, para cualquier cosa, desde salsas hasta calentar sopas y hervir huevos.
- Pinzas con puntas de silicón. Las uso para mover las frituras de jícama con canela (página 275), para sacar tazones de tortilla del horno para preparar los tacos de ensalada de camarón con limón (página 146), y para voltear el tocino de pavo.
- Sartén de alta calidad con tapa y bordes altos para que también puedas saltear en ella. A mí me gusta el hierro forjado, pero una sartén de acero inoxidable de alta calidad con fondo grueso también es una buena opción. Yo uso la mía para casi todas las comidas.
- Olla de cocción lenta, para esos días en que quieras llegar a casa a una comida caliente que ya esté lista, como la sopa de nuez de la India (página 140) o los muslos griegos en olla de cocción lenta con espárragos (página 201).

- Spiralizer. No lo necesitas realmente porque podrías cortar cualquier verdura como tallarín a mano con un chuchillo, pero es divertido usarlo y puedes reemplazar la pasta en cualquier receta, desde el espaqueti a la boloñesa (página 217) hasta la piccata de pollo (página 191), con calabacitas, camote o tallos de brócoli hechos tallarines.
- Olla profunda para caldo, con tapa, para preparar el caldo básico de verduras (página 289) o preparar grandes cantidades de cualquier sopa o guiso seco o caldoso.
- Pelador de verduras para limpiar las zanahorias y pelar los camotes.

Sobre las recetas

Tenía varias metas cuando estaba creando las recetas para este libro. Una era que todas estuvieran bien equilibradas, con una diversidad de macronutrientes (proteína, carbohidratos, grasa) y micronutrientes (vitaminas, minerales y fitoquímicos de alimentos vegetales). Otra meta era que las recetas supieran deliciosas. Mi forma favorita de lograrlo es incorporar hierbas, especias y muchas verduras, cada una con enzimas que ayudan a tu digestión y a la extracción de micronutrientes, además de añadir sabor, textura y volver cualquier receta más interesante.

Pero no necesitas excederte, sobre todo en lo referente a hierbas y especias. No a todo mundo le gusta la comida con un sabor muy fuerte. Estas recetas están diseñadas para un paladar más sensible, pero tú puedes incrementar los condimentos siempre que puedas. Por ejemplo, cuando preparo el lo mein de res (página 219), duplico la cantidad de pasta de chile rojo... ¡pero tengo un vaso grande de agua con limón a la mano! (el limón puede ayudar a calmar el picor). Agrega las especias poco a poco hasta obtener el sabor deseado; siempre puedes añadir más, pero no puedes quitarlas una vez que las incorporaste.

También te invito a dejar libre tu creatividad. No soy una cocinera que suela medir o pesar los ingredientes. Me gusta hacerlo al aire y ver qué pasa. Siempre puedes añadir más agua o menos especias de lo que yo indico. Puedes incrementar la cantidad de verduras o incluir otras. Cuando yo experimento, no siempre obtengo el resultado que había esperado. En ocasiones necesito probar unas cuantas versiones hasta encontrar los sabores que quiero, pero todo eso es parte de la diversión y del proceso de aprendizaje. Es lo que me hace volver a la cocina todo el tiempo. Cocinar puede ser una oportunidad infinita de ejercitar tu curiosidad y tu sentido de la aventura. Estas recetas no son más que un mapa, y siempre puedes tomar un atajo.

Rendimientos y tamaños de las porciones

Las personas a veces se confunden sobre lo que constituye una porción o la cantidad a servir. Me parece que en muchos casos no es solo difícil, sino impreciso, designar un tamaño exacto de porción, como "1 taza" o "120 gramos", porque los ingredientes que la gente usa varían, y los métodos, así como los tiempos de cocción, también influyen en el volumen. Por eso prefiero que tú designes los tamaños de tus porciones a partir de la cantidad de personas que comerán de esa preparación. Cada receta te dice al principio cuál es su rendimiento. Si indica que la cantidad rinde para cuatro personas, entonces una porción es simplemente un cuarto de la cantidad total. Estas son algunas formas de servirles a todos las porciones correctas:

- Puedes poner todo en una taza medidora. Si estás preparando chili verde poblano de cerdo en sartén (página 220), que rinde ocho porciones, y tu platillo terminado llena un tazón medidor de 8 tazas, entonces sabes que cada porción es 1 taza. Puedes dividir el arroz entre 8 tazones y servir 1 taza del chili verde en cada uno.
- Puedes dividir una preparación terminada entre los platos a servir y en contenedores para guardarla. Por ejemplo, digamos que estás preparando el goulash húngaro en olla de cocción lenta (página 225). Esa receta rinde para ocho personas. Quizá esa noche solo cenarán cuatro personas y quieres guardar las otras cuatro porciones para futuros almuerzos o cenas rápidas. Cuando estés listo para servir el goulash, ten los cuatro platos individuales y cuatro contenedores para congelador, y reparte el goulash entre todas las fuentes, una cucharada a la vez. Cuando la olla de cocción lenta esté vacía, cada plato y cada contenedor tendrá una porción.
- Si tu receta es algo que puedes cortar en trozos, como el asado de cerdo relleno (página 226), rebana o corta las porciones de manera uniforme.
- Para una preparación como las tostadas de pescado al horno (página 237), que rinde para cuatro personas u ocho tostadas, fácilmente puedes ver que cada porción incluye dos tostadas.
- Para cualquier receta de este libro, si necesitas que el rendimiento incluya más personas que la cifra indicada, puedes duplicar o triplicar los ingredientes. Por ejemplo, si estás preparando el espagueti Alfredo de calabacita, alcachofa y camarón (página 229), que rinde para cuatro personas, y necesitas que sea para un grupo de ocho, podrías duplicar todos los ingredientes.

No quiero que te preocupes por medir cada gota o trozo de comida con exactitud. Diseñé estas recetas para que rindan aproximadamente un cuarto de preparación por persona, para un total de cuatro personas.

Sobre la lista maestra de alimentos

Recomiendo que comas todos los alimentos de esta lista que estimulan el metabolismo la mayor parte del tiempo. Incluso sin siquiera mirar una sola receta, podrías vivir de los alimentos en esta lista y saber que estás ayudando a tu metabolismo con alimentos enteros ricos en nutrientes. La lista maestra de alimentos para el metabolismo se divide en categorías: verduras, frutas, proteínas (animal y vegetal), pescados y mariscos, granos, grasas saludables y complementos (condimentos, saborizantes, espesantes, etc.). Cada categoría especifica qué forma elegir. Por ejemplo, la lista de frutas especifica "fresca o congelada solamente". Recomiendo evitar fruta enlatada porque el proceso de cocción y enlatado por lo general aumenta su carga glucémica.

Cada elemento de la lista también incluye una guía para los tamaños de las porciones. Por ejemplo, una porción de aguacate es la mitad de uno; una porción de arroz es 1 taza de arroz cocido, y una porción de pescado son 180 gramos, pesado antes de la cocción. Considera que los tamaños de las porciones son sugerencias y representan cantidades buenas y saludables de comida para una persona común. Si necesitas más, o menos, por lo general está bien. Lo más importante es la calidad y el estado de los alimentos que consumes. Si estás siguiendo (o has seguido) alguno de mis planes, habrás notado que en los distintos programas varían los tamaños de las porciones dependiendo de la pérdida de peso o de otras metas de salud de ese plan en particular. En este recetario la estrategia de porciones es simple: acelerar el metabolismo. Recuerda que comer es la clave, así que come lo suficiente hasta cubrir tus necesidades, pero sobre todo verduras. Por eso digo "por lo menos 2 tazas" de verduras. Todos mis planes usan las verduras de manera terapéutica, y casi todas las verduras se mencionan con porciones ilimitadas. Piensa en ellas como carbón para tu fuego metabólico. No recibir suficiente puede inhibir tu esfuerzo al momento de encender el metabolismo.

Esta lista también es tu guía para adaptar las recetas de acuerdo con tus necesidades. ¿Necesitas modificar un ingrediente? Sin problema. Ya sea por conveniencia, costo, temporada, disponibilidad, cuestiones médicas o gustos, siempre puedes cambiar un ingrediente que no quieras por algo que te encante. Solo ve a la lista maestra de alimentos para el metabolismo, busca la categoría del ingrediente (por ejemplo, la carne de res está bajo "Proteínas", la piña está bajo "Frutas") y revisa la lista. Puedes sustituir cualquier ingrediente por otro de esa misma categoría. Por ejemplo, puedes cambiar el brócoli por los ejotes, el arroz integral por la cebada, el cilantro por el perejil, el pollo por cerdo, la piña por mango. Un tazón de cereza y almendra (página 91) se puede convertir en un tazón de zarzamora y almendra. El arroz integral vermicelli de tu piccata de pollo (página 191) se puede cambiar por tallarines de calabacita. La vinagreta de cilantro y limón de tu ensalada del suroeste para desayunar (página 108) se puede cambiar por vinagreta de albahaca y limón, o vinagreta de eneldo y limón.

Esta estrategia de sustitución extiende las recetas de este libro casi hasta el infinito. Nunca te quedarás sin variaciones si haces un buen uso de la lista maestra de alimentos, la cual contiene toda la comida que alimenta tu metabolismo y nada de lo que lo desacelera. Si te ciñes a esta lista cada vez que comas y varías los alimentos que consumes lo más posible, le estarás dando a tu cuerpo las herramientas que necesita para prosperar, perder peso y tener una salud óptima.

•

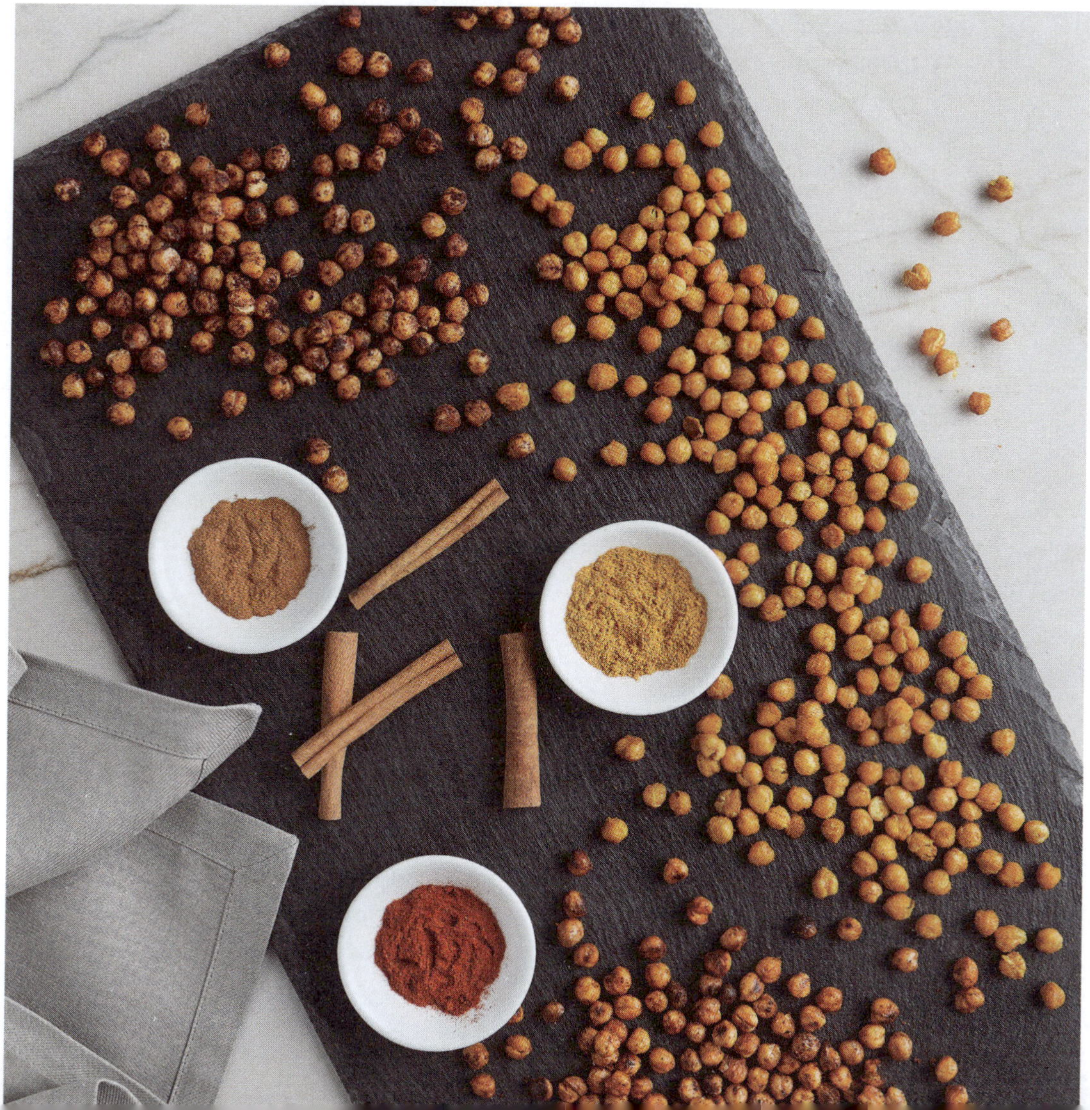

LISTA MAESTRA DE ALIMENTOS PARA EL METABOLISMO

VERDURAS

Porción: mínimo 2 tazas crudas

- Alcachofas
- Apio
- Berenjena
- Betabeles, todos
- Brócoli/brocolini
- Calabacitas
- Calabaza de Castilla
- Calabazas de invierno, todas
- Camotes, todos
- Cebollas, todas (incluyendo cambray, poro y chalotes)
- Chícharos: chinos, tiernos (no verdes comunes)
- Chirivía
- Col, todos los tipos (incluyendo bok choy y col fermentada/en escabeche, como chucrut y kimchi)
- Coles de Bruselas
- Coliflor
- Colinabo
- Corazones de palmito
- Ejotes: ejotes verdes, ejotes amarillos, ejotes franceses, ejotes baby
- Endibias (incluyendo achicoria verde y roja)
- Espárragos
- Espirulina
- Germen de bambú
- Germen, todos
- Hinojo
- Hojas verdes, todos los tipos (incluyendo espinacas, kale, acelgas, hojas de diente de león, etc., y todas las lechugas, excepto iceberg)
- Hongos, todos los tipos
- Jícama
- Jitomates, todos
- Nabos
- Nopales
- Camotes
- Okra
- Pepinos, todos los tipos
- Pimientos, todos
- Rábanos (incluyendo daikon)
- Ruibarbo
- Tomate verde
- Verduras fermentadas/en escabeche, todos los tipos
- Verduras marinas y algas: dulse, hijiki, kelp, kombu, nori
- Zanahorias

FRUTAS (FRESCAS O CONGELADAS)

Porción: 1 taza, crudas o congeladas

- Cerezas
- Chabacanos, todos
- Chirimoya

- Ciruelas
- Clementina
- Dátiles (solo frescos, con moderación)
- Duraznos
- Granada
- Guayaba
- Higos (solo frescos)
- Kiwi
- Kumquat
- Limón eureka
- Limón verde
- Mangos
- Mandarinas
- Manzanas, todas
- Melón verde
- Melones, todos
- Moras, todas
- Naranjas
- Nectarinas
- Níspero
- Papaya
- Pasitas (es la única fruta seca permitida)
- Peras, todas
- Pérsimo
- Piña
- Plátanos (con moderación)
- Pluot
- Toronja
- Tunas

PROTEÍNA (ANIMAL Y VEGETAL)

Porción: 120 gramos crudo si es proteína animal, tempeh y tofu; ½ taza de frijoles/leguminosas cocidas; 2 huevos grandes/4 claras de huevo

- Búfalo
- Carne de caza, todo
- Carne de res, cortes magros solamente
- Carne seca, todas (sin nitratos, sin azúcares añadidos)
- Carnes frías: jamón de pollo, rosbif, jamón de pavo (sin nitratos, sin azúcares añadidos)
- Cerdo, cortes magros solamente
- Conejo
- Cordero, cortes magros solamente
- Frijoles/leguminosas, todos excepto cacahuates y chícharos verdes (incluye lentejas, frijoles negros, garbanzos, habas, etcétera)
- Gallina de Cornualles
- Gelatina (de carne de res de libre pastoreo solamente)
- Huevos, todos
- Pavo, todo, incluyendo tocino de pavo sin nitratos, sin azúcares añadidos
- Pollo, todo
- Salchichas, sin nitratos, sin azúcares añadidos: pavo, pollo
- Vísceras, todas

PESCADOS Y MARISCOS

Porción: 180 gramos crudo

- Almejas
- Calamar
- Callos de hacha
- Camarones
- Cangrejo de mar
- Cangrejo de río
- Caviar
- Langosta
- Mejillones
- Ostiones
- Pescado salvaje, cualquier tipo

GRANOS

Porción: 1 taza cocidos, 1 rebanada de pan, 1 tortilla (240 gramos), 30 gramos de galletas saladas, ½ taza de harina preparada

Nota: muchos productos están hechos con los siguientes granos, incluyendo pasta, pan, tortillas, leche, etc. Todos son aceptables, a menos que contengan ingredientes que no se encuentren en esta lista maestra de alimentos. También considera que todos los granos germinados están bien.

- Amaranto
- Arroz: integral, negro, morado, rojo, salvaje
- Avena
- Cebada
- Centeno (cualquier producto de centeno debe tener un contenido de 100%)
- Escanda
- Farro
- Kamut
- Mezcla para hornear del metabolismo acelerado
- Mijo
- Quinoa
- Sorgo
- Tapioca
- Teff
- Trigo germinado
- Trigo sarraceno

GRASAS SALUDABLES

Porción: lee cada ingrediente

Nota: muchos productos están hechos con nueces y semillas de esta lista, incluyendo pan, mantequilla, queso, leche, tortillas, yogurt, etc. Todos son aceptables, a menos que contengan ingredientes que no se encuentren en esta lista maestra de alimentos. Considera que las nueces, semillas y cremas de nueces y semillas *siempre deben ser crudas*, nada de aditivos ni endulzantes.

- Aceites: aguacate, coco, semilla de uva, oliva, cártamo, ajonjolí, girasol, nuez de Castilla: 2 a 4 cucharadas
- Aceitunas: 8 a 10
- Aguacate: ½
- Coco: carne cruda, mantequilla, crema, leche (sin azúcar): ¼ de taza
- Cremas de nueces y semillas (cruda solamente): 2 cucharadas

- Hummus: ⅓ de taza
- Mayonesa (preparada con cualquier aceite de esta lista): 2 a 4 cucharadas
- Nueces y semillas, todas (crudas solamente): ¼ de taza
- Tahini (crema de semillas de ajonjolí): 2 cucharadas

COMPLEMENTOS (CONDIMENTOS, SABORIZANTES, ESPESANTES, ETC.)

- Agua de castañas
- Agua de coco, sin endulzar
- Ajo
- Alcaparras
- Algarrobo
- Aminoácidos líquidos o aminoácidos de coco
- Cacao, crudo
- Caldo/consomé, casero o natural, sin azúcares añadidos: carne de res, pollo, pavo, verduras
- Cáscara de psyllium
- Cátsup (sin azúcar ni jarabe de maíz añadido)
- Espesantes: agar-agar, polvo de arrurruz, goma guar, goma xantana
- Extracto de fruto del monje (puro solamente, sin aditivos)
- Extractos/saborizantes, todos (puros solamente, sin azúcares añadidos, sin alcohol, sin colorantes artificiales)
- Hierbas y especias, secas o frescas, todas
- Jengibre
- Jugo de pasto de trigo (60 a 120 mililitros)
- Levadura de cerveza
- Levadura nutricional
- Mezcla fácil para postres y colaciones del metabolismo acelerado
- Mostaza, todas (sin azúcares añadidos)
- Pepinillos (sin azúcares añadidos)
- Rábano picante
- Sal de mar
- Salsa (incluyendo fermentadas)
- Salsa picante (que contenga vinagre, chile y especias solamente)
- Stevia (pura solamente, sin aditivos)
- Sustitutos de café: Dandy Blend, Pero
- Tallarines shirataki
- Té herbal (sin cafeína)
- Vinagres, todos (puros, sin aditivos)
- Xilitol de abedul

Planear comidas

Ahora que ya tienes tu lista maestra de alimentos para el metabolismo es momento de hablar sobre la planeación de las comidas. Entre más planees, más fácil será mantener el curso y seguir tu dieta llena de alimentos reales sin recurrir a comida chatarra, autoservicios o entregas. Planear las comidas también facilita combinar tus recetas para tener más variedad. En cada uno de mis programas enseño a la gente cómo crear mapas de comidas que los ayuden a seguir en la misma dirección y les den una sensación de calma en la intención y la organización, pero no tienes que estar haciendo uno de mis programas para sacar ventaja de los mapas de comida.

Este recetario contiene 30 días de recetas, organizadas en desayuno, comida, cena, colaciones y postres. Con 30 desayunos, 30 comidas, 30 cenas, cinco colaciones y cinco postres, técnicamente podrías comer un platillo distinto cada día durante un mes antes de tener que hacer cualquier otra cosa. Pero sé que así no es como la mayoría de la gente lo hace, yo incluida. Todos tienen un estilo diferente de cocinar y varias restricciones de tiempo, así que diseñé este recetario para que se adapte a ti y a tu agenda.

Puedes planear tus comidas un día a la vez, o lo que es mejor (sobre todo en cuanto a las compras), una semana a la vez. Imprime tu mapa de comidas en blanco y llénalo antes de hacer tus compras de la semana. Puedes usar las recetas de este libro o cualquier alimento de la lista maestra de alimentos para el metabolismo (página 62). Haz un plan para cada desayuno, comida, cena y todas las colaciones que quieras. Llena la lista de compras con todo lo que necesites para esa semana y no tengas ya en tu alacena, refrigerador o congelador (¡ahora perfectamente organizados!).

Unas cuantas cosas en qué pensar al momento de hacer tu mapa de comidas:

- No te recomiendo comer un mismo platillo más de tres veces a la semana (una de las estrategias que señalé en el capítulo 1) ni un mismo platillo dos días seguidos. Esto maximizará la variedad de tu dieta y te dará el rango más amplio de micronutrientes. Sé qué fácil es comer sobras de la cena de ayer en la comida de hoy, pero yo prefiero congelar las sobras para comerlas unos días después. Si quieres cambiar el resultado de tu situación actual de salud, necesitas controlar qué y cómo comes. La rotación alimentaria es una de las formas más sencillas de crear un impacto masivo en tu salud debido a la reducción de una sobreexposición a ciertos alimentos que puedan estar causando reacciones en ti y al aumentar la diversidad de micronutrientes. No dudes en preparar comida en grandes cantidades, etiquetarla y tenerla en el congelador para que siempre tengas abundante comida a la mano.

- Haz el mapa de comidas revisando tu calendario para que puedas considerar cualquier evento, reunión, fiesta o vacación en los que sepas que vas a comer fuera y podrían interferir en lo que comas esa semana.
- Puedes cambiar cualquier comida por otra. Siempre puedes cenar una receta del desayuno, desayunar una receta de la cena, comer una receta de la cena o cambiar tus colaciones y comidas para que se adapten mejor a tu agenda.
- No olvides todas esas comidas que ya tienes (o que pronto tendrás) empaquetadas en tu congelador. Planea usarlas en los días que estés ocupado. Puedes conservar la mayoría de las preparaciones en el congelador, en recipientes herméticos aptos para congelar, hasta dos o tres meses. Si inviertes en un sellador al vacío, puedes guardar la comida sellada en un congelador aparte durante muchos meses o hasta un año.

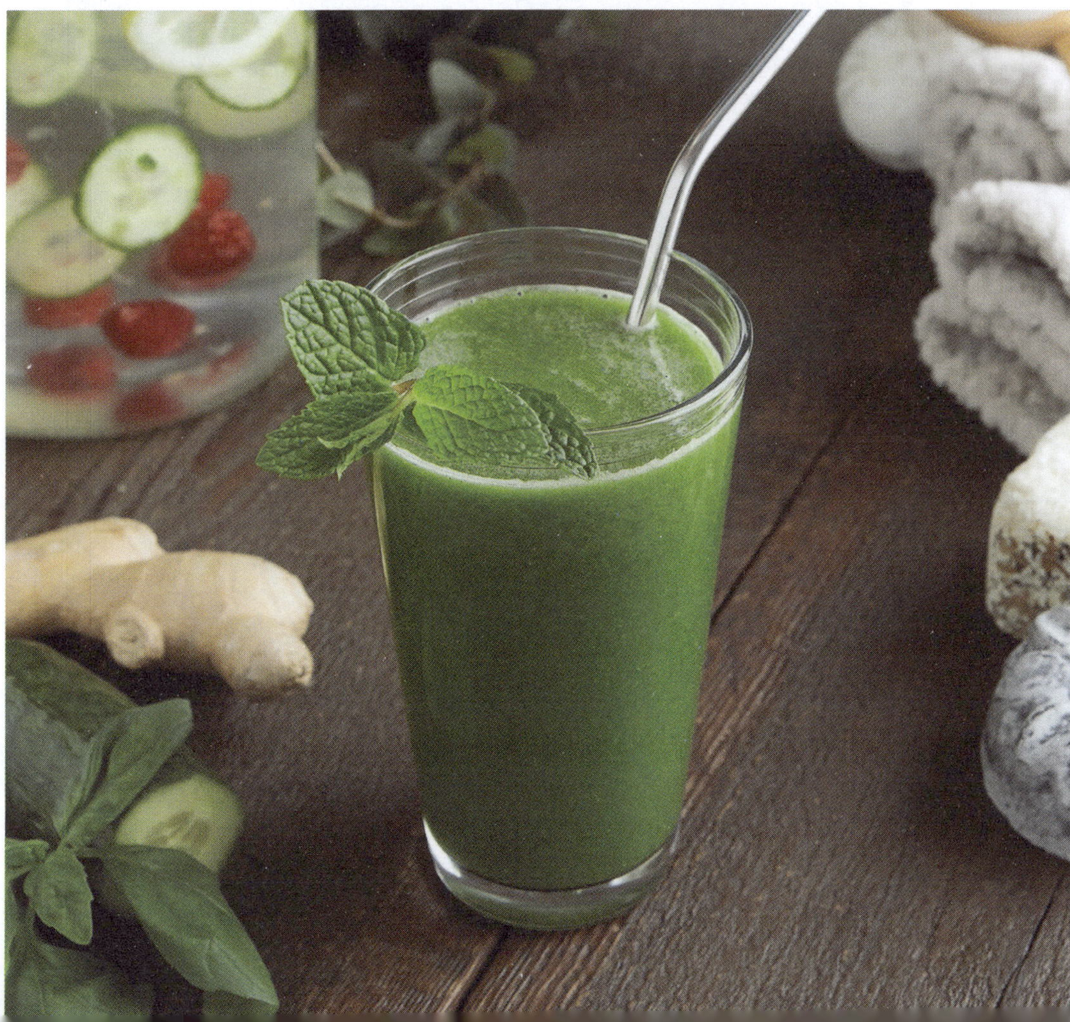

Para ver un ejemplo de cómo funciona, este es un mapa de comidas de uno de mis clientes.

	Desayuno	Colación	Comida	Colación	Cena
Lunes	Ensalada de menta y melón (página 105)	Almendras	Ensalada de brócoli crujiente con pollo a la manzana (página 145)	Alitas búfalo al horno (página 267)	Salmón y verduras horneadas al papel (página 233)
Martes	Jícama tostada con huevo (página 117)	Bolitas energéticas de chocolate y naranja (página 264)	Tazones de lechuga con carne bulgogi (página 151)	Naranja	Hamburguesas mediterráneas de verduras y ensalada con alioli (página 244)
Miércoles	Pan de avena y zanahoria (página 97)	Manzana	Comida de negocios: comeré afuera	Garbanzos con canela (página 261)	Guiso brasileño de pescado (página 243)
Jueves	Barritas crujientes de chía y quinoa (página 92)	Alitas búfalo al horno (página 267)	Sopa de nuez de la India (página 140)	Salmón seco picante (página 262)	Tazón de carne asada coreana con yaca y salsa de ruibarbo (página 248)
Viernes	Licuado spa (página 89)	Garbanzos picosos (página 261)	Guiso de res (página 149)	Rebanadas de mango	Cita en la noche: cenaré fuera
Sábado	Ensalada de zarzamoras, moras azules y quinoa para desayunar (página 106)	Salmón seco picante (página 262)	Quiche sin corteza (página 111) *(Considera que ella eligió comer aquí una receta que es para el desayuno)*	Banderillas de hongos a la parrilla con glaseado balsámico (página 259)	Lasaña vegetariana al horno (página 252)
Domingo	Fajitas de res para desayunar (página 113)	Rebanadas de mango	Sopa de hongos (página 137)	Garbanzos con curry (página 261)	Muslos griegos en olla de cocción lenta con espárragos (página 201)

Al crear esta lista también escribió su lista de compras. Dado que tenía empaquetadas y congeladas muchas de las porciones extra para estas comidas, su siguiente semana fue muy similar, pero no tuvo que cocinar mucho porque estaba comiendo "comida rápida" de su propio congelador, la cual había preparado ella misma.

Ahora, prueba tú. Te dejo un mapa de comidas en blanco para que llenes tu semana usando las recetas de este libro y tus alimentos favoritos de la lista maestra de alimentos para el metabolismo (página 62). Conforme añadas cada receta, asegúrate de anotar en tu lista de compras lo que no tengas ya a la mano. Si planeas y compras lo necesario (y quizá cocinas algunas cosas con antelación; ve la página 70) durante el fin de semana, ya estarás listo para empezar el lunes. En la página 70 hay listas para apuntar todos los ingredientes que necesitarás para las recetas que elijas, junto con una lista aparte de elementos que ya tenga; así, cuando llegues al supermercado, no tendrás que recordar si tienes comino o cerezas congeladas, o suficiente arroz integral para las recetas que quieres preparar esa semana.

	Desayuno	**Colación**	**Comida**	**Colación**	**Cena**
Lunes					
Martes					
Miércoles					
Jueves					
Viernes					
Sábado					
Domingo					

Lista de compras

Alimentos que necesito	Alimentos que ya tengo

Planear comidas —y cocinar— para un mes de "comida rápida"

Como ya sabes, a mí me gusta preparar grandes cantidades de comida, duplicar o triplicar recetas y congelar porciones para que siempre tenga alguna preparación lista en el congelador para aquellas noches en las que no tengo tiempo de cocinar. Mi comunidad también se ha vuelto muy buena en hacer esto. Suben fotos de su comida a sus redes sociales, y de cómo la guardan, etiquetándola de acuerdo con sus fases (si es que están haciendo la Dieta del metabolismo acelerado) o de acuerdo con cualquiera de los planes que estén siguiendo. ¡Tú puedes ser como ellos!

Si cocinas grandes porciones y las congelas, puedes preparar, empacar, etiquetar y congelar con gran facilidad el equivalente a un mes de comida de inmediato, rotándolas para que nunca repitas una comida muy seguido. Todo lo que tienes que hacer es seguir este plan. Elige siete recetas y prepara una cantidad suficiente que rinda para 12 personas. ¡Esto te alimentará 28 días enteros! Es más fácil de lo que crees. Se hace de la siguiente manera:

PASO UNO: elige siete comidas de acuerdo con los siguientes criterios:
Receta A: receta para la cena.
Receta B: receta versátil que podrías comer en el desayuno, la comida o la cena.

Receta C: receta para el desayuno (como avena).
Receta D: receta que podría servir para la comida o la cena.
Receta E: receta que podría servir para el desayuno o la comida.
Receta F: receta que podría servir para el desayuno o la comida.
Receta G: receta que podría servir para la comida o la cena.

PASO DOS: ir a comprar todo lo que necesitas para preparar las siete recetas considerando las cantidades para que rinda 12 porciones. También elige las colaciones que quieras de las recetas que empiezan a partir de la página 258.

PASO TRES: prepara 12 porciones de las siete comidas. Empácalas en contenedores aptos para congelador y etiquétalos con el nombre de la receta y una letra. Guárdalos en tu congelador para que sea más fácil ver la letra de cada recipiente.

PASO CUATRO: sigue la siguiente tabla cuatro veces (para una persona) o dos veces (para dos personas). *Voilà!* Dos a cuatro semanas de nutritivas comidas reales ¡sin tener que cocinar todos los días!

Plan sencillo de comidas para 30 días

	Desayuno	Colación	Comida	Colación	Cena
Lunes	C	Cualquier colación	D	Cualquier colación	A
Martes	E	Cualquier colación	G	Cualquier colación	B
Miércoles	C	Cualquier colación	F	Cualquier colación	D
Jueves	F	Cualquier colación	B	Cualquier colación	A
Viernes	E	Cualquier colación	G	Cualquier colación	D
Sábado	C	Cualquier colación	F	Cualquier colación	A
Domingo	B	Cualquier colación	E	Cualquier colación	G

Ahora veamos cómo funciona esto en la práctica. Hice este plan de comidas con dos de mis clientes, un matrimonio. Ambos trabajan largas horas y necesitan comidas rápidas que los mantengan llenos de energía y sintiéndose muy bien.

EL PLAN

Receta A: arrachera rellena de espinacas y champiñones (página 211)
Receta B: tazón buda de garbanzos tostados y quinoa (página 172)
Receta C: pan de avena y zanahoria (página 97)
Receta D: ensalada de brócoli crujiente y pollo a la manzana (página 145)
Receta E: camote con jamón (página 182)
Receta F: fajitas de res para desayunar (página 113)
Receta G: enchiladas de mole con camote, col y frijoles negros (página 238)
Colaciones: naranjas, peras, kiwis, almendras, semillas de calabaza, huevos cocidos, alitas búfalo al horno (página 267), salmón seco picante (página 262) y bolitas energéticas de chocolate y naranja (página 264)

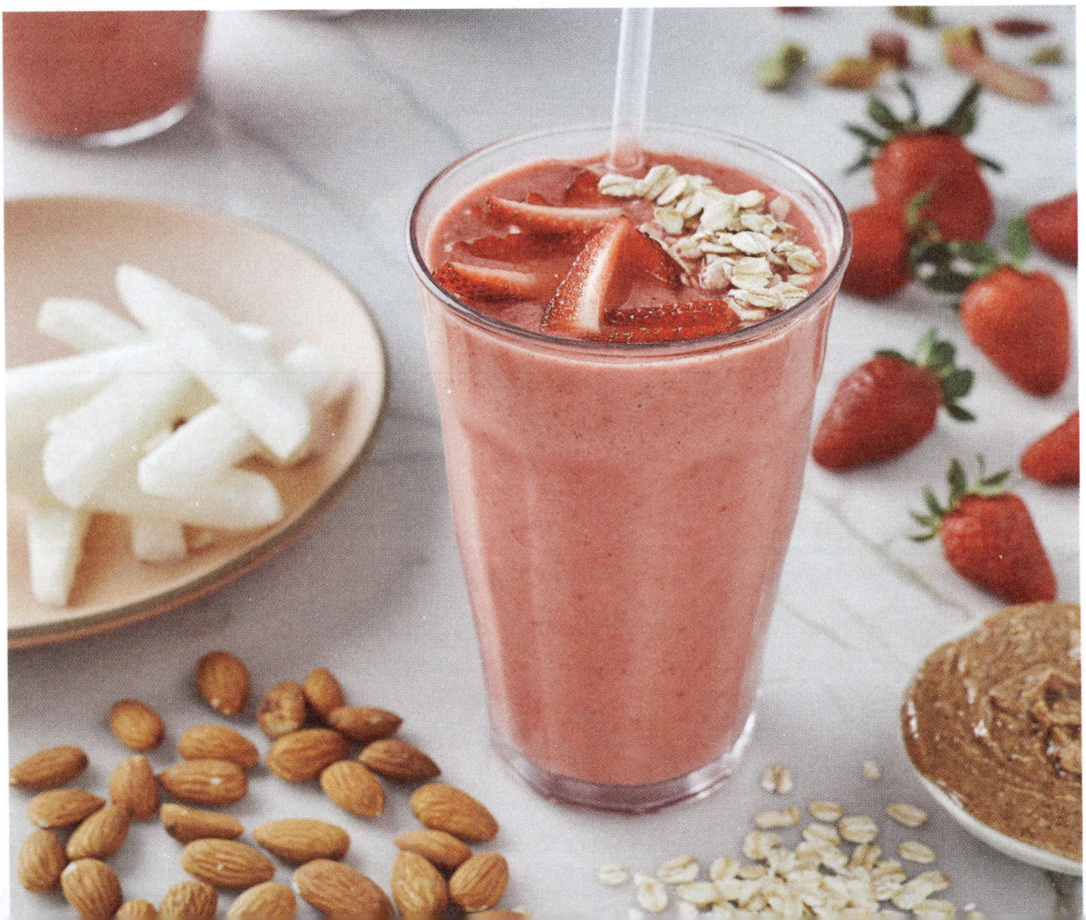

Estas recetas se dividirían de la siguiente manera en el transcurso de una semana:

	Desayuno	Colación	Comida	Colación	Cena
Lunes	C: pastel de avena y zanahoria	Naranja	D: ensalada de brócoli crujiente con pollo a la manzana	Alitas búfalo al horno	A: arrachera rellena de espinacas y champiñones
Martes	E: camote con jamón	Huevo cocido	G: enchiladas de mole con camote, col y frijoles negros	Pera	B: tazón buda de garbanzos tostados y quinoa
Miércoles	C: pan de avena y zanahoria	Salmón seco picante	F: fajitas de res para desayunar	Bolitas energéticas de chocolate y naranja	D: ensalada de brócoli crujiente con pollo a la manzana
Jueves	F: fajitas de res para desayunar	Naranja	B: tazón buda de garbanzos tostados y quinoa	Huevo cocido	A: arrachera rellena de espinacas y champiñones
Viernes	E: camote con jamón	Almendras	G: enchiladas de mole con camote, col y frijoles negros	Alitas búfalo al horno	D: ensalada de brócoli crujiente con pollo a la manzana
Sábado	C: pan de avena y zanahoria	Bolitas energéticas de chocolate y naranja	F: fajitas de res para desayunar	2 kiwis	A: arrachera rellena de espinacas y champiñones
Domingo	B: tazón buda de garbanzos tostados y quinoa	Salmón seco picante	E: camote con jamón	Manzana	G: enchiladas de mole con camote, col y frijoles negros

En la preparación, mis clientes invirtieron un fin de semana para preparar 12 porciones de cada una de estas recetas. Luego las empacaron y las etiquetaron con el nombre de la receta y la letra, y las acomodaron en el congelador. Siguieron el mapa de comidas durante dos semanas.

Quizá suene abrumador cocinar tanto a la vez, pero claramente podrías ajustarlo a tus necesidades y tus horarios. Podrías hacerlo en un lapso de dos días, quizá preparando seis comidas un día y seis el día siguiente. O podrías preparar todos los desayunos al mismo tiempo el sábado o el domingo en la mañana, luego todas las comidas alrededor del mediodía y todas las cenas en la tarde. Otra forma de hacerlo es preparar 12 porciones de cada receta siempre que salga en el mapa por primera vez. Por ejemplo, el lunes en la mañana, mis clientes pudieron haber preparado 12 porciones de pan de avena y zanahoria, y guardar 10 porciones en el congelador. En la comida de ese día, pudieron preparar 12 porciones de ensalada de brócoli crujiente con pollo a la manzana, empacar y congelar 10 porciones, y así.

Veamos otro ejemplo por si las dudas. Este mapa se creó para otra clienta, una mujer soltera y ocupada que rara vez llega a casa antes de las 9:00 p.m. Ella necesita comida que pueda llevarse a la oficina, además de comidas rápidas que pueda preparar cuando llega a casa después de un largo día. Esto es lo que planeamos para ella:

Receta A: lasaña vegetariana al horno (página 252)
Receta B: tazón energético de lentejas con verduras (página 176)
Receta C: guiso de cerdo deshebrado y camote (página 121)
Receta D: lo mein de res (página 219)
Receta E: chili verde poblano de cerdo en sartén (página 220)
Receta F: sopa de nuez de la India (página 140)
Receta G: tajín de cordero picante (página 223)
Colaciones: mandarinas, mango congelado, zarzamoras, huevos cocidos, bolitas energéticas de chocolate y naranja (página 264), garbanzos con canela (página 261) y banderillas de hongos a la parrilla con glaseado balsámico (página 259)

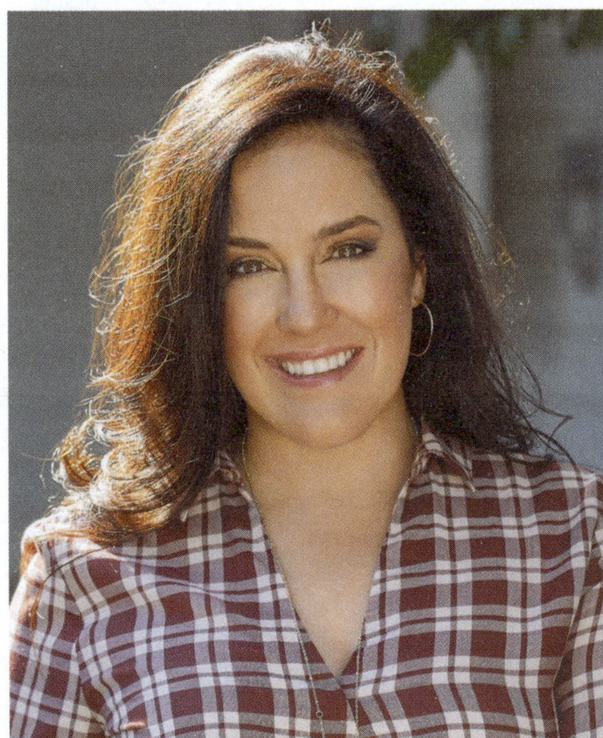

Así es como se veía su plan de comidas. Ella pudo cocinar 12 porciones de cada receta, guardarlas y congelarlas, y vivió de esas deliciosas comidas preparadas con antelación durante todo el mes, sin cocinar diario en lo absoluto.

	Desayuno	Colación	Comida	Colación	Cena
Lunes	C: guiso de cerdo deshebrado y camote	Mandarinas	D: lo mein de res	Huevo cocido	A: lasaña vegetariana al horno
Martes	E: chili verde poblano de cerdo en sartén	Brochetas de hongos a la parrilla con glaseado balsámico	G: tajín de cordero picante	Zarzamoras	B: tazón energético de lentejas con verduras
Miércoles	C: guiso de cerdo deshebrado y camote	Bolitas energéticas de chocolate y naranja	F: sopa de nuez de la India	Mango congelado	D: lo mein de res
Jueves	F: sopa de nuez de la India	Mandarinas	B: tazón energético de lentejas con verduras	Brochetas de hongos a la parrilla con glaseado balsámico	A: lasaña vegetariana al horno
Viernes	E: chili verde poblano de cerdo en sartén	Bolitas energéticas de chocolate y naranja	G: tajín de cordero picante	Huevo cocido	D: lo mein de res
Sábado	C: guiso de cerdo deshebrado y camote	Zarzamoras	F: sopa de nuez de la India	Garbanzos con canela	A: lasaña vegetariana al horno
Domingo	B: tazón energético de lentejas con verduras	Brochetas de hongos a la parrilla con glaseado balsámico	E: chili verde poblano de cerdo en sartén	Huevo cocido	G: tajín de cordero picante

Ahora es tu turno

Solo elige cualquier receta de este libro que cumpla con el siguiente criterio:

Receta A: receta de cena: ______________________
Receta B: receta versátil que puedas comer en el desayuno, la comida o la cena: __________
Receta C: receta de desayuno: ______________________
Receta D: receta que puedas comer en la comida o la cena: ______________
Receta E: receta que puedas comer en el desayuno o la comida: ____________
Receta F: receta que puedas comer en el desayuno o la comida: ____________
Receta G: receta que puedas comer en la comida o la cena: ______________
Colaciones: ______________________

Ahora, vacía tus recetas en este mapa para ver cómo funciona.

	Desayuno	**Colación**	**Comida**	**Colación**	**Cena**
Lunes	C		D		A
Martes	E		G		B
Miércoles	C		F		D
Jueves	F		B		A
Viernes	E		G		D
Sábado	C		F		A
Domingo	B		E		G

Todo lo que resta por hacer es preparar 12 porciones de cada receta, empacarlas, etiquetarlas y guardarlas en el congelador, y estarás listo para pasar entre 2 y 4 semanas ¡sin cocinar!

Cómo adaptar las recetas si estás siguiendo alguno de mis planes

Varias de las personas que recurren a este libro quizá ya están haciendo alguno de mis programas, sea la Dieta del metabolismo acelerado, alguno de los planes de quema, uno de los programas de *Los alimentos del metabolismo acelerado* o *La revolución del metabolismo*, o alguna de mis múltiples desintoxicaciones o retos. Si es tu caso, quiero asegurarte que puedes usar muchas, si no es que todas, las recetas de este libro para incrementar tus opciones mientras estás en los programas.

Si todavía no sigues un programa en específico, pero lo estás considerando, esta sección te dará un vistazo de cómo podrías usar este libro de cocina junto con los planes. No te sientas intimidado. Puede sonar complejo, pero una vez que sepas de qué tratan los programas, todo tendrá mucho más sentido. Esta guía en realidad es para quienes ya están trabajando alguno de los programas y quieren más opciones.

Adaptar las recetas del libro a tu programa no es complicado. Solo toma unos minutos extra de planeación. Empecemos con algunas reglas básicas para ajustar las recetas que pueden aplicarse en general.

Sustituciones sencillas

En muchos de mis programas hay fases o partes donde puedes estar más limitado en los alimentos que eliges, como aquellos días en los que reduces la grasa y te enfocas en los carbohidratos, o cuando limitas los carbohidratos y te enfocas en la proteína. Estas son algunas reglas básicas que puedes implementar en varias de las recetas que quizá necesites adaptar:

ELIGE BIEN TU RECETA. Cuando estés ajustando una receta, observa los requerimientos de proteína y granos de tu programa, parte o fase en particular. Esto te ayudará a elegir una receta que sea más fácil de adaptar. Por ejemplo, si estás en una fase que solo permite opciones de pescados o verduras como proteína (por ejemplo, como se da en la quema-I), encuentra recetas centradas en pescados y mariscos o verduras, en lugar de intentar adaptar una receta que esté enfocada en la carne de res. Si estás en una fase donde la carne de res y el pollo estén permitidos, pero no los granos, inclínate por recetas con una mayor presencia de carne, así como sopas y ensaladas donde es menos probable que se incluyan granos, en lugar de intentar adaptar un platillo de arroz o de avena. Si te encuentras en una fase de muchos carbohidratos con poca grasa, busca recetas vegetarianas basadas en granos, en lugar de una receta que dependa de la presencia de un aguacate, del aceite de oliva o el coco.

AUN ASÍ, PUEDES USAR UNA RECETA QUE CONTENGA ACEITE O ALGÚN ALIMENTO CON ABUNDANTE GRASA incluso si tu programa prohíbe el uso de aceite o alimentos grasos en ciertos momentos de la semana usando los siguientes consejos:

- "Saltea" en agua o en caldo en lugar de aceite (revuelve con frecuencia y agrega más líquido conforme se evapora; esto realmente funciona y es técnicamente más parecido a estofar que a saltear).
- Sustituye ¼ de taza de puré de manzana o puré de calabaza, ambos sin endulzar, por cada huevo o en medidas equivalentes de cualquier aceite en una receta para horno.
- Usa papel encerado en tus charolas para horno y tus moldes para pan o panqués, en lugar de engrasarlos.
- Sustituye un huevo entero con dos claras de huevo.

PUEDES USAR UNA RECETA QUE CONTENGA GRANOS O ALMIDONES incluso si tu programa prohíbe el uso de granos o alimentos almidonados en ciertos momentos de la semana, al hacer las siguientes modificaciones:

- Usa calabaza espagueti, calabacita o tallos de brócoli ralladas en el Spiralizer, o col rallada para reemplazar la pasta.
- Usa "arroz" de coliflor o de brócoli (picado hasta que semeje arroz) para reemplazar el arroz, la quinoa o cualquier otro grano.
- Usa rebanadas de camote cocido, jícama, cabezas de portobello o pepinos en lugar de panes o bollos.
- Omite el grano de una receta y aumenta las verduras.

Suele ser una buena idea reservar los platillos basados en granos, como el pan o la avena, para aquellos días en que sí puedas comer granos.

UN PLAN PARA CADA SITUACIÓN Y ESTILO DE VIDA

Una de las cosas que me encantan de mi comunidad es lo sofisticados que se han vuelto en su conocimiento sobre metabolismo y lo que les funciona. Una de mis clientas es un gran ejemplo. A ella le gusta brincar de un plan a otro, pero siempre que tiene una duda, pregunta. Esto es lo que le escribió a nuestro equipo recientemente:

> "Algo que me gusta mucho de la comunidad de Haylie del metabolismo acelerado es la cantidad de apoyo que recibo siempre que tengo una duda. En este momento estoy haciendo la desintoxicación rápida de cinco días. Después de eso, planeo hacer un programa de dos semanas, luego la desintoxicación rápida de 10 días, con la cual he tenido mucho éxito en el pasado. Pero después de eso estoy intentando decidir qué sigue. Me interesan los programas intensivos de Haylie, así que respondí un cuestionario en la página web para ver cuál era el correcto para mí. La respuesta fue la fase 1 intensiva, pero cuando hice antes la Dieta del metabolismo acelerado, lo que realmente disfruté fue la fase 2. Pasé sin ningún problema los días de la fase 2, y cuando hice la fase 2 intensiva después de una temporada de vacaciones me fue muy bien. Lo que le pregunté al equipo de Haylie fue: si mi resultado decía fase 1, ¿puedo hacer la fase 2 intensiva en cambio, dado que me gusta más? Mi única preocupación es que la fase 2 es muy baja en carbohidratos y, por todo lo que sé de los libros de Haylie, no quiero volverme resistente a los carbohidratos. Su equipo estuvo ahí para ayudarme. Me recomendaron que hiciera la fase 2 intensiva, pero que sería bueno alternar con un día de fase 1 antes y después. Fue la solución perfecta. A mí me gusta planear, así que me gusta saber qué va a pasar y qué voy a comer el próximo mes."

Hacer que la lista maestra de alimentos para el metabolismo embone con tu programa

Ahora veamos la lista de alimentos. Cada uno de mis programas tiene su propia lista de alimentos, la cual contiene solo los alimentos específicos y estratégicos que se utilizan para la meta de ese programa, fase, parte o desintoxicación en particular. La lista maestra de alimentos para el metabolismo en este libro (ve la página 62) es más extensa, contiene los mejores alimentos para estimular el metabolismo y es la dieta a partir de la cual se crearon todas las recetas de este libro. Para adaptar el recetario, lo primero que necesitas hacer es encontrar los elementos en la lista que puedes y que no puedes comer para seguir cumpliendo tu programa actual. Así es como te recomiendo adaptar la lista maestra de alimentos y luego las recetas:

1. Saca una copia de la lista maestra de alimentos para el metabolismo y déjala junto a la lista de alimentos del programa que estés siguiendo.

---

2. Encierra en un círculo todos los elementos de la lista maestra que también se encuentren en la lista de tu plan. Si este tiene más de una fase (como las fases 1, 2 y 3 de la Dieta del metabolismo acelerado, DMA), señala los elementos de cada fase. Por ejemplo, si estás siguiendo la DMA, vas a marcar avena (y otros granos) para las fases 1 y 3, pero no para la fase 2. Vas a señalar aguacate y aceite de oliva en la fase 3, pero no para las fases 1 y 2. Podrías marcar hojas verdes para las fases 1, 2 y 3.

---

3. Ve a la receta de este libro que quieras preparar. Para cualquier ingrediente que no esté encerrado en un círculo en la lista que acabas de hacer, elige otro ingrediente de la misma categoría y que sí hayas marcado. Por ejemplo, si estás haciendo una desintoxicación de 10 días y quieres preparar la ensalada de menta y melón (página 105), verás que los melones no se encuentran en la lista de desintoxicación. En cambio, podrías sustituirlo por frutas de hortaliza, como duraznos, peras o ciruelas, o preparar una ensalada de moras con zarzamoras, moras azules y cerezas.

---

4. Si la receta contiene un alimento cuya categoría no pertenece a tu plan actual, como las recetas con grasa cuando estás en la fase 1 de la DMA, o la fruta en la fase 2, entonces ve si puedes omitirlo. Si no puedes consumir aceite, puedes saltear cebolla y ajo

en caldo de verduras, aunque no sea de la misma categoría. O puedes añadir puré de manzana o de calabaza en lugar de la grasa en una receta de horno.

---

5. Si la receta se basa directamente en un elemento que no pertenece a tu plan, como una ensalada de frutas cuando estás en la fase 2 de la DMA, deja esa receta para cuando estés en una fase que sí incluya frutas (como la fase 1 de la DMA).

---

6. Si tu programa indica que comas o bebas algo específico en cada comida (como los planes de quema, donde consumes una sopa en particular y un té con cada comida), solo inclúyelos como complementos de la receta que estés preparando.

Ahora que ya tienes algunos puntos básicos que puedes seguir, veamos unos cuantos de mis programas en específico y entremos de lleno a practicar cómo funciona el ajuste de las recetas.

Ejemplo uno: la Dieta del metabolismo acelerado (DMA)

Si estás siguiendo la Dieta del metabolismo acelerado, sabes que tu fase 1 es lunes y martes, la fase 2 es miércoles y jueves, y la fase 3 es viernes, sábado y domingo. Así es como podrías usar las recetas de este libro en cada fase:

FASE 1: digamos que quieres preparar pan de limón y arándanos (página 99) para desayunar mientras estás en la fase 1 de la DMA. Veamos la lista de ingredientes:

- En lugar de usar aceite de coco para engrasar el molde, cúbrelo con papel encerado.
- En lugar de incorporar 3 huevos grandes, añade ¾ de taza de puré de manzana sin endulzar.
- En lugar de añadir leche de almendra, usa leche de arroz sin endulzar.
- En lugar de aceite de oliva, agrega más puré de manzana o de calabaza.
- En lugar de arándanos, usa moras azules o frambuesas.
- Fuera de eso, sigue las instrucciones como están escritas.

FASE 2: en esta fase limitas tanto carbohidratos como grasas, enfocándote en proteína baja en grasa y muchas verduras verdes. Mientras te encuentres en la fase 2, podría gustarte cómo se oye un pollo pho (página 142) para la hora de la comida. ¡Buena opción! La única modificación que tendrías que hacer sería cambiar la calabacita por tallos de brócoli o pepino (sin cáscara ni semillas) rallado con el Spiralizer, o quizá ejotes o pimiento morrón verde rebanado finamente.

Sin embargo, podría interesarte más la receta de ensalada asiática con ajonjolí y fajitas de res a la parrilla (página 143). ¡Sigue siendo posible! Todo lo que tienes que hacer es lo siguiente:

- Elimina el aceite de ajonjolí.
- Cambia el vinagre de arroz por vinagre de manzana o vinagre blanco.
- Sustituye el polvo de cinco especias con canela, nuez moscada, hojuelas de chile de árbol y clavo de olor (o solo quítalo).
- Saltea la carne en agua o caldo de verduras, en lugar del aceite de oliva.
- Cambia la quinoa por más col.
- Reemplaza los chícharos chinos con apio o pepino rebanado.
- Elimina el aguacate, los rábanos, las cebollitas de cambray y las semillas de ajonjolí para decorar, y en cambio añade chiles serranos o jalapeños rebanados, lechuga rallada o berros, y rebanadas de hongos, crudos o cocidos en un poco de agua o caldo de verduras.
- Para dar un toque de sabor, siempre puedes añadir más aminoácidos de coco.

FASE 3: esta es la fase más sencilla de adaptar porque tiene la lista de alimentos más extensa y permite grasas saludables, así como algunos carbohidratos y proteínas. Pero ¿qué pasa si quieres preparar algo como espagueti a la boloñesa (página 217) en la fase 3, que no permite la pasta? Solo cámbiala por tallarines de calabacita o de cualquier otra calabaza de invierno.

Ejemplo dos: la quema

Ahora, digamos que estás haciendo los planes de *Quémalo*. Son programas diseñados para ayudarte a romper con esos estancamientos en tu pérdida de peso debidos a inflamación, problemas digestivos o cuestiones hormonales. Para cada plan tendrás tés y sopas asignados de acuerdo con una agenda, pero ¿qué sucede cuando se trata de la comida o la cena?

QUEMA-I: en este plan, las únicas proteínas permitidas provienen de pescados, mariscos o verduras, así que sería más fácil elegir una receta vegetariana o de pescado. Digamos que quieres cenar el guiso brasileño de pescado (página 243). ¡No hay problema! Todo lo que tienes que hacer es:

- En lugar de salmón, que todo el pescado sea abadejo o bacalao.
- En lugar de cilantro seco o molido, usa cilantro fresco.
- En lugar de pimienta gorda, usa canela o nuez moscada.
- En lugar de cebolla amarilla, usa cebolla morada.
- Usa solo pimiento morrón rojo.
- En lugar de crema de coco, usa leche de coco.

QUEMA-D: para manejar tus problemas digestivos, podrías estar haciendo la quema-D. Quizá pienses que la arrachera rellena de espinacas y champiñones (página 211) se ve bien para cenar. ¡Puede ser! Solo aplica los siguientes cambios basándote en la lista de alimentos de la quema-D:

- En lugar de champiñones, usa shiitake.
- En lugar de romero, usa orégano.
- En lugar de aminoácidos líquidos y sal, añade caldo de res y un poco más de ajo.
- En lugar de pan de granos germinados, integra arroz salvaje o quinoa.
- En lugar de coles de Bruselas, agrega bok choy.

QUEMA-H: cuando tus hormonas te estén dando problemas, la quema-H puede venir al rescate, al igual que este recetario. El plan evita las verduras solanáceas, así que busca recetas que no dependan de pimientos ni jitomates, aunque siempre puedes cambiarlos por col, espárragos, espinacas, calabacitas y hongos. Quizá le estés echando un ojo al pollo mediterráneo rostizado en olla de cocción lenta (página 194). Solo realiza las siguientes sustituciones a partir de tu lista de alimentos:

- En lugar de pimiento morrón rojo y verde, usa 1 taza de ejotes y kale picado.
- En lugar de jitomates cherry, suma 1 taza de calabacita y añade 1 taza de calabaza amarilla picada.
- En lugar de frijoles cannellini, añade 1 taza más de hongos o una pechuga de pollo extra.

Ejemplo tres: la Revolución del metabolismo

Si estás haciendo la Revolución del metabolismo, tienes la misma lista de alimentos para todos los mapas de comidas y sus partes. Lo relevante es cuándo comes. Para seguir tu plan, busca en tu mapa de comidas y revisa cuántas porciones de qué categorías necesitas.

Por ejemplo, digamos que te asignaron el mapa de comidas B. En la primera mitad de la semana, tu cena consistirá en:

1 porción de proteína
2 porciones de verduras
1 porción de carbohidratos complejos que no sea a base de granos

Primero, sabes que tu porción de carbohidratos no puede ser de granos, así que busca una receta que no esté centrada en ellos. ¿Y qué hay del chili blanco de pollo (página 197)? Probemos:

- El pollo cubre tu porción de proteína.
- Duplica la cantidad de verduras para comer tus dos porciones.
- Los frijoles son tus carbohidratos que no son granos.

¡Fácil! Ahora, ¿qué pasa en la segunda mitad de la semana? Veamos el mapa de comidas C. Tus requerimientos para la cena son:

1 porción de proteína
2 porciones de verduras
2 porciones de grasas saludables

Ahora debes buscar una receta baja en carbohidratos que se enfoque en proteína, pero que no limite la grasa. Veamos qué podemos hacer con los muslos griegos en olla de cocción lenta con espárragos (página 201):

- El pollo cubre la proteína.
- Duplica la cantidad de espárragos y añade una guarnición de ensalada para sumar tus dos porciones de verduras.

- Para la grasa, podrías preparar ya sea la crema agria de nuez de la India (página 278) o la crema agria de coco (página 277).

Ejemplo cuatro: la Desintoxicación de 10 días del metabolismo acelerado

Hagamos uno más. Tal vez estás haciendo mi Desintoxicación del metabolismo acelerado, consumiendo una malteada junto con las comidas asignadas. No tienes que limitarte a las comidas del plan de desintoxicación mientras te ciñas a la lista de alimentos. Hay bastantes opciones en esa lista. Así es como puedes hacer el día 3 de la desintoxicación, cuando tomas tres malteadas, una comida y una colación:

Desayuno: malteada para desintoxicar
Colación: moras azules y zanahorias
Comida: malteada para desintoxicar
Colación: malteada para desintoxicar
Cena: la desintoxicación recomienda recetas, pero quizá te sientas listo para un cambio. ¿Qué hay de sopa de tortilla con pollo y frijoles negros (página 198)? Ni siquiera necesita cambios. ¿Qué te parece el guiso de pasta y carne (página 216)? Seguro, ¿por qué no? Todo lo que tienes que hacer es:

- Cambiar la carne de res molida por búfalo molido.
- Sustituye el penne de arroz integral con arroz integral (puedes llamarlo "guiso de arroz y carne", calabaza espagueti o calabacita rallada con el Spiralizer.

Como puedes ver, adaptar las recetas de este libro a tu programa es en realidad muy fácil. Se resume a revisar las listas de alimentos y, en algunos casos, las técnicas de preparación. No todas las recetas sirven para cada fase, plan o parte, pero las preparaciones en este libro te darán muchas opciones para volver más divertido, interesante y hasta más sustentable cualquier programa en el que te encuentres. Ahora... ¡empecemos a cocinar!

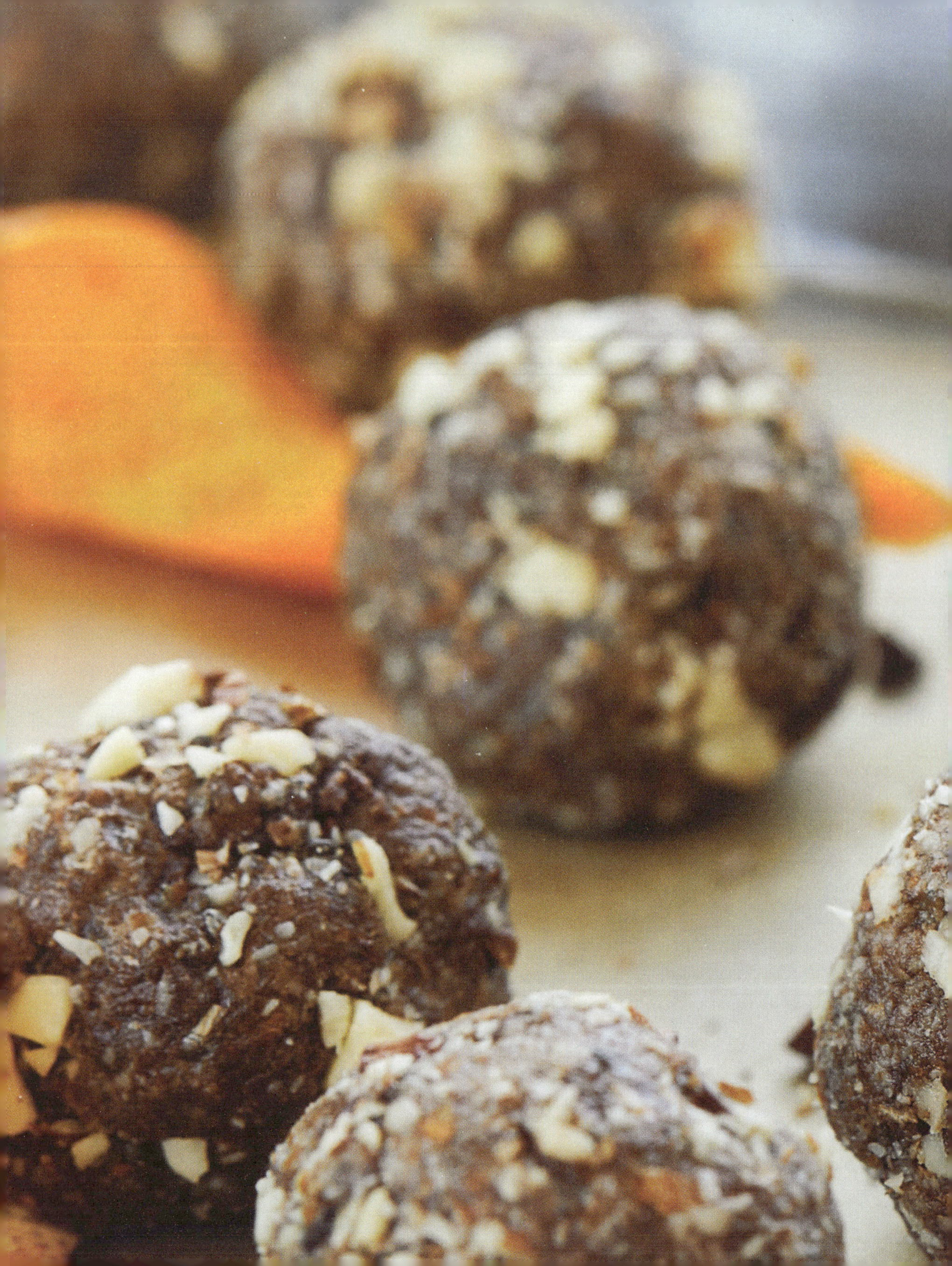

SEGUNDA PARTE

RECETAS PARA UN METABOLISMO ACELERADO

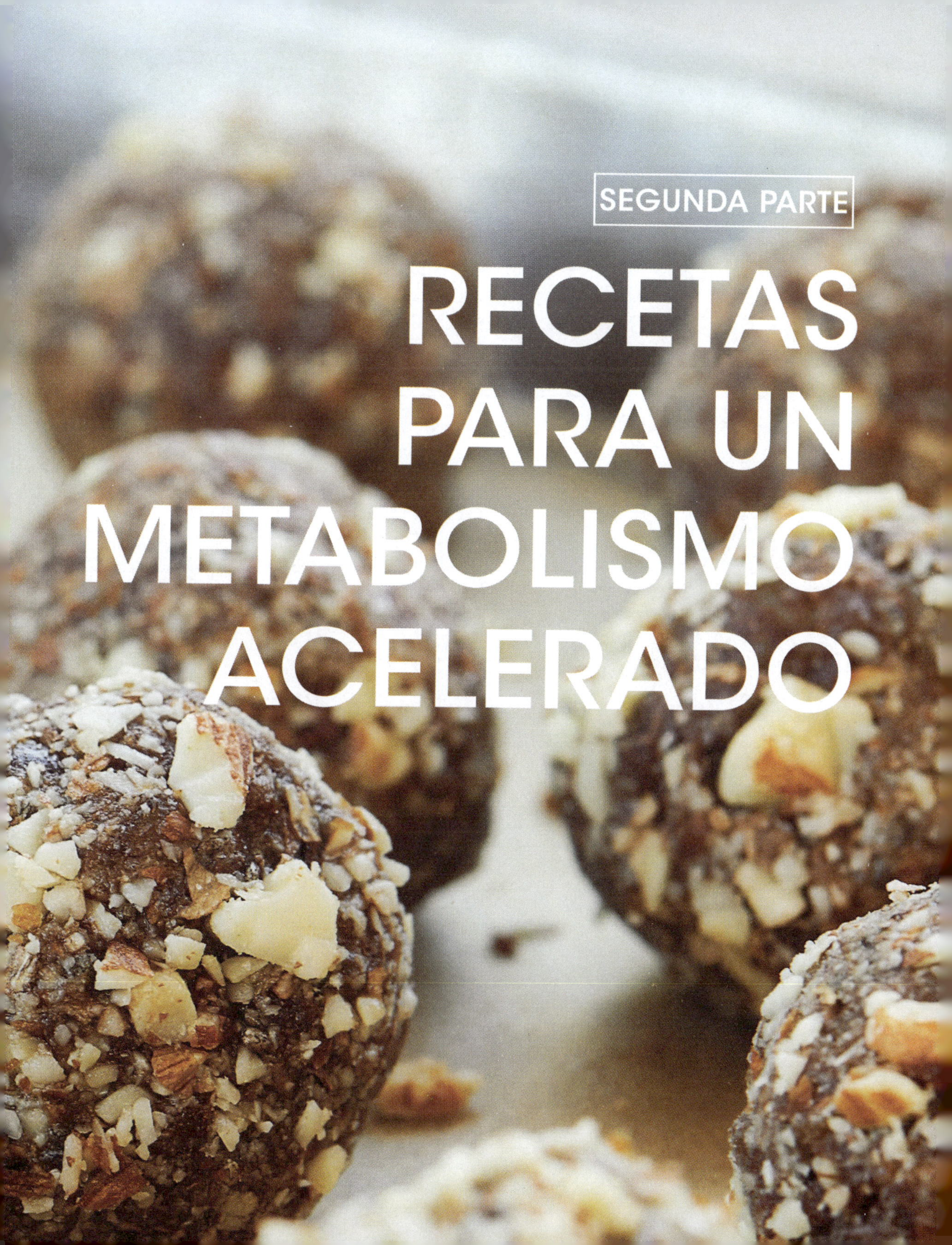

DESAYUNOS

Licuado spa

Rinde 1 porción

EN una licuadora de alta potencia revuelve todos los ingredientes y licua hasta obtener una consistencia suave, añadiendo un poco más de agua si está muy espeso.

- 2 puñados de hielo
- 1 taza de agua, más la necesaria
- 1 taza de pepino rebanado
- ½ taza de espinacas frescas
- ¼ de taza de menta fresca
- ¼ de taza de albahaca fresca troceada
- 2 claras de huevo cocido, o ¼ de taza de claras de huevo 100% líquidas, cocidas
- 1 limón eureka pelado y sin semillas
- 1 trozo (3 cm) de jengibre fresco pelado y picado en trozos
- Stevia o xilitol (opcional)

Licuado de pay de fresa y ruibarbo

Rinde 1 porción

EN una licuadora de alta potencia revuelve todos los ingredientes y licua hasta obtener una consistencia suave, añadiendo un poco más de agua si está muy espeso.

- 1 taza de fresas congeladas
- ¾ de taza de leche de almendra y vainilla sin endulzar
- ½ taza de ruibarbo congelado
- ⅛ de taza de hojuelas de avena
- Stevia o xilitol (opcional)
- 1½ tazas de jícama pelada y picada

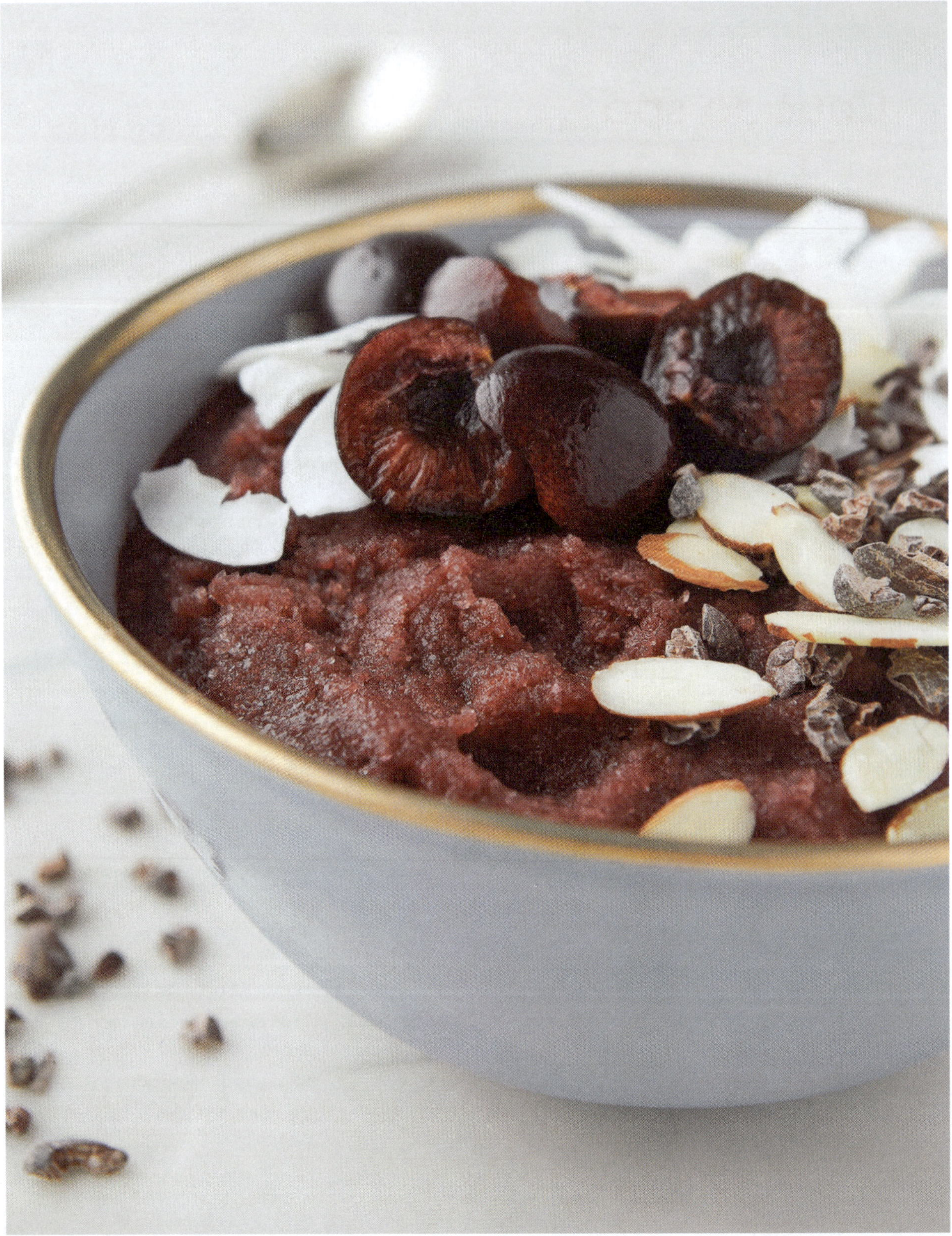

Tazón de cereza y almendra

Rinde 2 porciones

2 tazas de cerezas congeladas sin hueso

1 taza de floretes de coliflor congelados

¾ de taza de agua de coco sin endulzar

Complementos

8 cerezas enteras, sin hueso, frescas o descongeladas

¼ de taza de hojuelas de coco sin endulzar

¼ de taza de almendras fileteadas

¼ de taza de cacao crudo en trozos

EN una licuadora de alta potencia revuelve las cerezas, la coliflor y el agua de coco, y lícualos hasta obtener una consistencia suave, añadiendo un poco más de agua si está demasiado espeso. Vierte la mezcla en dos tazones y divide los complementos entre ellos equitativamente.

VARIACIÓN

- Prepara este tazón con diferentes combinaciones de frutas y nueces, como durazno y pecanas, ciruela y avellanas, o mango y macadamias.

Barritas crujientes de chía y quinoa

Rinde 6 porciones

6 chabacanos maduros sin hueso

1 cucharada de agua

½ taza de crema de nueces o semillas

2 tazas de quinoa inflada

¼ de taza de aceite de coco derretido

2 cucharadas de semillas de chía

½ cucharadita de extracto de vainilla puro

¼ de cucharadita de sal de mar

CUBRE un molde cuadrado de 20 o 23 cm con papel encerado.

EN una licuadora de alta velocidad muele los chabacanos y el agua. Añade la crema de nueces o semillas. Licua hasta obtener un puré.

EN un tazón grande revuelve la quinoa inflada, la mezcla de chabacano, el aceite de coco derretido, las semillas de chía, la vainilla y la sal. Mezcla hasta que todo esté incorporado. Pasa la mezcla de quinoa al molde preparado y extiéndela hasta alcanzar los bordes, presionando con los dedos.

GUARDA el molde en el refrigerador por lo menos 40 minutos, o hasta que esté firme. Mientras, corta 6 tiras de papel encerado de 10 × 15 cm cada una, aproximadamente.

CORTA la mezcla ya fría en 6 rectángulos. Envuelve cada barrita en una tira de papel encerado y cierra los bordes. Sirve de inmediato o guarda en un contenedor hermético en refrigeración máximo 3 días.

VARIACIÓN

- Usa arroz integral inflado en lugar de quinoa.

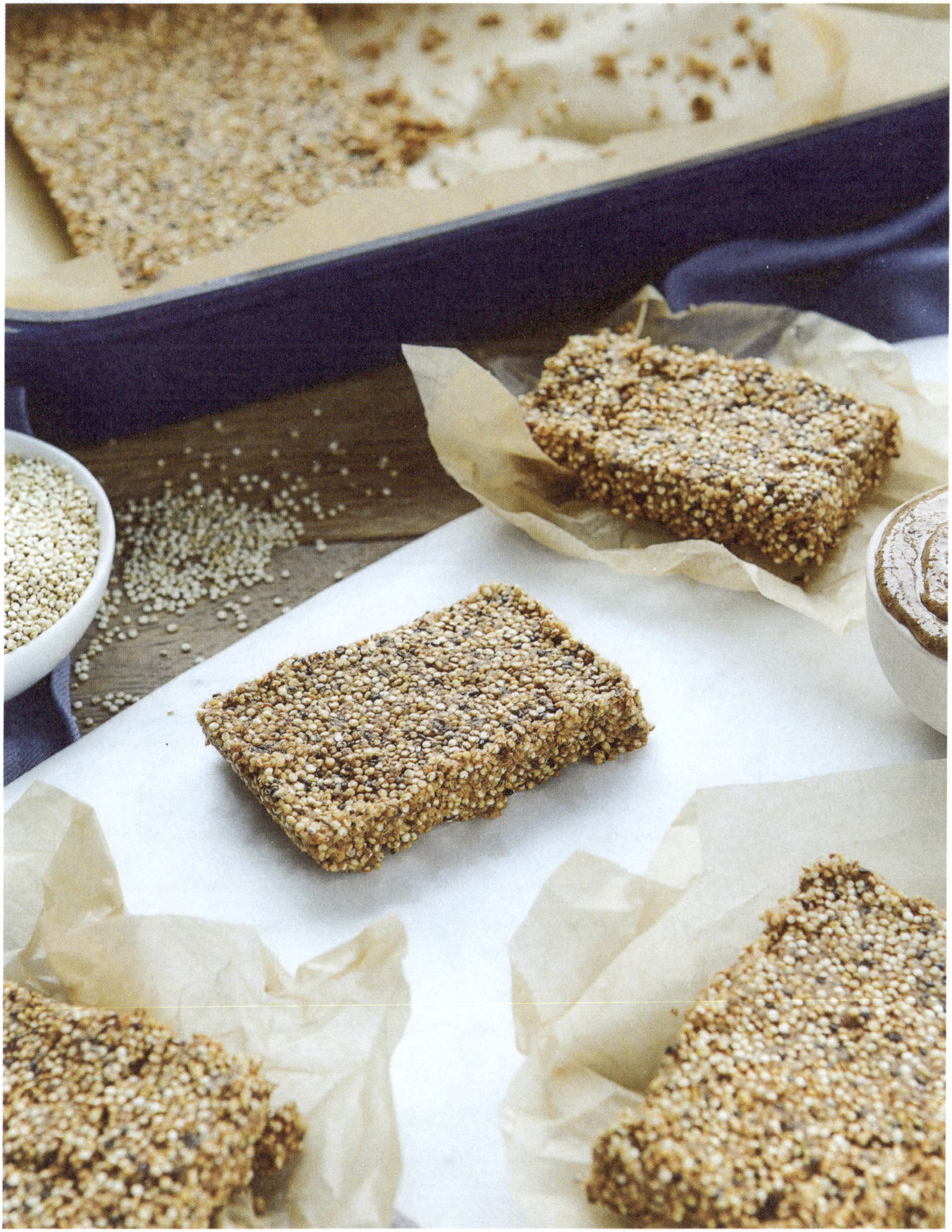

Tazón de menta con chocolate

Rinde 1 porción

- 1 taza de floretes de coliflor fresca o congelada (usa congelada para un tazón helado)
- 1 taza de espinacas baby frescas o congeladas (usa congeladas para un tazón helado)
- 1 taza de leche de almendra sin endulzar
- 2 cucharadas de nueces de la India crudas
- ¼ de taza de hojas de menta fresca picadas, o 4 gotas de aceite esencial de menta comestible
- Stevia o xilitol (opcional)
- 2 cucharadas de cacao crudo en trozos
- Hojuelas de coco sin endulzar, para decorar

EN una licuadora mezcla la coliflor, las espinacas, la leche de almendra, las nueces de la India, el aceite de menta (si lo usas) y stevia o xilitol (si lo usas). Licua durante 2 minutos, añadiendo un poco de agua si está demasiado espeso. Agrega la mitad del cacao y pulsa unas cuantas veces. Vierte la mezcla en el tazón. Decora con el resto del cacao en trozos, las hojas de menta (si las usas) y las hojuelas de coco.

Barritas de zarzamora para desayunar

Rinde 8 porciones

Relleno

2 tazas de zarzamoras congeladas

2 cucharadas de xilitol (opcional)

1 pizca de ralladura de limón eureka

1 cucharada de jugo de limón eureka fresco

1 cucharada de semillas de chía

Base

2 cucharadas más 1 cucharadita de aceite de coco

1 taza de harina de avena

¼ de taza de nueces de Castilla o almendras crudas

1 cucharada de agua

1 cucharadita de extracto de vainilla puro

¼ de cucharadita de sal de mar

Cobertura

¾ de taza de nueces de Castilla o almendras crudas

½ taza de avena instantánea

2 cucharadas de xilitol

1 cucharada de aceite de coco

¼ cucharadita de canela en polvo

¼ de cucharadita de sal de mar

EN una olla mediana revuelve las zarzamoras, el xilitol (si lo usas), la ralladura de limón y el jugo de limón. Cocina a fuego medio-alto, moviendo y presionando las zarzamoras para desmenuzarlas. Permite que suelte el hervor hasta que se espese ligeramente, alrededor de 3 minutos, y baja la flama a fuego lento. Cocina 3 minutos más, retira la olla del fuego e integra las semillas de chía. Reserva para que se enfríe.

PRECALIENTA el horno a 180 °C. Cubre un molde cuadrado de 20 cm con papel encerado. Engrasa el papel con 1 cucharadita de aceite de coco.

PREPARA la base: en un procesador de alimentos mezcla la harina de avena, las nueces, 2 cucharadas de aceite de coco, el agua, la vainilla y la sal. Pulsa hasta que la mezcla se vea grumosa. Pásala al molde preparado y presiona para formar una capa uniforme. Hornéala 12 minutos hasta que empiece a dorarse. Saca el molde del horno, pero deja el horno prendido.

PREPARA la cobertura: sin limpiar el procesador de alimentos, combina las nueces, el coco, la avena, el xilitol, el aceite de coco, la canela y la sal en el tazón. Pulsa hasta que la mezcla se vea grumosa.

SIRVE cucharadas del relleno de zarzamora encima de la base, luego extiéndela con cuidado. Esparce encima la cobertura. Hornéalo 25 minutos o hasta que se vea dorado. Saca el molde del horno y permite que se enfríe. Cuando las barritas estén totalmente frías, córtalas en 8 cuadrados. Guárdalas en un contenedor hermético en el refrigerador máximo 3 días.

VARIACIÓN

- Sustituye las zarzamoras por cualquier otra mora, o manzana, durazno o ciruela picados.

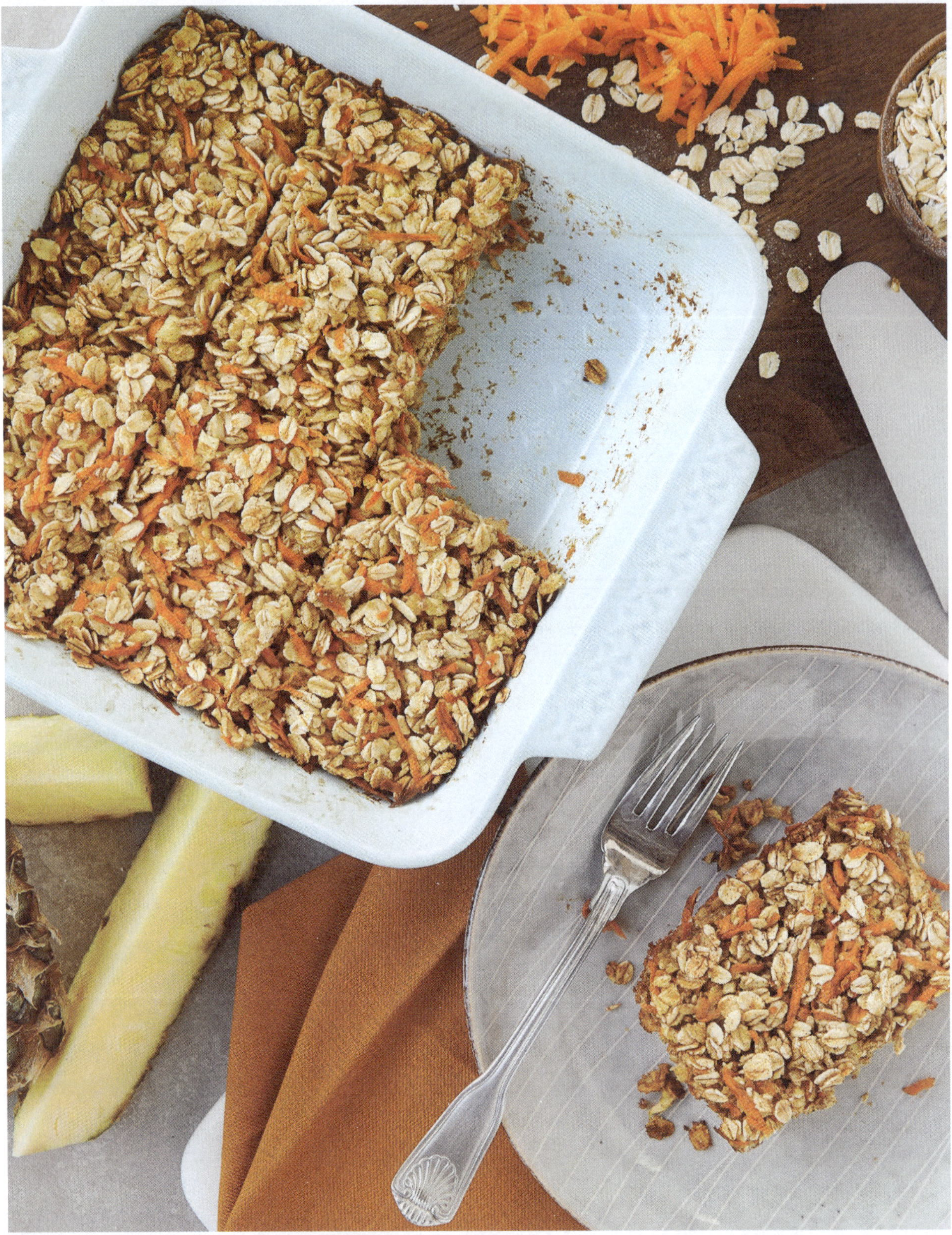

Pan de avena y zanahoria

Rinde 6 porciones

- 2½ tazas de hojuelas de avena
- 1½ tazas de zanahoria rallada
- ½ taza de piña picada
- 2 cucharaditas de canela en polvo
- 1 cucharadita de jengibre en polvo
- 1 cucharadita de polvo de hornear
- ¼ de cucharadita de nuez moscada en polvo
- ¼ de cucharadita de sal de mar
- 1 taza de leche de avena o de arroz sin endulzar
- ½ taza de xilitol, o más al gusto
- 1 huevo grande
- 2 cucharaditas de extracto de vainilla puro

PRECALIENTA el horno a 180 °C. Cubre el fondo de un molde cuadrado de 20 cm con un trozo de papel encerado del tamaño exacto.

EN un tazón grande revuelve la avena, la zanahoria, la piña, la canela, el jengibre, el polvo de hornear, la nuez moscada y la sal, y mezcla hasta incorporar.

EN un tazón mediano bate la leche, el xilitol, el huevo y la vainilla hasta obtener una consistencia suave.

VIERTE la mezcla de leche en la mezcla de harina y revuelve con cuidado hasta integrar todo. Vierte la masa en el molde preparado y extiéndela para cubrir el fondo uniformemente.

HORNEA el pan alrededor de 40 minutos o hasta que se dore y esté bien cocido en el centro. Saca el molde del horno y déjalo enfriar 5 minutos. Luego corta 6 piezas y sirve.

Avena de noche con especias chai

Rinde 1 porción

- ½ taza de hojuelas de avena
- ½ taza de leche de almendra sin endulzar
- 1½ cucharaditas de linaza molida
- 1½ cucharaditas de semillas de chía
- 1½ cucharaditas de xilitol
- ⅛ de cucharadita de canela en polvo
- ⅛ de cucharadita de cardamomo en polvo
- ⅛ de cucharadita de jengibre en polvo
- ⅛ de cucharadita de nuez moscada
- ⅛ de cucharadita de extracto de vainilla puro
- 1 taza de fruta permitida en la DMA (cualquier tipo)
- 3 cucharadas de nueces (cualquier tipo)

REVUELVE la avena, la leche de almendra, la linaza, las semillas de chía, el xilitol, la canela, el cardamomo, el jengibre, la nuez moscada y la vainilla en un contenedor con tapa (un frasco hermético es una buena opción), y revuelve para integrar todo bien. Tapa el frasco y refrigéralo toda la noche.

EN la mañana, revuelve y decora con fruta y nueces.

Pan de limón y arándanos

Rinde 1 hogaza de 20 × 13 cm

Aceite de coco, para engrasar el molde

¾ de taza de harina de almendra

¼ de taza de harina de coco

1 cucharada de ralladura de limón eureka

½ cucharadita de bicarbonato de sodio

¼ de cucharadita de sal de mar

3 huevos grandes

⅓ de taza de xilitol (opcional)

¼ de taza de leche de almendra sin endulzar

2 cucharadas de aceite de oliva

2 cucharadas de extracto de vainilla puro

1 taza de arándanos frescos picados finamente

Glaseado (opcional)

½ taza de xilitol

1 cucharada de jugo de limón eureka fresco

PRECALIENTA el horno a 180 °C. Cubre un molde para pan de 20 × 13 cm con papel encerado y engrasa cualquier lado expuesto con aceite de coco.

EN un tazón grande mezcla la harina de almendra, la harina de coco, la ralladura de limón, el bicarbonato de sodio y la sal. Añade los huevos, el xilitol (si lo usas), la harina de almendra, el aceite de oliva y la vainilla. Revuelve bien. Integra con cuidado los arándanos.

PERMITE que la masa repose 5 minutos más o menos para darle tiempo a la harina de coco a que absorba los líquidos. Pasa la masa al molde preparado y hornéala 40 minutos, o hasta que la superficie se vea dorada y al insertar un palillo en el centro del pan este salga limpio.

PERMITE que se enfríe por completo y luego decóralo con el glaseado si lo deseas.

PARA preparar el glaseado, muele el xilitol en una licuadora hasta obtener un polvo fino. Pasa el xilitol a un tazón pequeño. Agrega el jugo de limón y revuelve. Rocía el glaseado encima del pan.

Budín de pan con cacao y frambuesas en olla de cocción lenta

Rinde 8 porciones

EN un tazón mediano bate la leche, los huevos, el xilitol y la vainilla.

ACOMODA los cubos de pan y las frambuesas en una olla de cocción lenta, luego revuélvelos con suavidad. Esparce encima el cacao en trozos de manera uniforme. Vierte la mezcla de leche sobre la superficie. Tapa la olla y cocínala a fuego alto durante 2 horas o hasta que el budín de pan esté dorado. Sírvelo en tazones y decora cada uno con una cucharada de crema batida de coco, unas cuantas frambuesas frescas y canela en polvo.

1½ tazas de leche de avena o de arroz sin endulzar

4 huevos grandes

2 cucharadas de xilitol o lo han (fruto del monje)

2 cucharaditas de extracto de vainilla puro

10 rebanadas de pan de granos germinados cortadas en cubos

2 tazas de frambuesas frescas

½ taza de cacao crudo en trozos

Crema batida de coco (página 281), para servir

Frambuesas frescas, para servir

Canela en polvo, para decorar

VARIACIÓN

- También sabe bien con fresas, zarzamoras o una mezcla de moras.

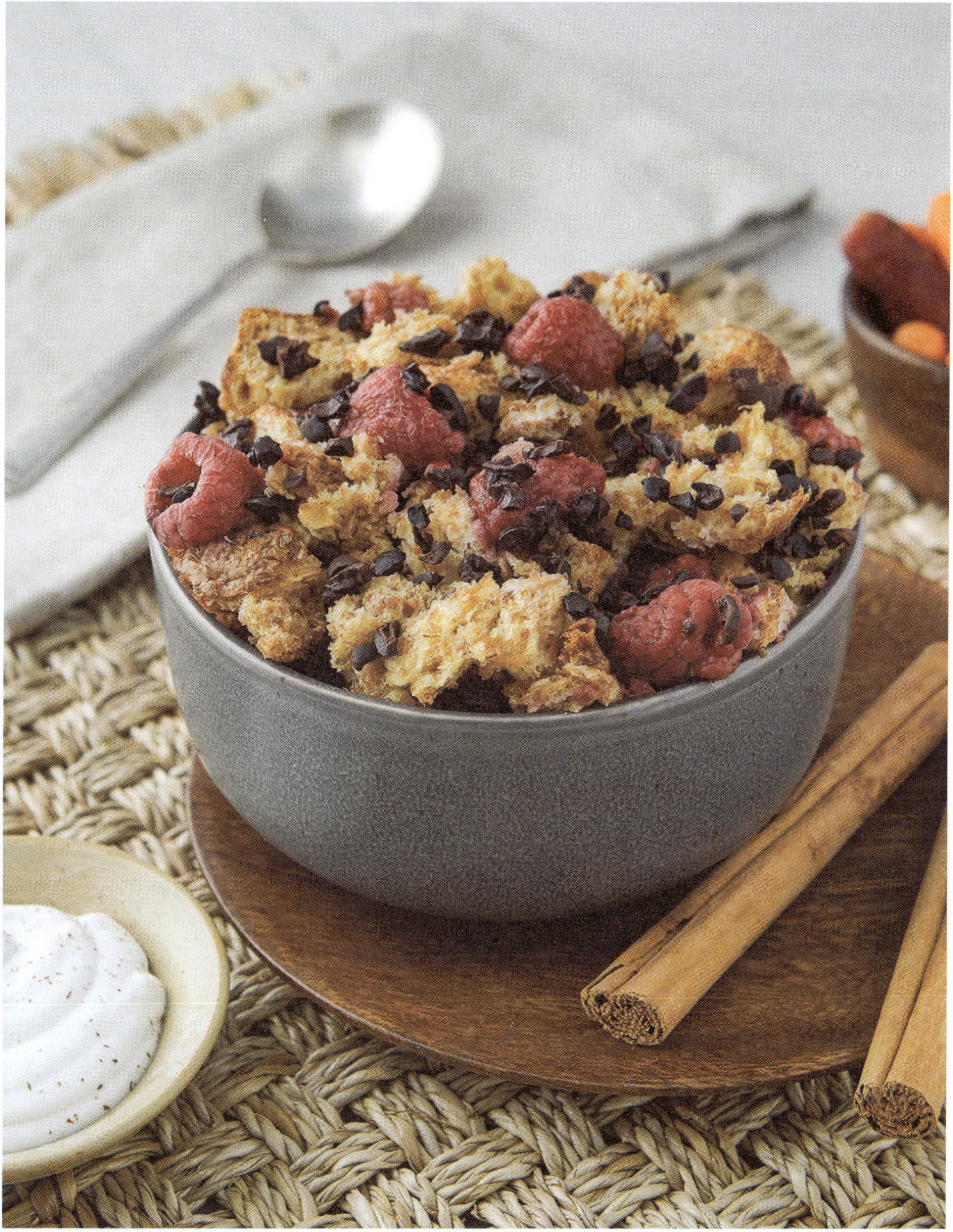

Camote relleno de cuatro maneras

Rinde 1 porción

1 camote horneado

Versión con aguacate

Cubre tu camote con:

¼ de aguacate picado en cubos pequeños

2 cucharadas de cebolla morada picada finamente

1 jitomate pequeño picado

Versión con salmón ahumado

Cubre tu camote con:

180 gramos de salmón ahumado picado

½ taza de pepino pelado, sin semillas y picado

2 cucharadas de cebolla morada picada finamente

1 cucharada de alcaparras

Versión con crema de almendra

Cubre tu camote con:

1 manzana pequeña sin corazón y picada

1 cucharada de crema de almendra caliente y revuelta con 1 cucharada de agua, rociada encima de la manzana

1 pizca de canela en polvo

1 cucharada de pepitas de calabaza crudas

Versión con salchicha de pollo

Cubre tu camote con:

120 gramos de salchicha de pollo cocida, sin nitratos, sin azúcares añadidos

1 taza de kale picado y salteado

½ taza de pimiento morrón rojo picado y salteado

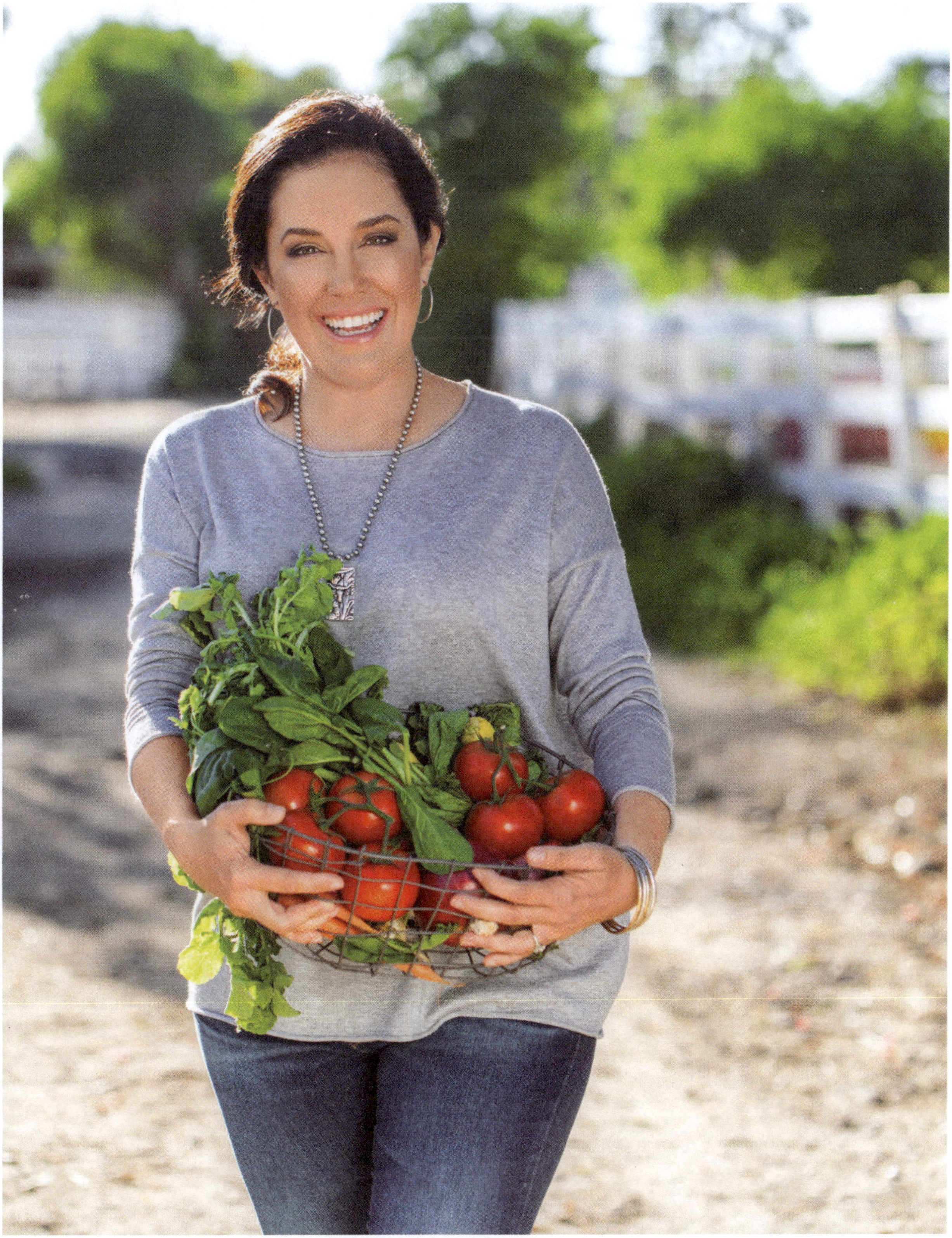

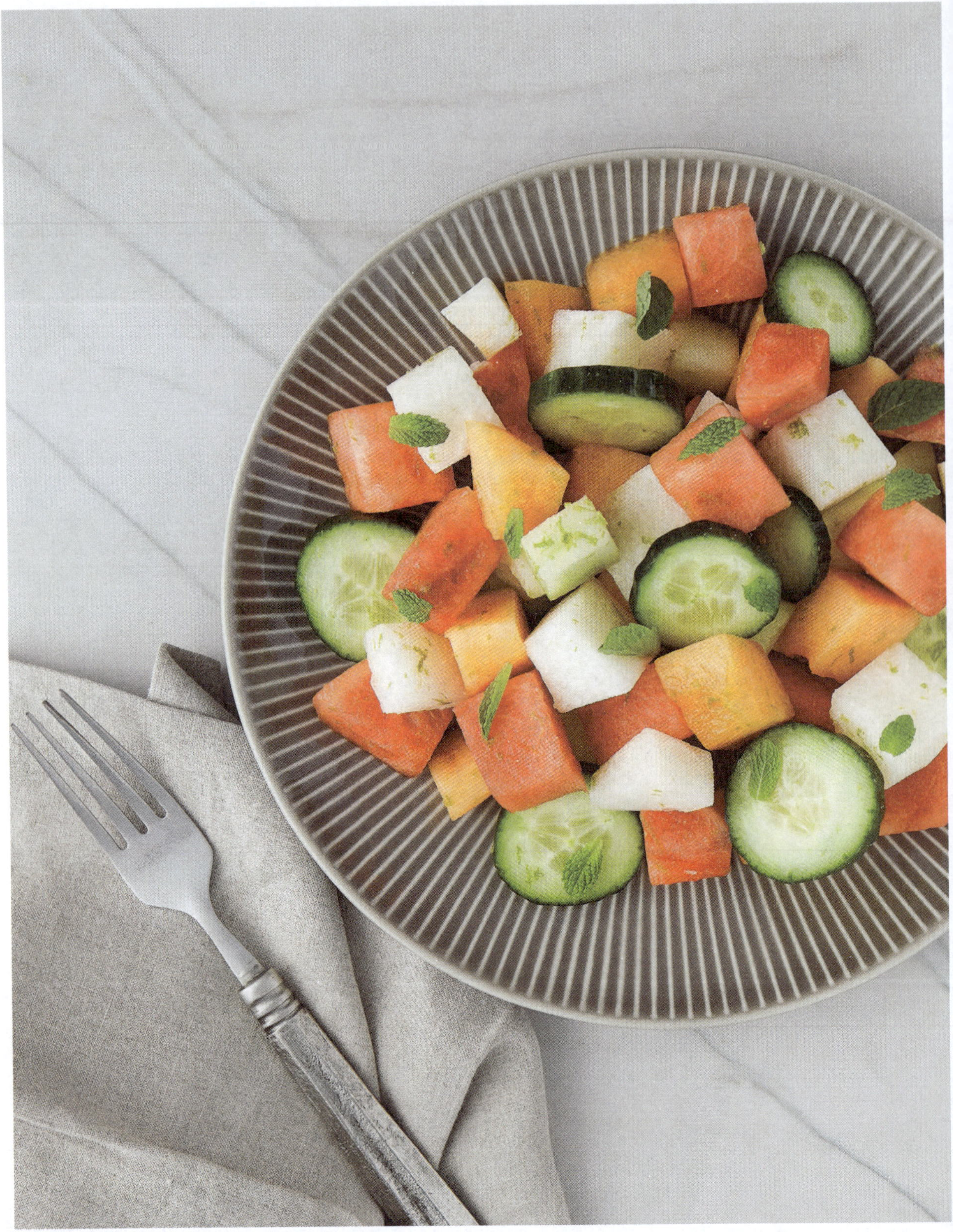

Ensalada de menta y melón

Rinde 6 porciones

- 2 tazas de sandía picada en cubos
- 2 tazas de melón cantalupo picado en cubos
- 2 tazas de melón verde picado en cubos
- 2 tazas de jícama picada en cubos
- 1 taza de pepino rebanado
- 4 cucharaditas de ralladura de limón verde
- 2 cucharadas de jugo de limón verde fresco
- 8 gotas de stevia líquida (opcional)
- 2 cucharadas de hojas de menta fresca picadas finamente
- ¼ de cucharadita de sal de mar

EN una ensaladera grande revuelve la sandía, el melón cantalupo, el melón verde, la jícama y el pepino. En un tazón pequeño mezcla la ralladura de limón, el jugo de limón y la stevia (si la usas), luego vierte el aderezo sobre la ensalada y remueve para cubrir. Esparce la menta y espolvorea la sal justo antes de servir.

VARIACIÓN

- Omite la stevia y rocía la ensalada con 6 cucharadas de reducción de vinagre balsámico (ve abajo) justo antes de servir.

CÓMO PREPARAR REDUCCIÓN DE VINAGRE BALSÁMICO

El vinagre balsámico ya es bastante espeso y tiene mucho sabor, pero es muy sencillo convertirlo en un rico jarabe, maravilloso para rociarlo sobre ensaladas y frutas. Vierte el doble de la cantidad que necesitas en una olla pequeña y caliéntalo a fuego medio-bajo hasta que disminuya la cantidad a la mitad. O usa una olla grande y reduce 2 tazas de vinagre hasta obtener 1 taza, luego guarda lo que no uses en un contenedor hermético en el refrigerador máximo 2 semanas.

Ensalada de zarzamoras, moras azules y quinoa para desayunar

Rinde 4 porciones

1 taza de quinoa tricolor cocida

1 taza de zarzamoras frescas

1 taza de moras azules frescas

¼ de taza de semillas de chía

Jugo y ralladura de 1 limón eureka

1 cucharada de xilitol (opcional)

1 cucharadita de extracto de vainilla puro

½ cucharadita de canela en polvo

4 cucharadas de almendras fileteadas crudas

EN un tazón grande revuelve con cuidado la quinoa, las zarzamoras, las moras azules y las semillas de chía.

EN un tazón pequeño bate la ralladura de limón, el jugo de limón, el xilitol (si lo usas) y la vainilla. Rocía la mezcla sobre la quinoa y las moras. Espolvorea la canela encima de todo y distribuye suavemente el jugo de limón y la canela. Divide la ensalada entre cuatro tazones y esparce 1 cucharada de almendras encima de cada uno.

Ensalada picante de frutas

Rinde 4 porciones

EN un tazón grande revuelve el mango, la papaya, la jícama, la sandía y los cubos de pepino. Mueve con cuidado para combinar, luego integra la naranja. Mezcla todo. Rocía encima de la ensalada el jugo de limón, esparce el cilantro, el chile en polvo y la sal. Revuelve todo de nuevo muy bien. Enfría por lo menos 30 minutos antes de servir.

1 mango grande pelado, sin hueso y picado en cubos pequeños

1 papaya mediana pelada, sin semillas y picada en cubos pequeños

1 jícama (225 gramos, aproximadamente) pelada y picada en cubos pequeños

1 taza de sandía picada en cubos

1 pepino mediano pelado, sin semillas y picado en cubos pequeños

½ naranja, o 1 clementina pequeña, pelada, sin semillas, separada en gajos y picada en trozos

1 cucharada de jugo de limón verde fresco

1 cucharada de cilantro fresco picado finamente

¼ o ½ cucharadita de chile en polvo

1 pizca de sal de mar, o al gusto

VARIACIÓN

- Para una versión más dulce y más tropical de esta ensalada, usa papaya dulce y cambia el chile en polvo con canela molida u hojuelas de coco sin endulzar, o las dos.

Ensalada del suroeste para desayunar

Rinde 4 porciones

4 salchichas de pollo sin nitratos, sin azúcares añadidos, cocidas

8 tazas de brotes de hojas verdes

1 lata (425 gramos) de frijoles pintos colados y enjuagados

1 taza de jitomates uva cortados a la mitad

1 pimiento morrón verde picado en cubos

1 cebolla morada mediana picada en cubos

1 aguacate rebanado

Vinagreta de cilantro y limón

1 manojo de cilantro fresco

6 cucharadas de aceite de oliva extra virgen

2 dientes de ajo picados muy finamente

½ tomate verde fresco, sin cáscara y bien lavado

Jugo de 2 limones verdes

1 cucharada de vinagre de arroz sin condimentar

1½ cucharaditas de xilitol, o al gusto

DORA las salchichas de pollo en una sartén. Rebánalas.

ACOMODA las hojas verdes, los frijoles, los jitomates, el pimiento morrón, la cebolla y el aguacate en cuatro tazones grandes, dividiéndolos equitativamente, y sirve la salchicha encima.

PREPARA la vinagreta: en una licuadora combina el cilantro, el aceite de oliva, el ajo, el tomate verde, el jugo de limón, el vinagre y el xilitol, y licua hasta obtener una consistencia suave.

ROCÍA la vinagreta sobre la ensalada, dividiéndola de manera equitativa, y sirve.

VARIACIONES

- Usa frijoles negros en lugar de los frijoles pintos.
- Añade 1 taza (en total para todas las porciones) de arroz integral cocido encima de las hojas verdes, antes de los frijoles.
- Agrega 450 gramos (en total para todas las porciones) de cualquier carne o pescado cocido, como fajitas de filete de res, fajitas de pollo o camarones, encima de las verduras, en lugar de o como complemento de los frijoles pintos.

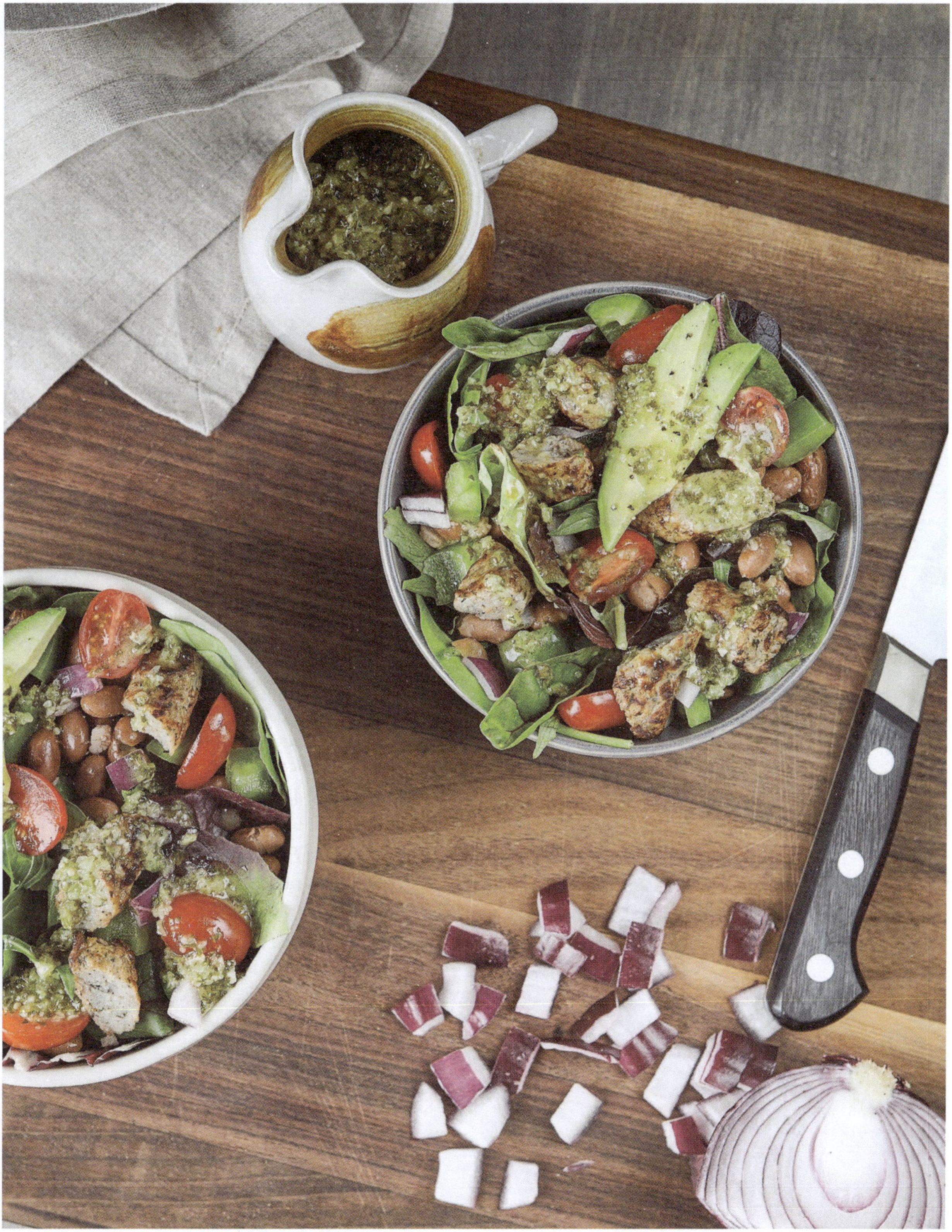

Ensalada de fruta con hueso y pepino

Rinde 2 porciones

¼ de taza de jugo de limón verde fresco

1 cucharada de aceite de oliva

1 diente de ajo picado muy finamente

½ cucharadita de cardamomo en polvo

¼ cucharadita de comino molido

¼ de cucharadita de sal de mar

½ de cucharadita de pimienta negra recién molida

1 pepino persa mediano cortado en cubos pequeños

2 duraznos medianos, o nectarinas, sin hueso y picados en trozos de 2 cm

2 ciruelas rojas o moradas sin hueso y picadas en trozos de 2 cm

1 taza de quinoa tricolor cocida

¼ de taza de hojas de perejil fresco picadas

¼ de taza de hojas de albahaca fresca picadas

1 cucharada de piñones crudos

EN un frasco con tapa mezcla el jugo de limón, el aceite de oliva, el ajo, el cardamomo, el comino, la sal y la pimienta. Cierra bien la tapa y agítalo para revolver.

EN un tazón grande combina el pepino, el durazno, la ciruela, la quinoa, el perejil y la albahaca. Rocía la ensalada con el aderezo y remueve para cubrir todo. Divide la ensalada en dos tazones y esparce los piñones encima.

VARIACIONES

- Prueba con arroz integral en lugar de la quinoa.
- Añade 1 taza de pollo cocido picado en cubos.
- En lugar de la fruta con hueso, podrías preparar la ensalada con una mezcla de moras azules, frambuesas y zarzamoras.

Quiche sin corteza

Rinde 6 porciones

1½ cucharaditas de aceite de coco, más el necesario para engrasar el refractario

¼ de taza de cebolla rebanada finamente

180 gramos de champiñones rebanados

¾ de taza de caldo de pollo o de verduras

2 paquetes (280 gramos cada uno) de brócoli congelado, picado, cocido y bien escurrido

⅓ de taza de cebollitas de cambray picadas

180 gramos de queso de almendra rallado o cualquier otro queso sin lácteos, sin soya (comercial, o prepara el tuyo con la receta en la página 279; opcional)

6 huevos grandes

¼ de cucharadita de sal de mar

⅛ de cucharadita de pimienta negra recién molida

EN una olla mediana derrite el aceite de coco a fuego medio. Agrega la cebolla y cocínala hasta que esté suave y transparente, luego añade los hongos. Tapa la olla y permite que la mezcla sude alrededor de 8 minutos, pero no dejes que la cebolla se dore. Incorpora el caldo y sube la flama a fuego medio-alto. Espera a que suelte el hervor. De inmediato, baja la flama a fuego medio-bajo y deja la olla en hervor lento, tapada, durante 1 hora. Permite que se enfríe, pasa la mezcla a una licuadora y muele hasta obtener una consistencia suave.

PRECALIENTA el horno a 180 °C. Engrasa ligeramente con aceite de coco un refractario para pay de vidrio o de cerámica.

ACOMODA el brócoli, las cebollitas de cambray y el queso (si lo usas) en el fondo del refractario preparado.

EN un tazón, bate los huevos, luego integra el puré de hongos, sal y pimienta. Sirve de manera equitativa sobre el queso.

HORNEA 35 o 45 minutos, hasta que insertes un cuchillo en el centro y salga limpio.

PERMITE que repose 10 minutos antes de rebanar y servir.

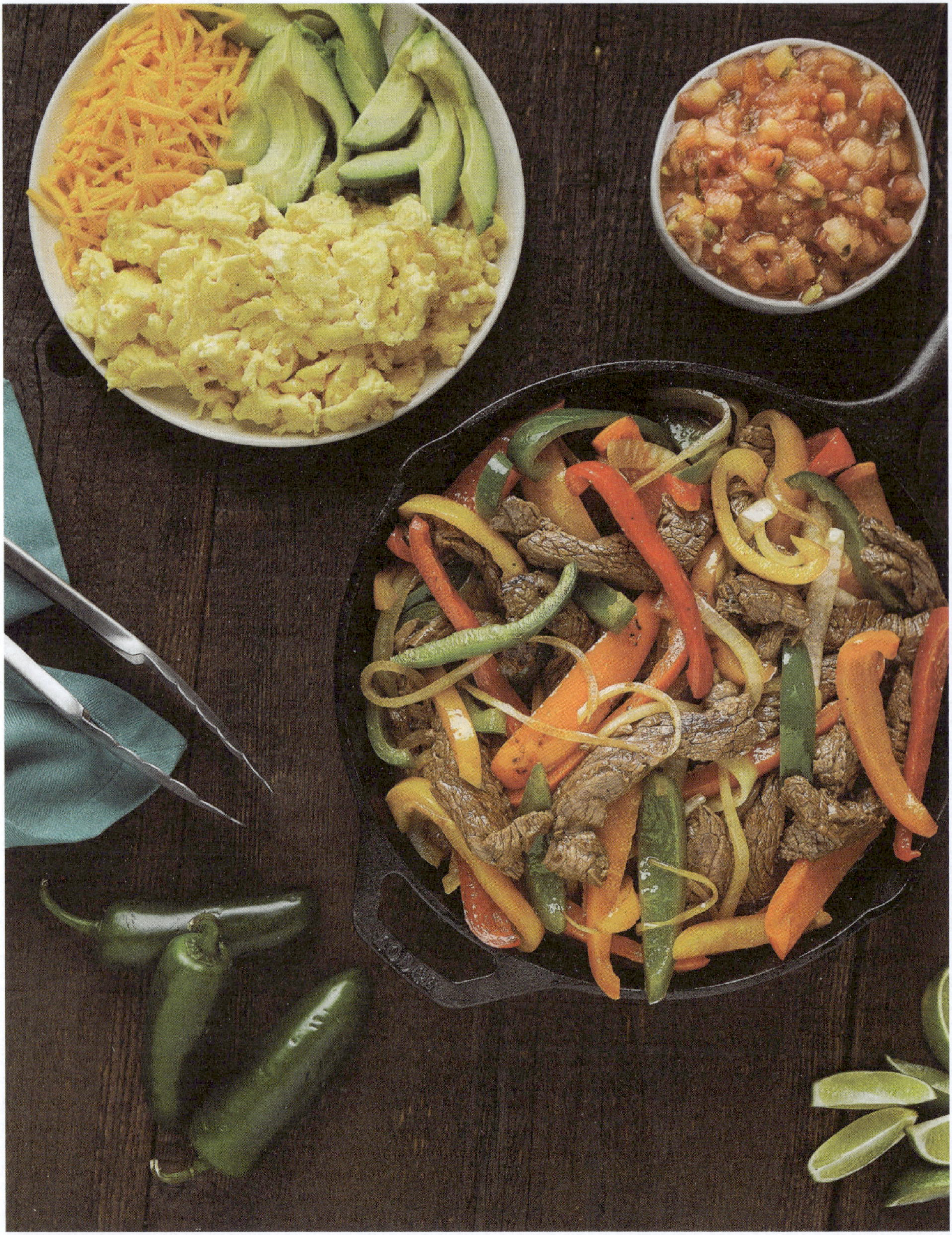

Fajitas de res para desayunar

Rinde 6 porciones

225 gramos de falda o arrachera de res

½ taza de vinagre de vino tinto

¼ de taza de aminoácidos líquidos

1 cucharadita de chile en polvo o chipotle en polvo

1 cucharadita de pimienta negra recién molida

1 cucharada de aceite de coco

4 tazas de pimiento morrón rebanado, de cualquier color (o una mezcla)

2 tazas de cebolla blanca rebanada en julianas separadas

1 cucharada de paprika o paprika ahumada

1½ cucharaditas de ajo en polvo

1 cucharadita de pimienta de Cayena, o al gusto

Jugo de ½ limón verde

1 cucharadita de sal de mar

4 huevos grandes

2 aguacates rebanados

½ taza de salsa

½ taza de queso de almendra rallado o cualquier otro queso sin lácteos, sin soya (comercial, o prepara el tuyo con la receta de la página 279; opcional)

ACOMODA la carne en un refractario de borde bajo y rocíala con el vinagre, los aminoácidos líquidos, el chile en polvo y la pimienta negra. Reserva para marinar.

EN una sartén grande calienta el aceite de coco a fuego medio-alto. Cuando esté caliente el aceite, añade el pimiento morrón y la cebolla. Saltéalos hasta que las verduras apenas se suavicen, alrededor de 5 minutos. Agrega la paprika, el ajo en polvo, la cayena, el jugo de limón y sal. Revuelve para integrar bien y cocina, moviendo ocasionalmente, 5 minutos más. Retira del fuego y reserva.

DESECHA la marinada y asa la carne en una parrilla o en el horno durante 3 minutos de cada lado, luego retírala del fuego. Cubre la carne y permite que repose 10 minutos.

MIENTRAS, calienta una sartén antiadherente a fuego medio. Cocina los huevos revueltos al nivel de cocción de tu preferencia.

CORTA la carne en tiras. Divide la mezcla de cebolla y pimiento entre seis platos. Cúbrelos uniformemente con las fajitas, huevo revuelto, rebanadas de aguacate, salsa y queso (si lo usas).

VARIACIONES

- Prepara fajitas de pollo o de camarón, o usa una combinación de carnes.
- Calienta tortillas de granos germinados y sírvelas como complemento, o con una guarnición de arroz integral y frijoles negros.
- Para una versión vegetariana, omite la carne y añade 2 tazas de hongos rebanados.

Fu yung de huevo

Rinde 6 porciones

- 8 huevos grandes
- 180 gramos de muslos de pollo sin hueso, sin piel, cocidos y deshebrados
- 1 taza de bok choy picado
- 1 taza de germen de soya
- 1 taza de pimiento morrón naranja (o de cualquier color) picado finamente
- 1 taza de calabacita amarilla picada en cubos
- ½ taza de brócoli picado
- ½ taza de hongos picados
- ½ cebolla amarilla picada
- 1 cucharada de salsa tamari
- ½ cucharadita de ajo en polvo
- ¼ de cucharadita de pimienta negra recién molida

Salsa

- 1 taza de caldo de pollo
- 2 cucharadas de aminoácidos líquidos
- 1 cucharada de vinagre de arroz puro (sin condimentar)
- 1 cucharada de polvo de arrurruz combinado con 1 cucharada de agua
- 1 cucharadita de aceite de ajonjolí
- 6 tazas de espinacas frescas, para servir

EN un tazón grande bate bien los huevos. Agrega el pollo, el bok choy, el germen, el pimiento morrón, la calabacita, el brócoli, los hongos, la cebolla, la salsa tamari, el ajo en polvo y la pimienta negra. Reserva.

PRECALIENTA el horno a 75 °C. Cubre una charola para horno con papel encerado.

PREPARA la salsa: en una olla pequeña bate el caldo, los aminoácidos líquidos, el vinagre de arroz y la mezcla de arrurruz. Caliéntala a fuego medio-alto, moviendo seguido, hasta que la salsa burbujee. Luego sigue cocinando, moviendo de vez en cuando, hasta que la salsa se espese, alrededor de 3 minutos. Retira la olla del fuego e incorpora el aceite de ajonjolí.

CALIENTA una sartén antiadherente pequeña, de 18 centímetros, con tapa (o cubre una sartén normal con papel encerado) a fuego medio. Vierte alrededor de ⅔ de taza de la mezcla de huevo. Cocínalo 3 minutos aproximadamente, o hasta que la parte de abajo se vea cocida. Cubre la sartén y cocina 3 minutos más, o hasta que la superficie se vea cocida. Pasa el hot cake de huevo a la charola para horno preparada y métela al horno para que se mantenga caliente. Repite el procedimiento hasta preparar un total de 12 hot cakes.

DIVIDE las espinacas entre los seis platos. Coloca dos hot cakes sobre cada plato, encima de las espinacas. Decora con la salsa y sirve.

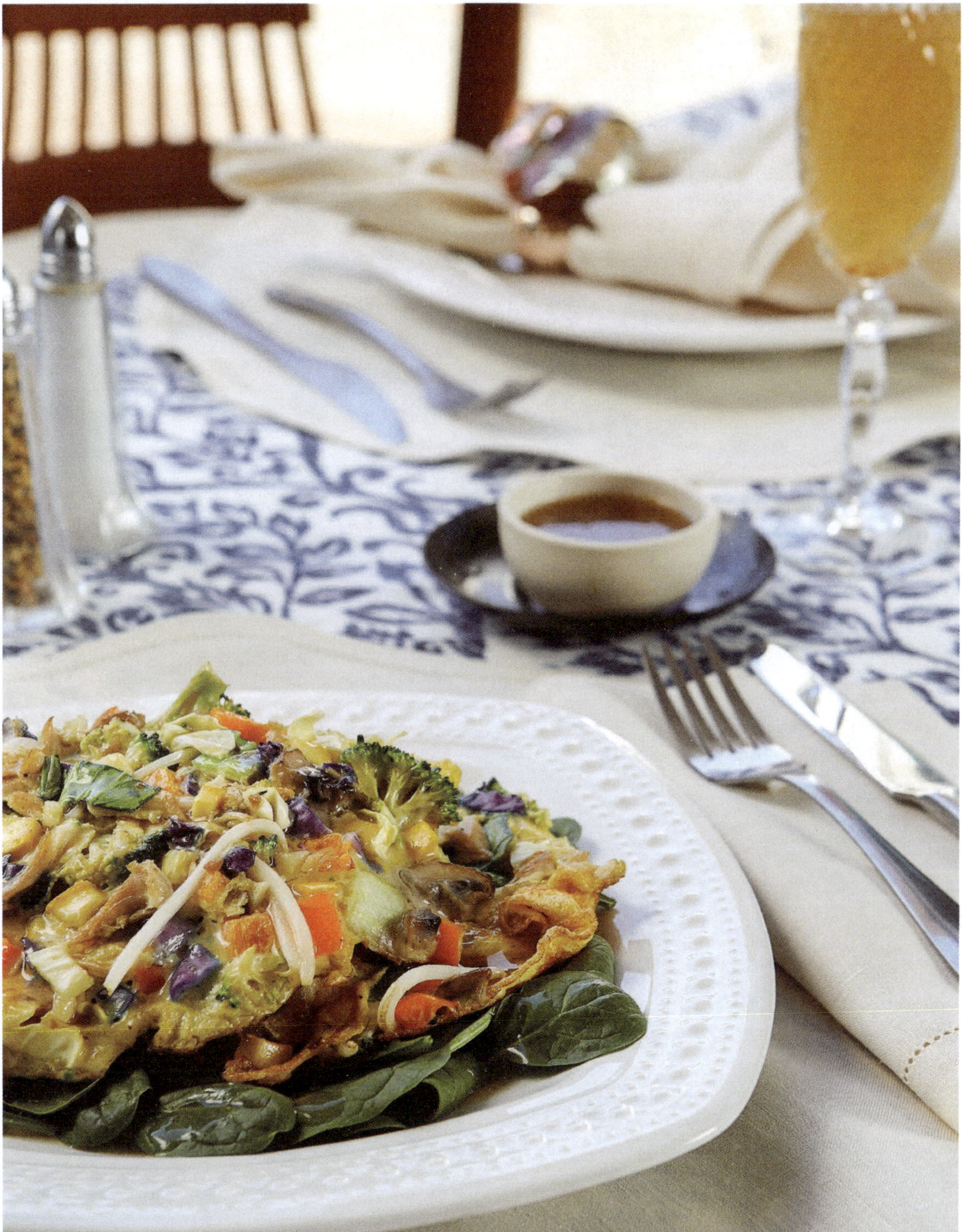

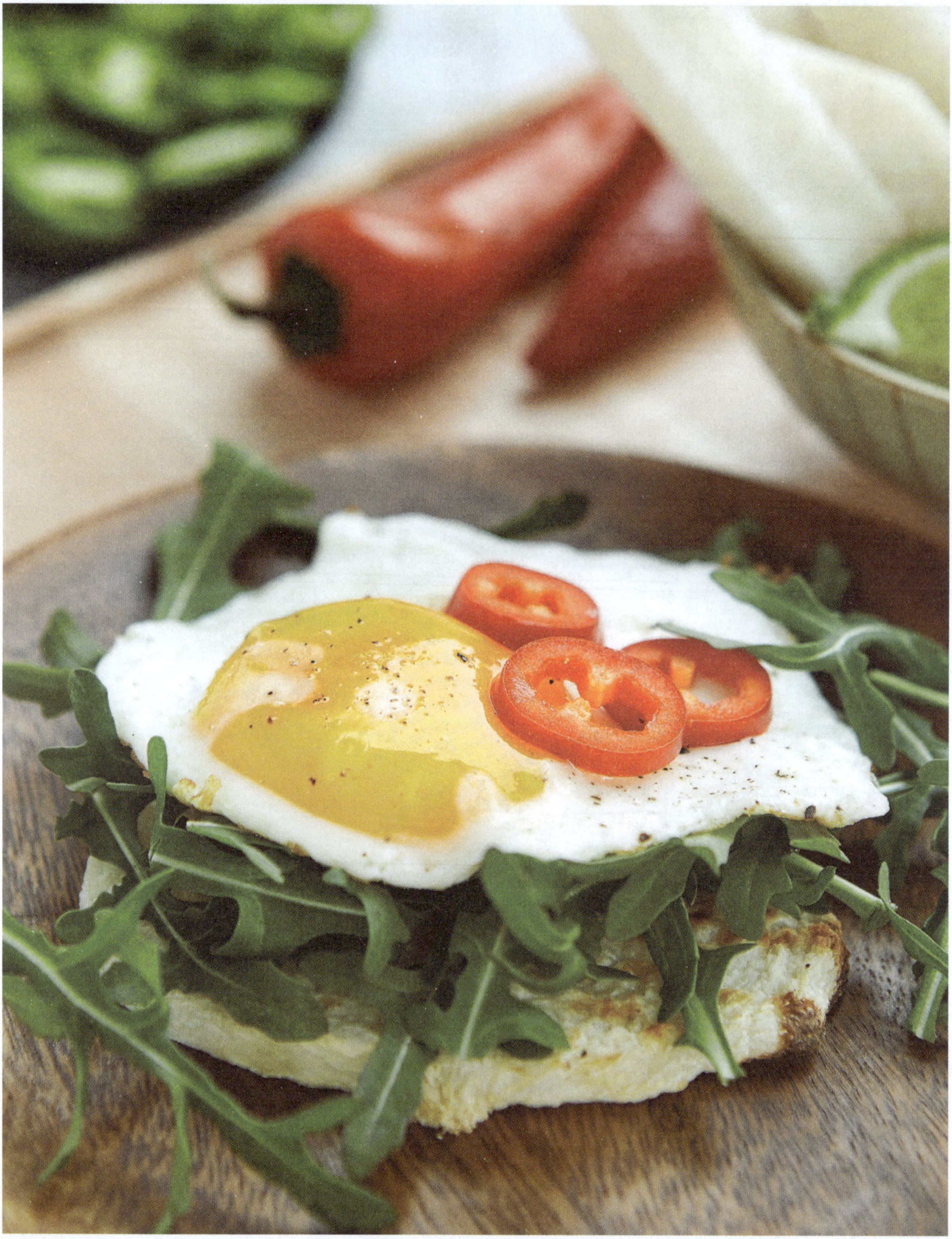

Jícama tostada con huevo

Rinde 1 porción

- 1 jícama pequeña pelada
- 1 huevo grande
- 1 taza de arúgula u hojas verdes pequeñas
- 1 cucharada de chile jalapeño rebanado (opcional)
- Sal de mar y pimienta negra recién molida
- Cuarto de limón verde, para decorar

CORTA una rebanada de casi 1 cm de grosor del centro (la parte más ancha) de la jícama. Corta el resto de la jícama en bastones y reserva. Mete la rebanada de jícama en el tostador a la temperatura más alta. Tuéstala dos ciclos, o hasta que esté ligeramente dorada por ambos lados.

MIENTRAS, en una sartén antiadherente, fríe el huevo a tu gusto.

ACOMODA la rebanada de jícama en un plato. Cubre con arúgula, luego el huevo, y añade jalapeño (si lo usas). Sazona con sal y pimienta, y sirve con un cuarto de limón y acompaña con los bastones de jícama.

Waffles de camote y cebollín con huevo pochado y "miel" de salsa

Rinde 2 porciones

1 camote grande rallado y guardado en toallas de papel para absorber la humedad (2 tazas compactas, aproximadamente)

¼ de taza de cebollín fresco picado

½ cucharadita de sal de mar

1 pizca de pimienta negra recién molida

3 huevos grandes

1 cucharadita de aceite de semilla de uva

½ taza de tu salsa favorita hecha puré en una licuadora

1½ tazas de rebanadas de jitomate

PRECALIENTA una wafflera a temperatura alta.

EN un tazón mediano revuelve el camote, el cebollín, la sal y la pimienta. En un tazón pequeño bate un huevo, añádelo a la mezcla de camote, removiendo hasta integrar por completo. Cubre o rocía la wafflera con aceite de semilla de uva. Extiende uniformemente la mezcla de camote sobre la wafflera. Ciérrala y cocina hasta que la wafflera indique que está listo.

MIENTRAS, pocha los 2 huevos restantes (ve "Cómo pochar un huevo" en la página 120).

CON una espátula, saca con cuidado el waffle y déjalo en un plato. Repite el procedimiento con el resto de la mezcla de camote.

SIRVE un huevo pochado encima de cada waffle. Rocía la salsa hecha puré como si fuera "miel" sobre los huevos. Sirve con las rebanadas de jitomate como guarnición.

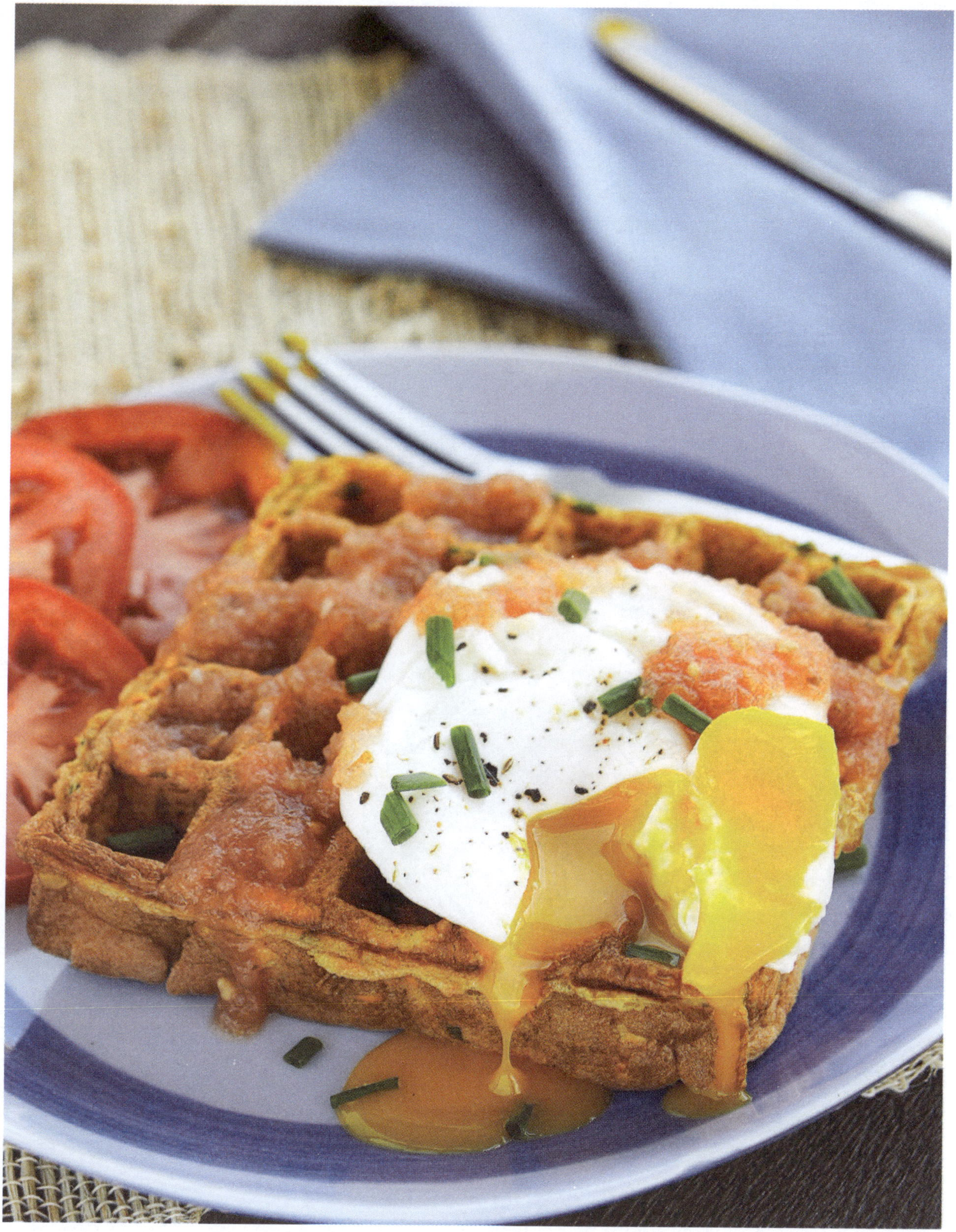

Cómo pochar un huevo

De todas las formas de cocinar huevos, pocharlos parece ser el método más cargado de misterio. Existen muchos presuntos "secretos" para preparar el perfecto huevo pochado. Tal vez la forma más sencilla es con un pochador de huevos, esos utensilios nada caros que preparan huevos pochados rápidamente, sin necesidad de hervir agua. Sin embargo, si quieres prepararlos de la manera tradicional, el método siguiente es el que mejor funciona:

1. Usa los huevos más frescos que puedas encontrar.
2. Trabaja un huevo a la vez. Rómpelo hacia un colador de malla fina para deshacerte de la mayor cantidad de partes líquidas de la clara, luego inclínalo con cuidado hacia un tazón pequeño o un ramequín. (Usa un tazón o ramequín distinto para cada huevo que vayas a pochar).
3. Llena una olla mediana con agua hasta la mitad y permite que hierva.
4. Cuando suelte el hervor, añade 2 cucharadas de vinagre blanco. No agregues sal. Baja la flama a fuego bajo.
5. Con una cuchara, revuelve el agua unas cuantas veces para formar un efecto remolino, y luego vierte con cuidado el huevo justo en medio del remolino.
6. Pocha el huevo 3 o 4 minutos, dependiendo de qué tan hecho te guste que esté.
7. Sácalo con una cuchara ranurada y déjalo sobre un plato con toallas de papel.
8. Repite el procedimiento para cocinar los demás huevos. Sirve caliente.

Podrías cocinar más de un huevo a la vez, pero podrían no terminar con una forma tan bonita porque no vas a poder usar el método del remolino.

Guiso de cerdo deshebrado y camote

Rinde 6 porciones

---

1 cucharada de aceite de oliva

1 cebolla amarilla mediana picada

1 pimiento morrón rojo picado

2 dientes de ajo picados muy finamente

5 camotes medianos rallados

1½ tazas de cerdo deshebrado

½ taza de espinacas frescas troceadas

1½ cucharaditas de pimienta negra recién molida

3 huevos grandes batidos ligeramente

1 aguacate picado en cubos pequeños

3 cebollitas de cambray rebanadas finamente

1 chile jalapeño chico rebanado finamente

PRECALIENTA el horno a 190 °C.

EN una sartén grande apta para horno calienta el aceite de oliva a fuego medio. Añade la cebolla y el pimiento morrón. Saltéalos hasta que estén suaves, alrededor de 8 minutos. Agrega el ajo y saltéalo 2 minutos más. Incorpora el camote, el cerdo deshebrado, las espinacas, la paprika, la sal y la pimienta negra. Revuelve para combinar y cocina, moviendo frecuentemente, durante 5 minutos. Agrega los huevos batidos y revuelve hasta que todo quede cubierto de huevo. Presiona la mezcla con una espátula y compáctala en la sartén. Mete la sartén al horno y hornéala 15 minutos, o hasta que el camote se vea dorado.

CORTA rebanadas y decora con aguacate, cebollita de cambray y jalapeño.

VARIACIONES

- Usa pollo o carne de res deshebrados en lugar del cerdo.
- Elige pimientos de distintos colores.
- Para un perfil de sabores diferente, decora con hongos y cebolla salteados, o rocía salsa marinara sobrante con jitomates frescos picados y albahaca, orégano o tomillo frescos y picados finamente.

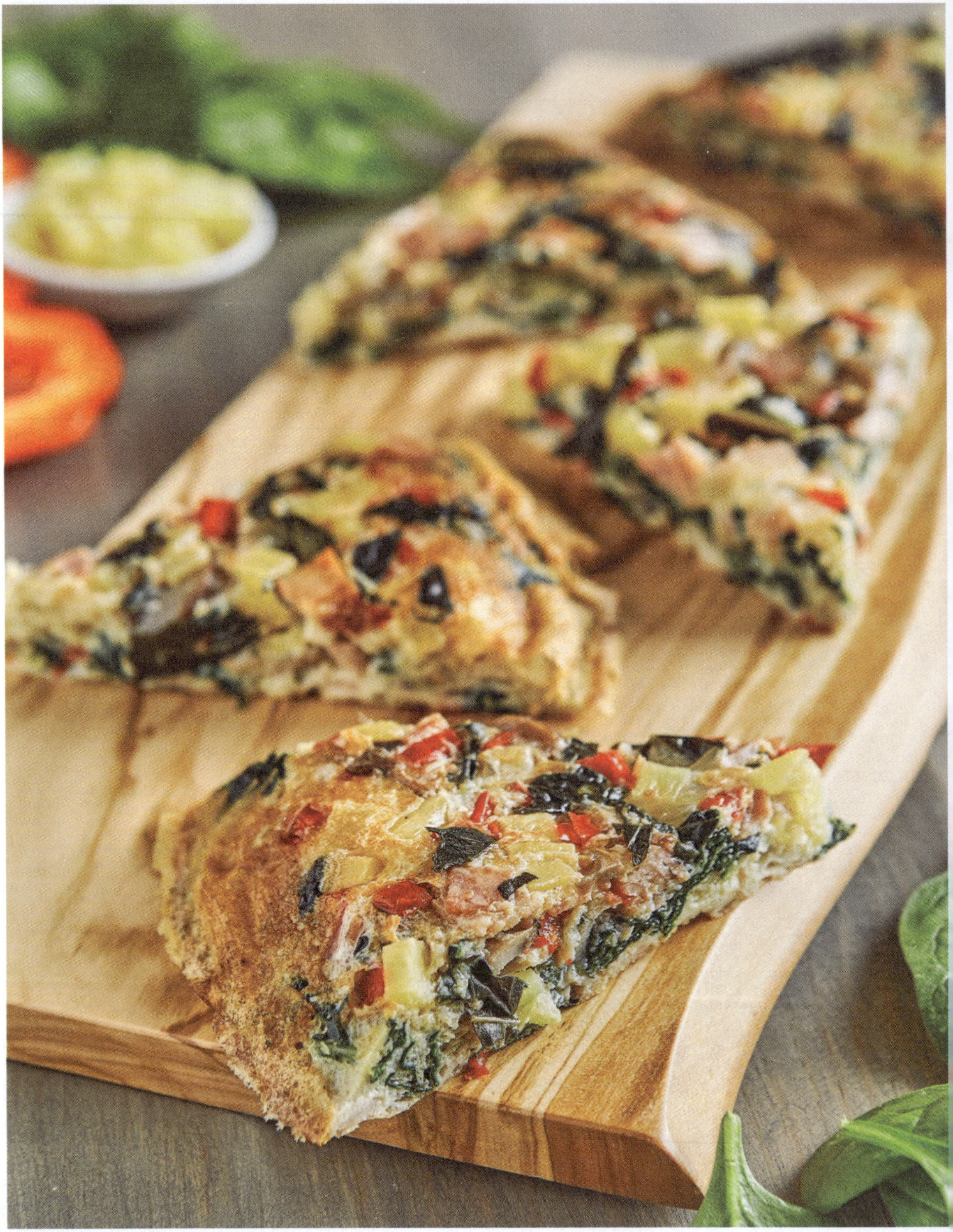

Frittata tropical

Rinde 4 porciones

- 1 cucharada de aceite de coco
- 240 gramos de jamón sin nitratos, cortado en trozos pequeños
- 1 camote picado en cubos
- 1 pimiento morrón rojo, picado en cubos
- 1 taza de hongos picados
- 1 taza de piña fresca picada en cubos (o usa piña de lata en trozos, escurrida)
- 2 tazas de kale lacinato fresco, o espinacas, troceado
- ½ taza de queso de almendra rallado o cualquier otro queso sin lácteos, sin soya (comercial, o prepara el tuyo con la receta de la página 279; opcional)
- 1 taza de leche de coco
- 4 claras de huevo
- 2 huevos grandes
- ½ cucharadita de bicarbonato de sodio
- ¼ de cucharadita de ajo en polvo
- ¼ de cucharadita de polvo de cinco especias
- ¼ de cucharadita de sal de mar
- 1 pizca de pimienta negra recién molida

PRECALIENTA el horno a 180 °C.

EN una sartén apta para horno, derrite el aceite de coco a fuego medio. Agrega el jamón y saltéalo 5 minutos. Añade la cebolla y el pimiento morrón, y saltéalos 5 minutos más. Integra los hongos y saltéalos 3 minutos. Agrega el kale y revuelve hasta que se suavice. Retira la sartén del fuego. Esparce el queso (si lo usas) de manera uniforme sobre la mezcla de verduras.

EN un tazón mediano, bate la leche de coco, las claras de huevo, los huevos, el bicarbonato de sodio, el ajo en polvo, el polvo de cinco especias, la sal y la pimienta negra. Vierte la mezcla de manera uniforme sobre las verduras. Mete la sartén al horno y horneála 30 minutos, o hasta que los huevos estén cocidos del centro. Saca la sartén del horno, corta rebanadas y sirve.

Guiso de cordero especiado

Rinde 5 porciones

240 gramos de cordero molido

1 cucharada de perejil fresco picado

1 diente de ajo picado muy finamente

½ cucharadita de paprika ahumada

½ cucharadita de comino molido

½ cucharadita de sal de mar

¼ de cucharadita de canela en polvo

¼ de cucharadita de cilantro molido

¼ de cucharadita de pimienta negra recién molida

1 pizca de pimienta de Cayena (opcional)

2 cucharadas de aceite de semilla de uva

1 camote grande pelado y picado en cubos pequeños

1 chalote grande picado muy finamente

½ taza de brócoli picado

3 huevos grandes batidos ligeramente

EN una sartén grande revuelve el cordero molido, el perejil, el ajo, la paprika, el comino, la sal, la canela, el cilantro, la pimienta negra y la de Cayena (si la usas). Cocínalo a fuego medio, moviendo con frecuencia, hasta que el cordero se dore. Saca la mezcla de carne hacia un tazón y reserva.

SIN limpiar la sartén, calienta 1 cucharada del aceite de semilla de uva en la misma sartén. Agrega el camote y el chalote. Cocínalos moviendo frecuentemente, hasta que el camote se pueda picar con facilidad con un tenedor. Añade el brócoli y cocínalo, moviendo con frecuencia, hasta que esté de un tono verde brillante. Devuelve la mezcla de cordero a la sartén y revuelve para integrar todo muy bien.

MUEVE todo hacia los bordes de la sartén. Vierte los huevos en medio y remueve para hacerlos revueltos. Cuando estén firmes, mezcla todo para integrar con los huevos. Sirve de inmediato.

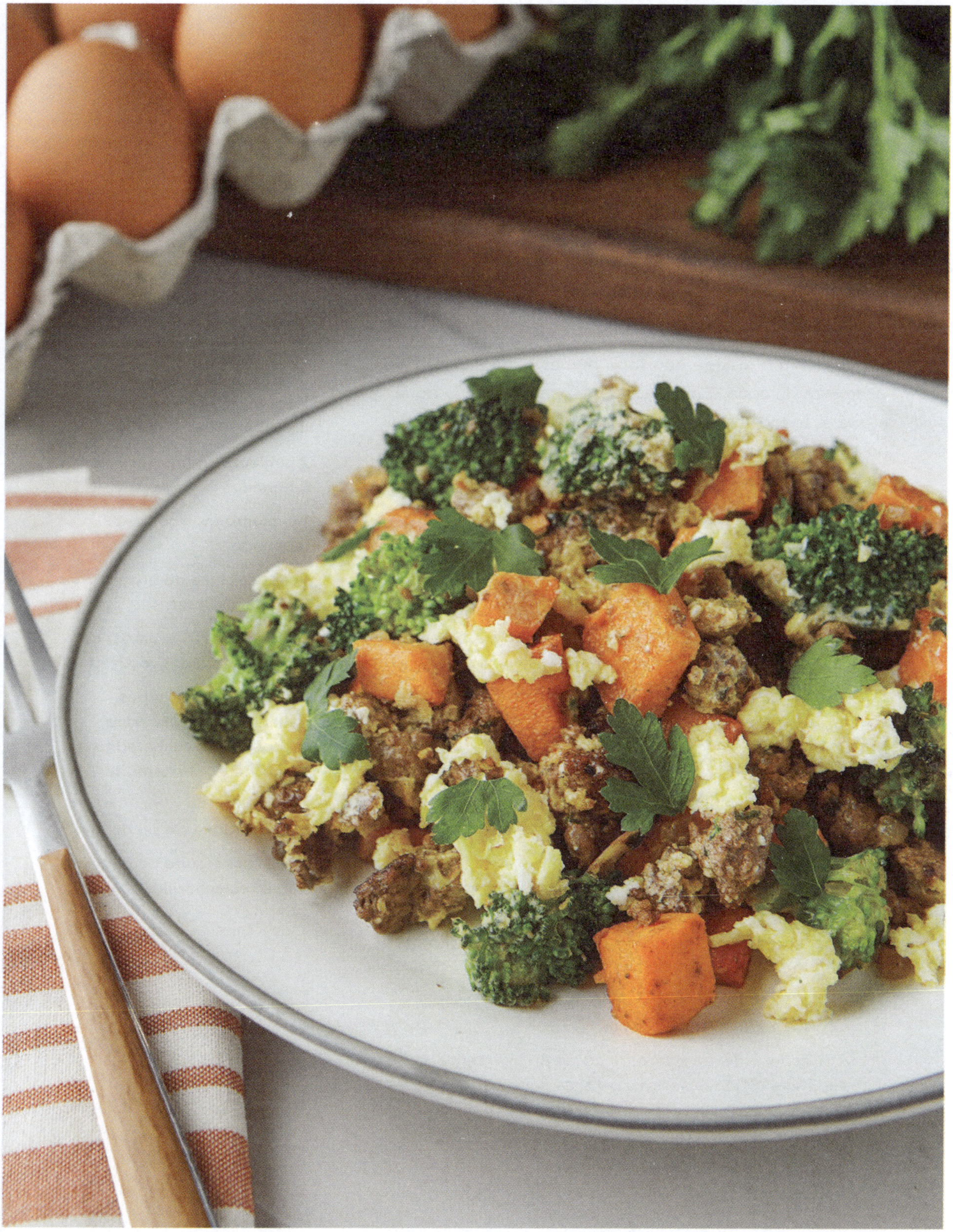

Sofrito de salchicha de pollo y verduras

Rinde 4 porciones

450 gramos de salchicha de pollo estilo italiano, sin nitratos, sin azúcares añadidos

2 cucharadas de aceite de oliva

2 pimientos morrones rojos rebanados

1 pimiento morrón verde rebanado

1 cabeza chica de brócoli cortada en floretes

1 lata (400-425 gramos) de jitomates picados rostizados

1 cucharada de hierbas italianas, o 1 cucharadita de orégano, 1 cucharadita de albahaca y 1 cucharadita de tomillo

½ cucharadita de sal de mar

¼ de cucharadita de pimienta negra recién molida

EN una sartén grande con tapa revuelve la salchicha y ¼ de taza de agua. Tapa la sartén y permite que el agua hierva a fuego medio-bajo. Déjalo hervir a fuego lento hasta que el agua se consuma, volteando la salchicha en distintos momentos, alrededor de 12 minutos.

MIENTRAS, en una sartén aparte o en una olla holandesa, calienta el aceite de oliva a fuego medio-alto. Agrega el pimiento morrón y saltéalo hasta que esté suave, alrededor de 8 minutos. Integra el brócoli y saltéalo, moviendo con frecuencia, hasta que tome un color verde brillante, 5 minutos más aproximadamente. Incorpora los jitomates, las hierbas italianas, la sal y la pimienta. Baja la flama a fuego medio-bajo.

CORTA la salchicha en rebanadas gruesas de 1.5 cm y agrégala a la mezcla de verduras. Sirve en tazones.

VARIACIONES

- Usa salchichas de pavo molido sin nitratos, sin azúcares añadidos, o tiras de carne de res magra en lugar de las salchichas de pollo.
- Sustituye las verduras por cualquiera que te guste en un sofrito.
- Si tienes más tiempo para cocer arroz integral o quinoa, o tienes sobras, podrías servir el sofrito sobre los granos, o incluso avena.

Salchicha con espinacas en sartén

Rinde 4 porciones

2 cucharadas de aceite de oliva o de coco

1 cebolla amarilla dulce rebanada finamente (2 tazas, aproximadamente)

1 pimiento morrón rojo grande rebanado (2 tazas, aproximadamente)

1 diente de ajo picado

¼ de cucharadita de hojuelas de chile de árbol

450 gramos de salchicha de pavo o pollo estilo italiano suave (sin la tripa) sin nitratos, sin azúcares añadidos

5 tazas de espinacas baby

Ralladura y jugo de ½ limón eureka

Sal de mar

EN una sartén grande calienta el aceite a fuego medio. Agrega la cebolla y saltéala alrededor de 5 minutos, hasta que se caramelice.

AÑADE el pimiento morrón, el ajo y las hojuelas de chile de árbol, y saltéalas hasta que las rebanadas de pimiento se suavicen.

AGREGA la salchicha y cocínala, usando una cucharada de madera o una espátula para desmenuzarla en la sartén, hasta que esté totalmente cocida. Retira la sartén del fuego, integra las espinacas. Solo el vapor será suficiente para ablandarlas hasta lograr una consistencia perfecta.

SAZONA con la ralladura de limón, el jugo de limón, la sal y sirve.

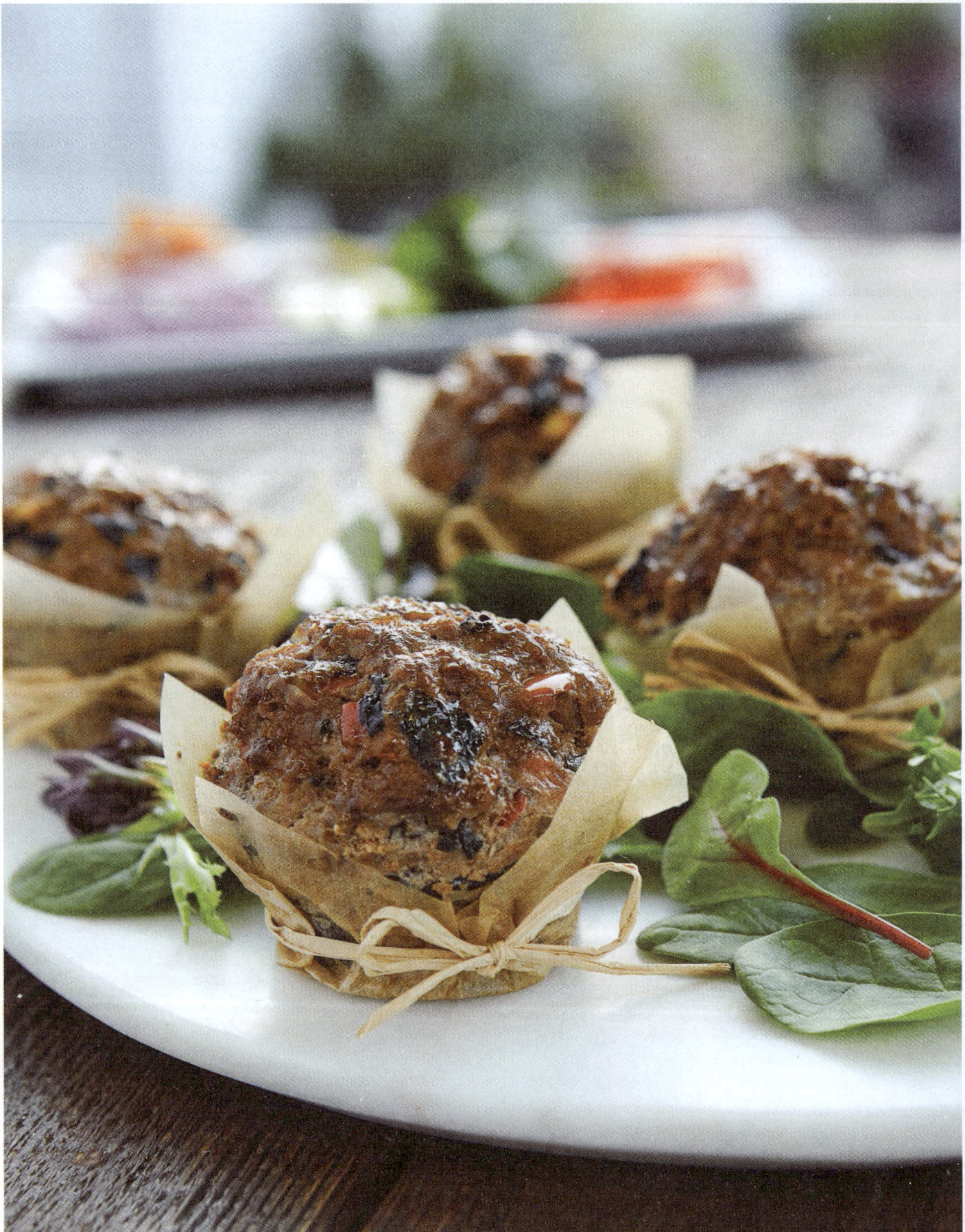

Panqués de carne para desayunar

Rinde 6 porciones

- 1 cucharada de aceite de oliva
- 1/4 de taza de pimiento morrón verde picado finamente
- 1/4 de taza de pimiento morrón rojo picado finamente
- 1/4 de taza de cebolla picada finamente
- 1/4 de taza de kale lacinato picado finamente
- 450 gramos de carne de res molida
- 1/2 taza de salsa
- 1 huevo grande batido
- 1/2 cucharadita de paprika ahumada
- 1/2 cucharadita de chile en polvo
- 1/4 de cucharadita de ajo en polvo
- 1/4 de cucharadita de cebolla en polvo
- 1/8 de cucharadita de pimienta de Cayena
- 1 cucharadita de sal de mar
- 1/4 de cucharadita de pimienta negra recién molida
- 6 tazas de brotes de hojas verdes
- Rebanadas de cebolla morada, tanta como desees
- Rebanadas de jitomate, tanto como desees
- 6 cucharadas de salsa o salsa picante
- 2 cucharadas de hojas de cilantro fresco picadas

PRECALIENTA el horno a 180 °C.

EN una sartén mediana antiadherente calienta el aceite de oliva a fuego medio. Cuando el aceite esté caliente, añade el pimiento y la cebolla, y saltéalos hasta que apenas se suavicen, alrededor de 4 minutos. Integra el kale, retira la sartén del fuego y reserva.

EN un tazón grande desmenuza la carne molida, luego añade la mezcla de pimiento morrón, la salsa, el huevo, la paprika, el chile en polvo, el ajo en polvo, la cebolla en polvo, la pimienta de Cayena, la sal y la pimienta negra. Mezcla todo con tus manos hasta integrar bien.

CUBRE un molde de metal para 6 panqués con cuadros de papel encerado. Pon la mezcla de carne en los tazones. Hornéalos 35 minutos, o hasta que la carne crepite. Saca el molde del horno.

PARA cada porción, sirve 1 taza de brotes de hojas verdes en un plato. Sirve rebanadas de cebolla morada y jitomate, y termina con un minipastel de carne. Decora cada panqué de carne con 1 cucharada de la salsa o salsa picante y 1 cucharadita de cilantro.

Tazones de huevo con espinacas y tocino de pavo

Rinde 6 porciones

- ¼ de taza de caldo de pollo
- 1 taza de cebollitas de cambray rebanadas finamente
- 3 dientes de ajo picados muy finamente
- 2 cajas (300 gramos cada una) de espinacas picadas y congeladas, descongeladas en colador y escurridas
- ½ cucharadita de sal de mar
- ¼ de cucharadita de pimienta negra recién molida, más un poco para espolvorear encima de los tazones de huevo
- ½ taza de queso de almendra rallado o cualquier otro queso sin lácteos, sin soya (comercial, o prepara el tuyo con la receta en la página 279; opcional)
- 12 rebanadas de tocino de pavo sin nitratos, sin azúcares añadidos
- 6 huevos grandes

PRECALIENTA el horno a 180 °C. Cubre un molde de metal para 12 panqués de tamaño normal con capacillos o cuadros de papel encerado.

CALIENTA una sartén mediana antiadherente a fuego medio-alto. Agrega el caldo, la cebollita de cambray y el ajo, y cocínalos hasta que la cebollita se suavice. Incorpora las espinacas, la sal y la pimienta, y cocínalas hasta que estén calientes, moviendo constantemente, alrededor de 5 minutos. Retira la sartén del fuego e integra el queso de almendra (si lo usas). Reserva.

CORTA cada rebanada de tocino de pavo a la mitad, a lo ancho. Cubre cada tazón del molde con 2 trozos de tocino, cruzándolos para formar una "X". Divide la mezcla de espinacas entre los moldes para panqué, llenándolos uniformemente. Rompe un huevo en cada uno y espolvorea un poco más de pimienta.

HORNÉALO alrededor de 20 minutos, o hasta que los huevos estén cocidos (o hechos al punto de cocción de tu preferencia). Saca los panqués de huevo del molde y sirve.

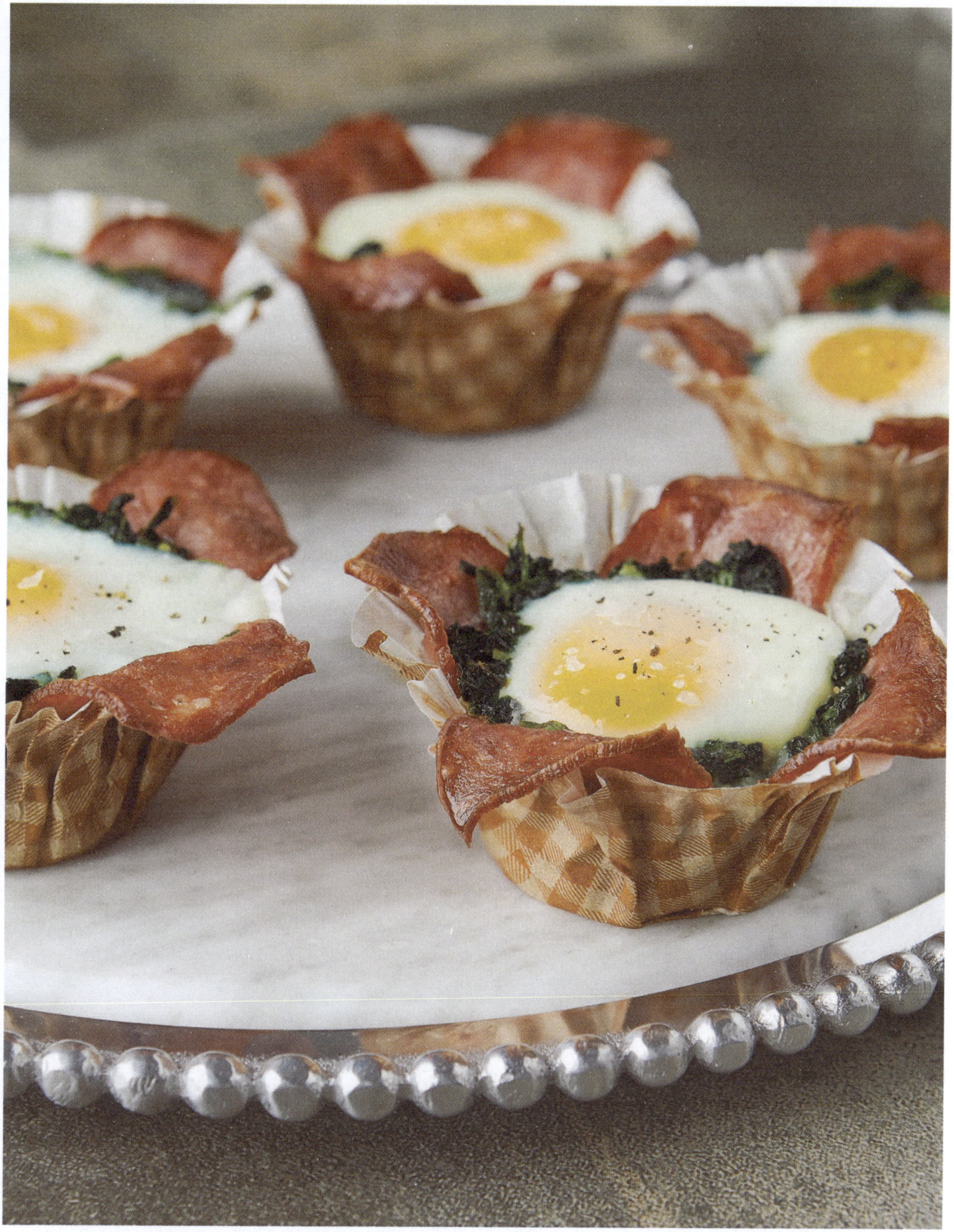

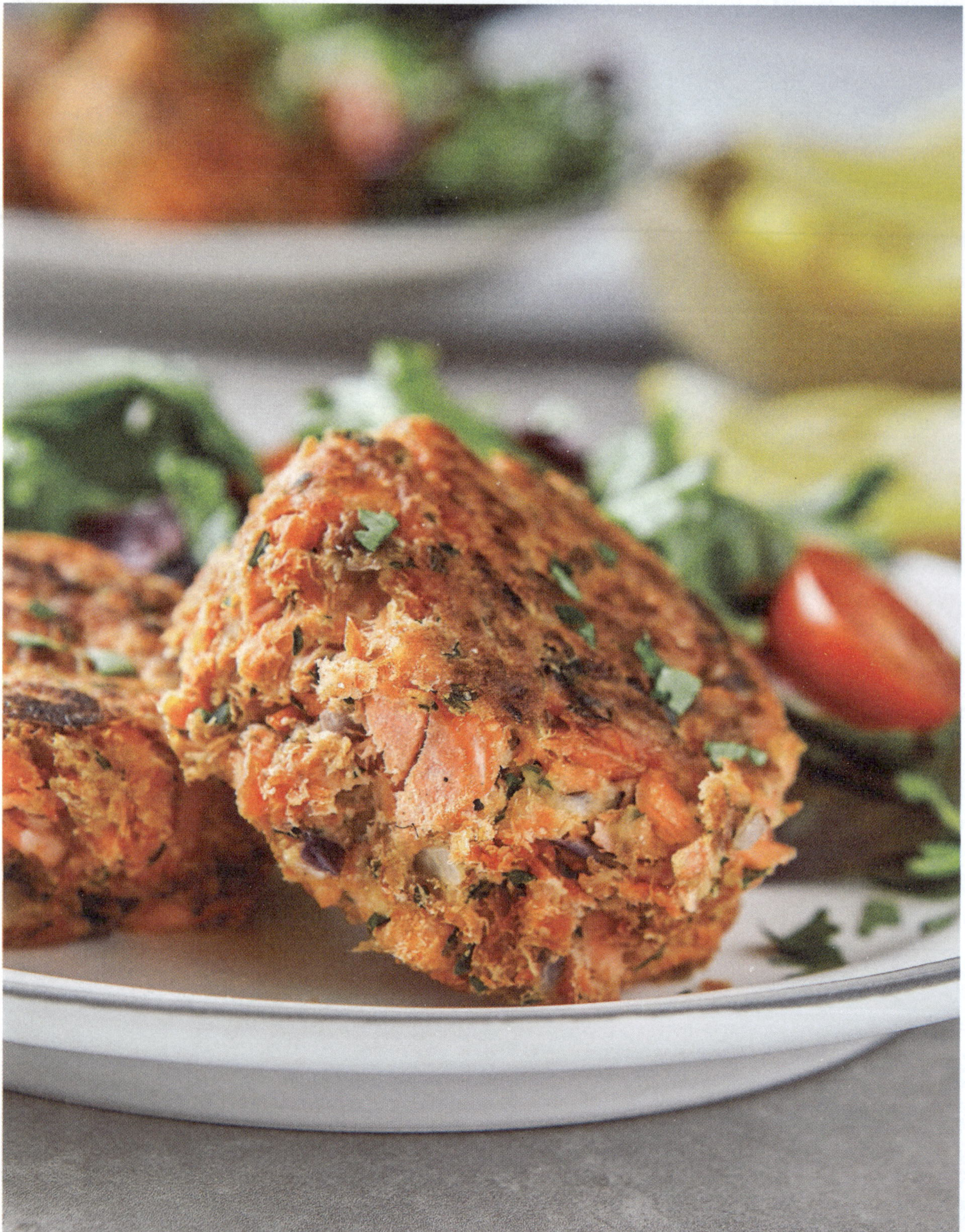

Tortitas de salmón con hierbas

Rinde 4 porciones

- 2 huevos grandes
- 425 gramos de salmón cocido (o de lata)
- ½ taza de harina de avena
- ½ cebolla morada mediana picada finamente
- ½ taza de perejil fresco picado, sin tallos
- 2 dientes de ajo picados muy finamente
- 1 cucharada de jugo de limón eureka fresco
- 1 cucharadita de mostaza Dijon (sin azúcares añadidos)
- ½ cucharadita de tomillo seco
- ½ cucharadita de sal de mar
- ¼ de cucharadita de pimienta negra recién molida
- 8 tazas de lechuga romana
- 4 tazas de jitomates cherry

PRECALIENTA el horno a 180 °C. Cubre una charola para hornear con papel encerado.

EN un tazón grande bate los huevos ligeramente. Añade el salmón y desmenúzalo con un tenedor. Agrega la harina de avena, la cebolla, el perejil, el ajo, el jugo de limón, la mostaza, el tomillo, la sal y la pimienta. Revuelve para integrar por completo.

USA tus manos para formar tortitas con la mezcla de salmón. Acomódalas en la charola para hornear preparada. Hornéalas durante 30 minutos, o hasta que se doren y empiecen a verse crujientes. Voltéalas del otro lado a la mitad del tiempo de cocción.

DIVIDE la lechuga y los jitomates cherry en cuatro platos y coloca una tortita de salmón caliente en cada uno.

Tazón de coliflor para desayunar

Rinde 3 porciones

½ cabeza de coliflor cortada en floretes

1 cucharadita de sal de mar

½ cucharadita de pimienta negra recién molida

1 cucharada de aceite de oliva

2 tazas de hongos cremini o baby bella cortados a la mitad

6 rebanadas de tocino de pavo sin nitratos, sin azúcares añadidos, picadas

1 diente de ajo picado muy finamente

3 cucharadas de aminoácidos de coco

4 tazas de espinacas baby

VIERTE 6 cm de agua en una olla y permite que hierva a fuego alto. Acomoda la coliflor en una canasta para cocer al vapor y colócala sobre el agua hirviendo. Tapa la olla y cuece la coliflor hasta que esté suave, alrededor de 10 minutos (debes poder picarla con un tenedor con facilidad). Pasa la coliflor a un tazón grande. Añade ½ cucharadita de sal y ¼ de cucharadita de la pimienta, luego aplástala con un triturador de papas o con un tenedor hasta que esté suave. Divide la coliflor machacada entre tres tazones y reserva.

EN una sartén mediana calienta el aceite de oliva a fuego medio. Añade los hongos, el tocino, el ajo y ½ cucharadita de sal y ¼ de cucharadita de la pimienta restante. Saltéalos hasta que el tocino esté crujiente y los hongos se hayan encogido y suavizado, alrededor de 5 minutos. Integra los aminoácidos de coco y remueve para cubrir los hongos. Incorpora las espinacas. Cocínalas 2 minutos más.

DIVIDE la mezcla de tocino y hongos entre los tazones de coliflor y sirve.

VARIACIONES

- Usa salchicha de pavo molido sin nitratos ni azúcares añadidos en lugar del tocino.
- Prepáralo con kale baby en lugar de espinacas.
- En lugar de hongos, puedes usar julianas de pimiento morrón salteadas o jitomates frescos picados.
- Para una versión vegetariana, omite el tocino y aumenta la cantidad de hongos a 3 tazas.

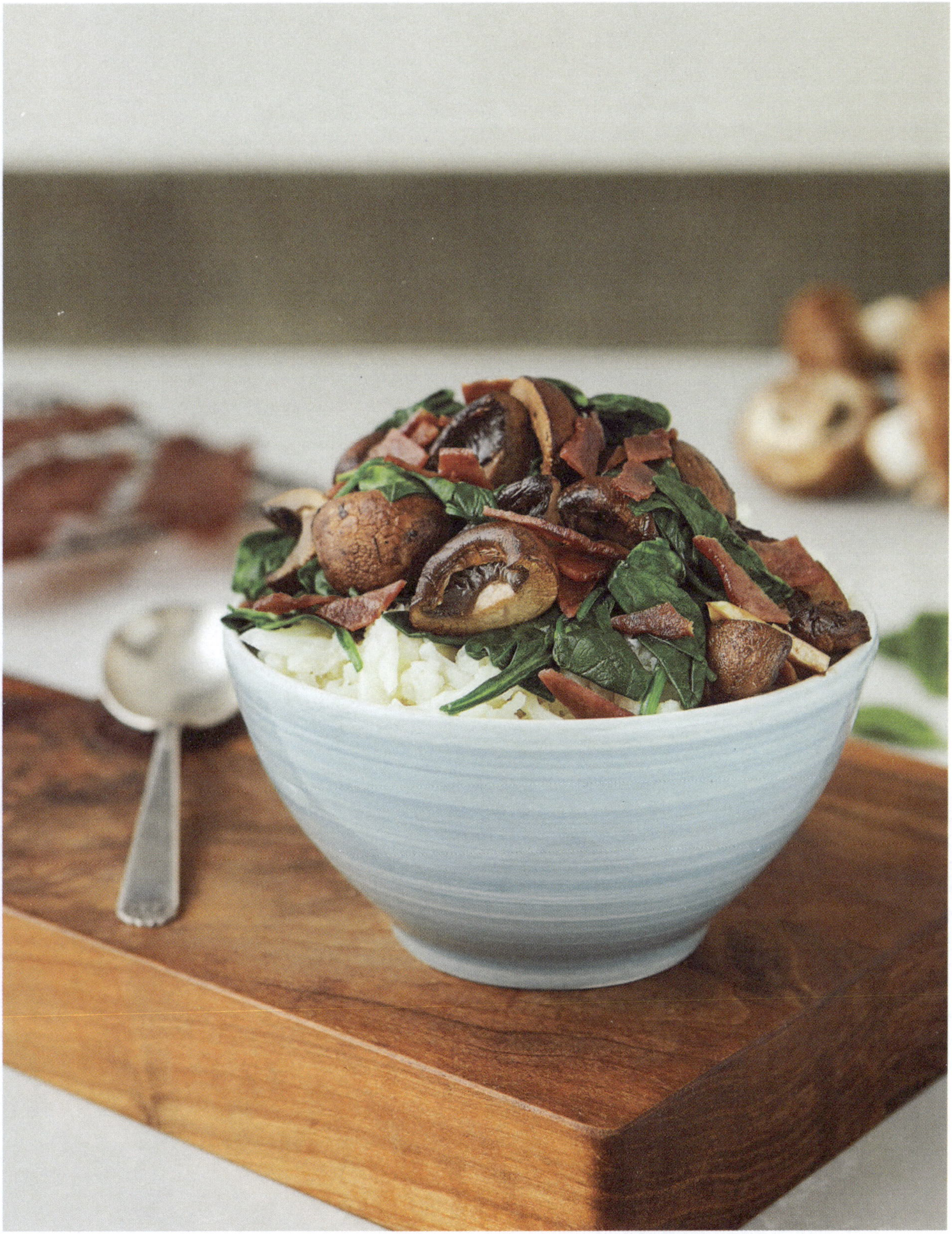

COMIDAS

Sopa de hongos

Rinde 2 porciones

$\frac{1}{4}$ de taza de aceite de oliva

2 tazas de cebolla picada

450 gramos de hongos cremini o baby bella rebanados

4 dientes de ajo picados muy finamente

$\frac{1}{2}$ cucharadita de tomillo seco

$\frac{1}{8}$ de cucharadita de pimienta gorda en polvo

$\frac{1}{4}$ de taza de vinagre de vino blanco

$\frac{1}{4}$ de taza de harina de almendra

2 tazas de caldo de verduras

$\frac{1}{2}$taza de crema de coco

1 cucharadita de salsa tamari

$\frac{1}{2}$ cucharadita de sal de mar

$\frac{1}{4}$ de cucharadita de pimienta negra recién molida

2 ramitas de perejil fresco

EN una olla grande o una olla holandesa calienta el aceite de oliva a fuego medio-alto. Añade la cebolla y saltéala hasta que se suavice, 4 minutos aproximadamente. Agrega los hongos, el ajo, el tomillo y la pimienta gorda. Revuelve bien y cocina alrededor de 5 minutos. Integra el vinagre y revuelve para mezclar bien. Incorpora la harina de almendra y cocina, sin dejar de mover, durante 2 minutos. Añade el caldo, revuelve para integrar todo, luego permite que la sopa suelte el hervor. Baja la flama a fuego medio-bajo y tapa la olla. Déjala hervir a fuego lento 15 minutos. Retira la olla del fuego e integra la crema de coco. Agrega la salsa tamari, la sal y la pimienta. Para servir, divide la sopa en los tazones y decora cada uno con una ramita de perejil.

VARIACIONES

- Añade 1 taza de carne de res o de pollo, deshebrada o picada, cocida, para tener una sopa con más consistencia.
- Deja fuera la crema de coco y suma $\frac{1}{2}$ taza de caldo de verduras para tener una sopa de hongos más ligera, parecida a un consomé.
- Sustituye los hongos por brócoli o espárragos para obtener un efecto diferente en esta sopa cremosa.

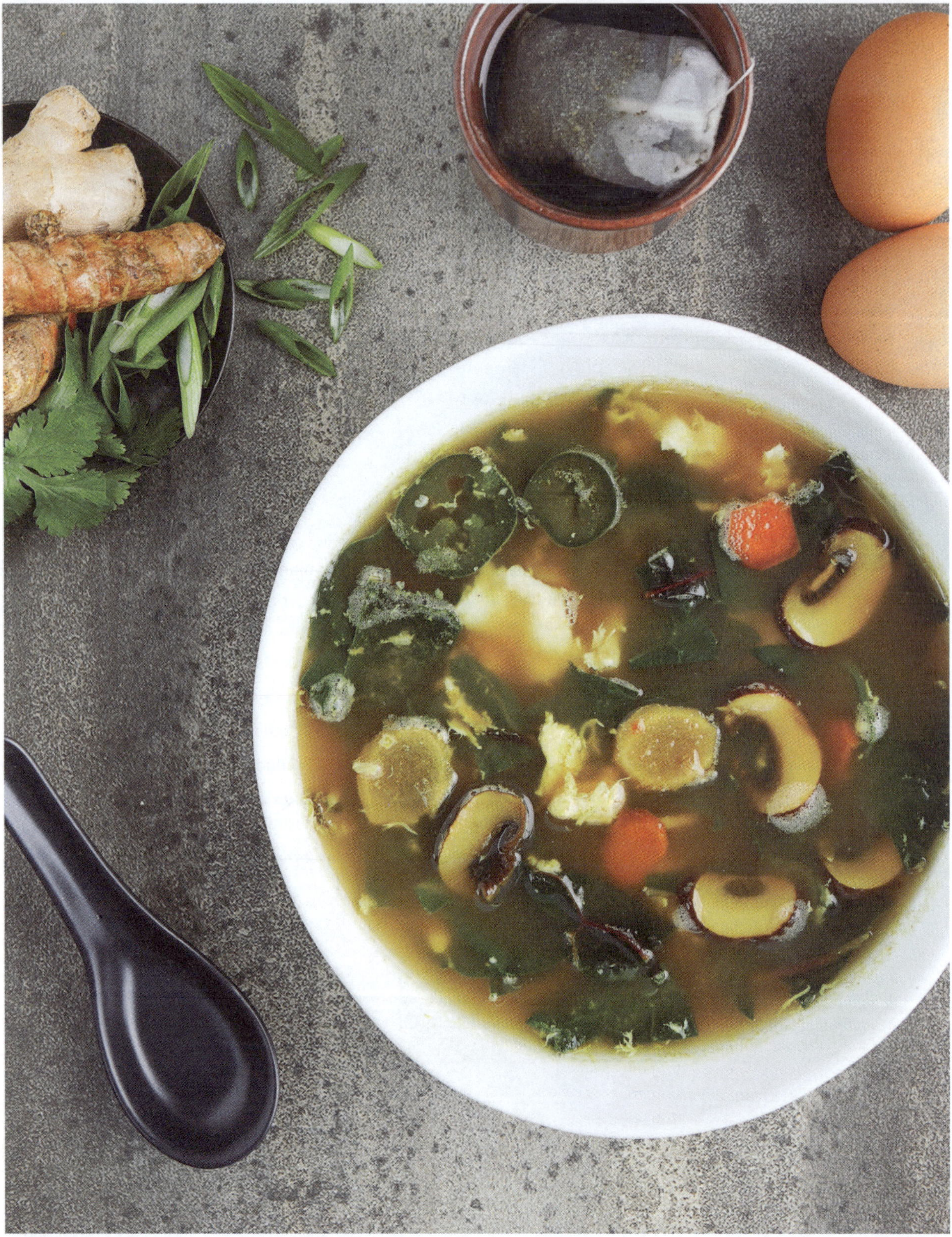

Sopa de huevo

Rinde 6 porciones

8 tazas de caldo de pollo, de verduras o de huesos

4 tazas de kale, acelgas o espinacas, frescos picados

2 tazas de hongos cremini o baby bella rebanados

1 chile jalapeño chico rebanado

2 cucharadas de aminoácidos de coco

1 cucharada de cúrcuma fresca rallada, o 1 cucharadita en polvo

1 cucharada de jengibre fresco rallado, o 1 cucharadita en polvo

2 dientes de ajo picados muy finamente

4 huevos grandes

2 cebollitas de cambray medianas rebanadas finamente

2 cucharadas de cilantro fresco picado

1 cucharadita de sal de mar

½ cucharadita de pimienta negra recién molida

EN una olla grande de sopa o en una olla holandesa calienta el caldo a fuego medio-alto hasta que se empiece a evaporar. Añade el kale, los hongos, el jalapeño, los aminoácidos de coco, la cúrcuma, el jengibre y el ajo. Permite que suelte el hervor, baja la flama a fuego medio, tapa la olla y déjala hervir a fuego lento 7 minutos.

MIENTRAS, en un tazón pequeño, bate los huevos.

DESTAPA la sopa y, sin dejar de mover, agrega los huevos lentamente. Revuelve hasta que los huevos estén totalmente cocidos. Retira la olla del fuego.

INTEGRA la cebollita de cambray y el cilantro. Sazona con la sal y la pimienta y sirve.

Sopa de nuez de la India

Rinde 6 porciones

- 1 cucharada de aceite de coco
- 1 pechuga de pollo cortada en trozos de 1.5 cm
- 1 cebolla amarilla mediana picada
- 1 pimiento morrón rojo picado en cubos pequeños
- 2 chiles jalapeños desvenados y picados muy finamente
- 2 cucharadas de jengibre fresco picado muy finamente
- 2 dientes de ajo picados muy finamente
- 1 cucharada de cilantro molido
- 2 cucharaditas de comino en polvo
- 4 tazas de caldo de pollo
- ¾ de taza de crema de nuez de la India
- 1 camote grande pelado y picado en cubos de 1.5 cm
- 1 taza de jitomate fresco picado
- 3 tazas de espinacas baby
- ½ taza de cilantro fresco picado
- 1 cucharadita de sal de mar
- ½ cucharadita de pimienta negra recién molida
- ½ taza de nueces de la India crudas troceadas o enteras

EN una sartén mediana derrite el aceite de coco a fuego medio-alto. Añade el pollo y saltéalo hasta que se dore, alrededor de 5 minutos. Añade la cebolla y el pimiento morrón. Saltéalos 5 minutos más. Agrega el jalapeño, el jengibre, el ajo, el cilantro molido y el comino. Cocina 3 minutos, moviendo para cubrir las verduras con las especias. Retira la sartén del fuego.

EN una olla grande para sopa o una olla holandesa calienta el caldo a fuego medio-alto hasta que se comience a evaporar. Agrega la crema de nuez de la India y bate para que se derrita por completo en el caldo, alrededor de 3 minutos. Incorpora el camote y el jitomate. Deja hervir durante 20 minutos a fuego lento. Añade la mezcla de pollo de la sartén. Cuece a fuego lento 15 minutos más. Integra las espinacas y el cilantro fresco, retira la olla del fuego. Sazona con sal y pimienta.

DIVIDE la sopa en seis tazones. Divide las nueces de la India entre los tazones, espárcelas encima de la sopa y sirve.

VARIACIÓN

- Puedes preparar esta receta en la olla de cocción lenta. Primero bate el caldo y la crema de nuez de la India, luego añade todos los demás ingredientes, tapa la olla y déjala 6 horas a fuego alto o entre 8 y 10 horas a fuego bajo.

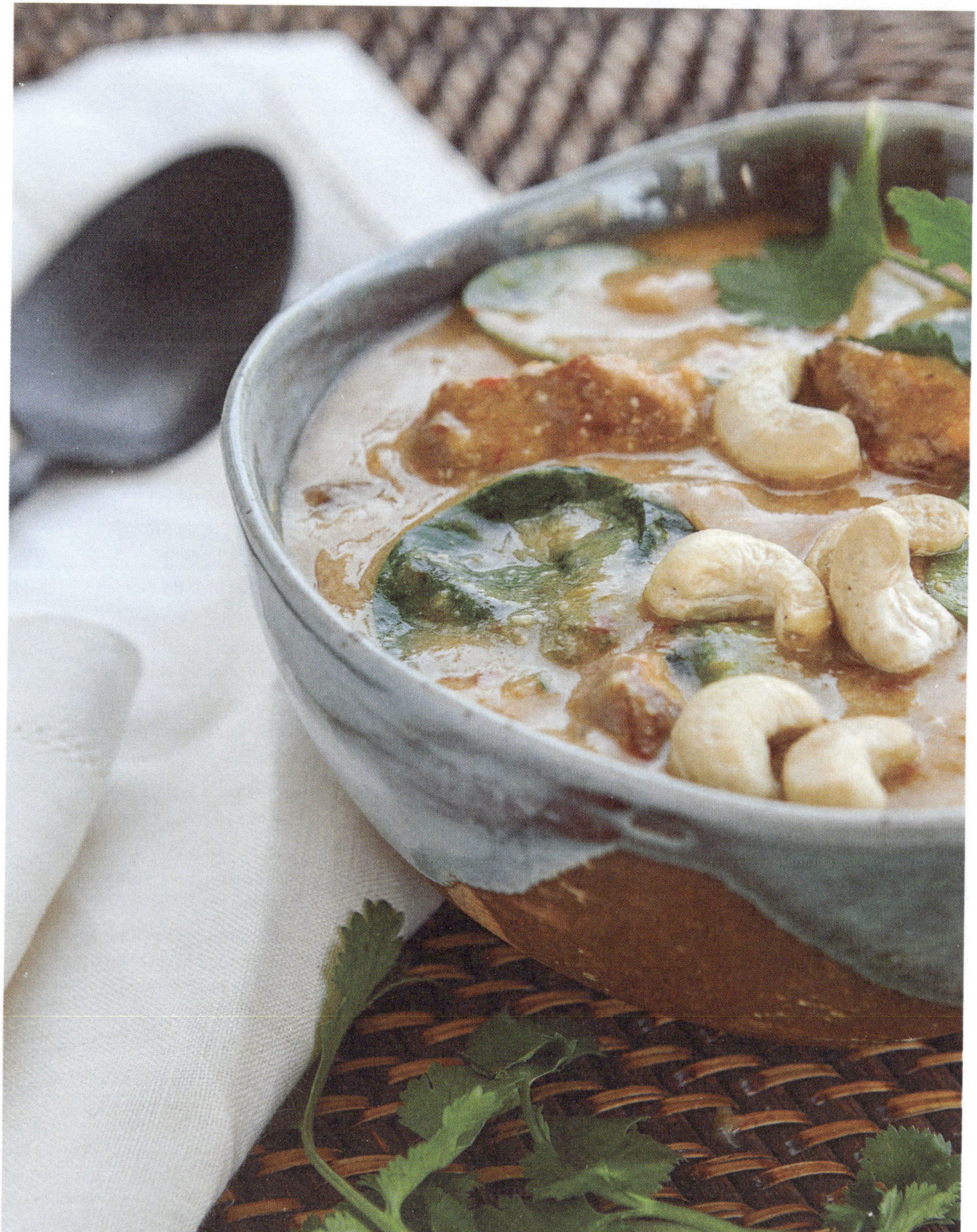

Pollo pho

Rinde 4 porciones

4 tazas de caldo de pollo

1 cebolla amarilla chica, rebanada finamente

1 trozo (3 cm) de jengibre fresco rebajado

1 raja (9 cm) de canela

2 cucharadas de aminoácidos de coco

½ cucharadita de sal de mar

½ cucharadita de pimienta negra recién molida

1 pizca de clavo de olor en polvo

450 gramos de pechuga de pollo sin hueso y sin piel

450 gramos de calabacitas ralladas como tallarines o con el Spiralizer

1 manojo de cebollitas de cambray rebanadas finamente

½ taza de hojas de cilantro fresco picado, más 4 ramitas para decorar

16 hojas grandes de albahaca fresca enrolladas y rebanadas a lo ancho finamente

1 limón verde cortado en cuartos

Salsa picante, como salsa de chile y ajo o Sriracha (opcional)

EN una olla de sopa o una olla holandesa mezcla el caldo, la cebolla, el jengibre, la raja de canela, los aminoácidos de coco, la sal, la pimienta y el clavo de olor hasta que se integren bien. Añade las pechugas de pollo. Permite que el caldo hierva a fuego medio-alto, luego baja la flama a fuego medio-bajo y tapa la olla. Deja hervir a fuego lento hasta que el pollo esté totalmente cocido, alrededor de 15 minutos. Corta una de las pechugas a la mitad para ver si ya se coció por completo. Si se ve un poco rosa en el centro, cuécela 5 minutos más y revisa de nuevo.

CUANDO las pechugas de pollo estén listas, pásalas a una tabla para picar y rebánalas.

DIVIDE los tallarines de calabacita entre dos tazones y sirve encima el pollo, repartiéndolo de manera equitativa. Divide también la cebollita de cambray, el cilantro picado y la albahaca entre los tazones, apilándolos encima del pollo. Exprime un cuarto de limón sobre cada tazón.

CON una cuchara ranurada saca el jengibre y la raja de canela del caldo. Luego sirve caldo caliente en cada tazón. Decora con una ramita de cilantro y salsa picante si lo deseas.

VARIACIONES

- Agrega 240 gramos de tallarines de arroz cocidos al fondo de los tazones en lugar o además de los tallarines de calabacita.
- Prepara carne de res pho: usa caldo de carne en lugar de caldo de pollo, elimina el pollo y agrega 450 gramos (para el total de las porciones) de filete de res tierno, cocido y rebanado, sobre los tallarines de calabacita antes de servir el caldo.

Ensalada asiática con ajonjolí y fajitas de res a la parrilla

Rinde 2 porciones

¼ de taza de aminoácidos de coco

1 cucharada de aceite de ajonjolí tostado

1 cucharada de xilitol

1 cucharada de vinagre de arroz sin condimentar

2 dientes de ajo picados muy finamente

2 cucharaditas de polvo de cinco especias

1 cucharadita de jengibre fresco picado muy finamente, o ½ cucharadita en polvo

240 gramos de arrachera (otros cortes de carne también sirven)

1 cucharada de aceite de oliva

2 tazas de col rallada finamente

⅔ de taza de quinoa tricolor cocida

½ pepino pelado, sin semillas y cortado en cubos pequeños

½ taza de chícharos chinos cocidos y cortados a la mitad, a lo largo

½ aguacate rebanado

3 rábanos rebanados finamente

2 cebollitas de cambray picadas finamente

1 cucharadita de mezcla de semillas de ajonjolí negras y blancas

1 chile jalapeño, o serrano, desvenado y rebanado muy finamente (opcional)

EN un tazón ancho y poco profundo bate los aminoácidos de coco, el aceite de ajonjolí, el xilitol, el vinagre, el ajo, el polvo de cinco especias y el jengibre. Vierte la mitad de la marinada en un contenedor aparte y resérvalo para la ensalada. Añade la carne al resto de la marinada, moviéndola varias veces para cubrir. Tapa el tazón y deja marinar la carne 1 hora a temperatura ambiente, o toda la noche en el refrigerador. (Saca la carne del refrigerador 30 minutos antes de cocinarla para que pueda estar a temperatura ambiente).

EN una sartén grande calienta el aceite de oliva a fuego medio-alto. Cuando el aceite esté caliente, añade la carne. Séllala por un lado durante 3 minutos, o hasta que puedas voltearla fácilmente. Séllala del otro lado durante 2 minutos. El exterior debe verse oscuro y con costra, pero el interior debe seguir rosa. Pasa la carne a un plato, tápala y permite que repose mientras preparas la ensalada.

EN un tazón grande revuelve la col, la quinoa, el pepino, los chícharos y la marinada reservada. Remueve hasta que la marinada haya cubierto todas las verduras. Divide la mezcla de col entre dos tazones. Sirve en cada uno aguacate y rábano. Rebana finamente la carne y divídela entre los tazones, luego decora con cebollitas de cambray, semillas de ajonjolí y jalapeño (si lo usas).

VARIACIONES

- Usa fajitas de pollo o cerdo deshebrado en lugar de la carne de res.
- Sustituye la quinoa por arroz integral.

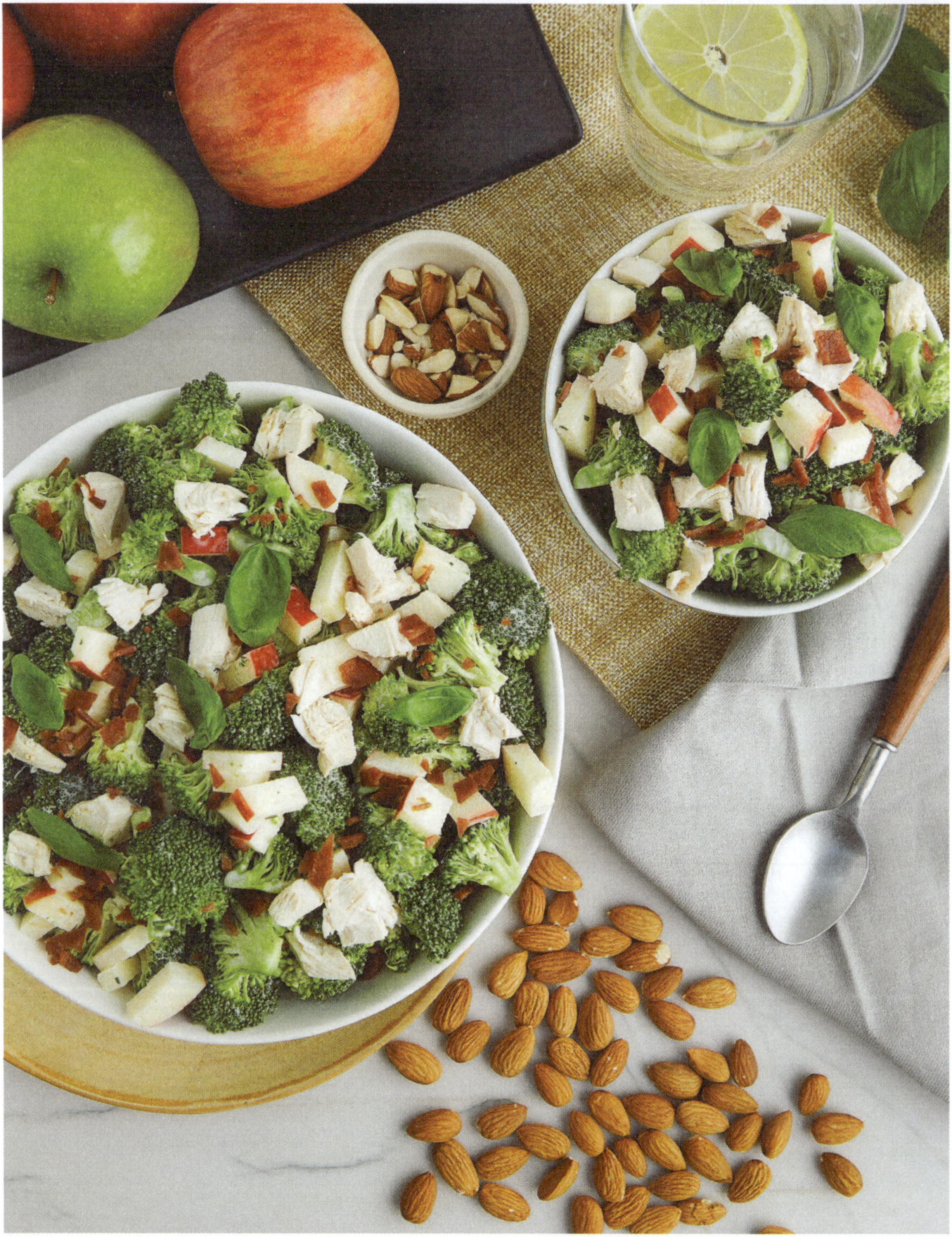

Ensalada de brócoli crujiente y pollo a la manzana

Rinde 2 porciones

Vinagreta

¼ de taza de mayonesa de cártamo

1 cucharada de mostaza Dijon (sin azúcares añadidos)

1 cucharada de vinagre de vino blanco

1 cucharada de hojas de romero fresco

2 hojas de albahaca fresca

1 diente de ajo picado

Jugo de 1 limón eureka

¼ de cucharadita de xilitol (opcional)

½ cucharadita de sal de mar

½ cucharadita de pimienta negra recién molida

Ensalada

4 tazas de floretes de brócoli

2 manzanas grandes sin corazón y picadas (yo prefiero gala)

120 gramos de pollo cocido y picado en cubos

4 rebanadas de tocino de pavo sin nitratos, sin azúcares añadidos, asado hasta quedar crujiente, y troceado

¼ de taza de almendras crudas picadas

PREPARA la vinagreta: en una licuadora de alta potencia muele la mayonesa, la mostaza, el vinagre, el romero, la albahaca, el ajo, el jugo de limón, el xilitol (si lo usas), la sal y la pimienta. Licua hasta obtener una consistencia suave.

PREPARA la ensalada: en un tazón grande revuelve el brócoli, la manzana y el pollo.

VIERTE el aderezo encima de la ensalada y mueve para cubrir todo bien. Esta ensalada sabe mejor si la refrigeras antes de servir por lo menos 2 horas, o hasta 3 días, en un contenedor hermético. Justo antes de servir, incorpora el tocino y las almendras.

VARIACIONES

- Usa peras asiáticas en lugar de manzanas.
- Prueba con pavo en lugar de pollo.
- Cambia las almendras por nueces de Castilla.

Tacos de ensalada de camarón con limón

Rinde 2 porciones

2 tortillas de espelta o de granos germinados

½ taza de jugo de limón verde fresco

1 cucharada de chile chipotle en polvo o chile en polvo

1½ cucharaditas de paprika

½ cucharadita de comino molido

340 gramos de camarones crudos (de cualquier tamaño) pelados y desvenados

⅓ de taza compacta de hojas de cilantro fresco troceadas

¼ de taza de aceite de oliva extra virgen

¼ de cucharadita de sal de mar

⅛ de cucharadita de pimienta negra recién molida

5 tazas de mezcla de hojas verdes

1 aguacate picado

½ cebolla morada rebanada

½ taza de jitomates cherry cortados a la mitad

1 chile jalapeño o chile fresco rebanado en aros

PRECALIENTA el horno a 150 °C.

NECESITARÁS dos juegos de tazones apilables aptos para horno para crear los tazones de tortilla. Rocía las tortillas con agua. Coloca una en cada tazón grande, luego coloca un tazón más pequeño encima. Hornéalos 45 minutos, saca los tazones del horno y retira los pequeños con cuidado. Reserva aparte los tazones de tortilla. (Puedes hacer este paso un día antes; guarda los tazones de tortilla en bolsas de plástico selladas, a temperatura ambiente).

PRECALIENTA una parrilla o una plancha (si vas a usar un asador, remoja los palillos para brocheta en agua mientras se calienta, o usa pinchos de metal).

EN un tazón mediano revuelve ¼ de taza de jugo de limón, el chipotle en polvo, la paprika y el comino. Añade los camarones y revuelve para cubrir. Reserva para que se marinen durante 15 minutos.

SI vas a asarlos a la parrilla, encaja los camarones en las brochetas. Asa los camarones en la plancha o la parrilla durante 3 o 5 minutos de cada lado (dependiendo del tamaño de tus camarones), o hasta que ya no estén rosas.

EN un frasco revuelve ¼ de taza de jugo de limón restante, el cilantro, el aceite de oliva, la sal y la pimienta. Tapa el frasco y agítalo para combinar.

(continúa)

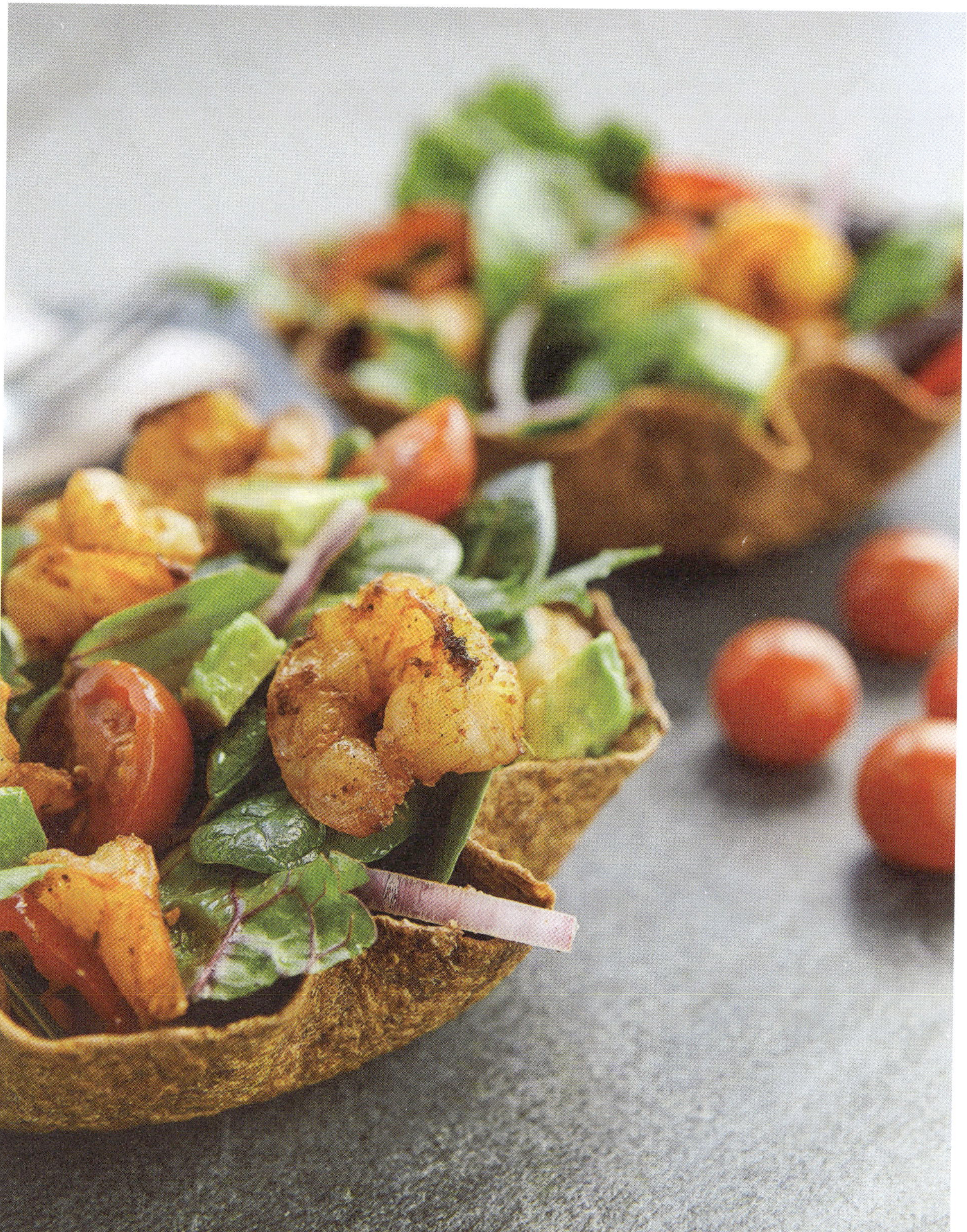

ACOMODA las hojas verdes en un tazón grande. Agrega el aguacate, la cebolla, los jitomates cherry y el jalapeño. Rocía encima el aderezo y remueve para cubrir bien. Divide la ensalada entre dos tazones y coloca una cantidad igual de camarones en cada uno.

VARIACIONES

- Prepara esta receta con pollo o carne de res en lugar de camarones.
- Puedes hacer una versión vegetariana eliminando los camarones y salteando 340 gramos de hongos rebanados en 1 cucharada de aceite de coco o de oliva.

Guiso de res

Rinde 6 porciones

3 tazas de caldo de res

1 cebolla amarilla picada en cubos

4 dientes de ajo picados muy finamente

450 gramos de hongos cremini o baby bella rebanados

1 cucharada de vinagre balsámico

1 cucharada de aminoácidos de coco

1 pimiento morrón rojo picado en cubos

1 calabacita mediana picada en cubos

2 tallos de apio rebanados

2 zanahorias rebanadas

1 cucharada de perejil fresco picado, sin tallos

1 cucharadita de orégano seco

½ cucharadita de tomillo seco

450 gramos de carne de res (de cualquier tipo) cocida y picada en cubos

1 cucharada de polvo de arrurruz mezclado con 2 cucharaditas de agua

EN una olla para sopa o una olla holandesa calienta ¼ de taza de caldo a fuego medio. Añade la cebolla y cocínala hasta que esté suave, alrededor de 8 minutos, agregando más caldo si es necesario. Incorpora el ajo y cocínalo 2 minutos más. Vierte ¼ de taza más de caldo y los hongos. Cocínalos hasta que empiecen a encogerse. Integra el vinagre y los aminoácidos de coco, y cocina 5 minutos más.

AGREGA ½ taza más de caldo, luego el pimiento morrón, la calabacita, el apio, la zanahoria, el perejil, el orégano y el tomillo. Cocínalos hasta que las verduras estén suaves, 10 minutos aproximadamente. Añade la carne y las 2 tazas de caldo restantes, y revuelve para mezclar todo. Permite que el guiso suelte el hervor y luego integra la mezcla de arrurruz. Cocina moviendo hasta que el guiso se espese, alrededor de 10 minutos más. Para servir, divide el guiso entre cuatro tazones anchos y poco profundos.

VARIACIONES

- Esta receta funciona con cualquier sobra de carne preparada, como pechuga de pollo, muslos o chuletas de cerdo.
- Para una versión vegetariana, usa hongos o caldo de verduras, elimina la carne y duplica los hongos.

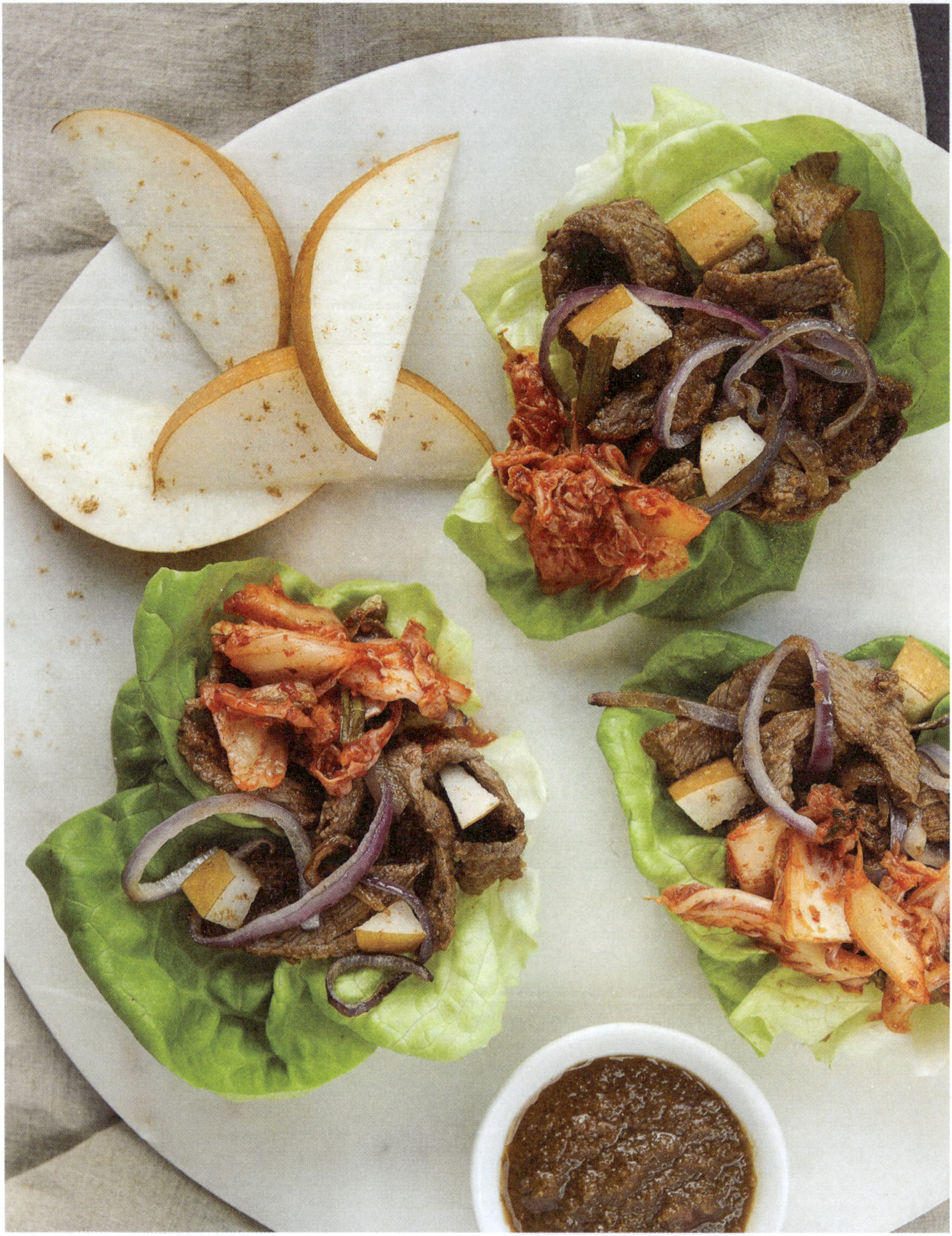

Tazones de lechuga con carne bulgogi

Rinde 4 porciones

- 1 pera asiática sin corazón y cortada en trozos
- ½ taza de agua
- 1½ cucharadas de salsa tamari
- 2 dientes de ajo picados muy finamente
- 1 cucharada de xilitol
- 1 cucharadita de aceite de ajonjolí tostado
- ½ cucharadita de jengibre en polvo
- ¼ de cucharadita de hojuelas de chile de árbol
- ¼ de cucharadita de pimienta negra recién molida
- 680 gramos de ribeye parcialmente congelado, rebanado finamente (si está frío es más fácil de rebanar)
- 1 cucharada de aceite de oliva
- ¼ de cebolla pequeña rebanada finamente
- 1 cucharada de cebollita de cambray picada
- 1 cucharada de semillas de ajonjolí
- 1 cabeza de lechuga mantequilla
- ½ taza de kimchi picado

LICUA la pera y el agua hasta obtener una mezcla líquida. Vierte el puré de pera a un tazón. Integra la salsa tamari, el ajo, el xilitol, el aceite de ajonjolí, el jengibre, las hojuelas de chile de árbol y la pimienta negra. Añade las tiras de carne y remueve para cubrirlas. Reserva a temperatura ambiente para que se marine durante 30 minutos.

EN una sartén mediana calienta el aceite de oliva a fuego medio-alto. Cuando el aceite esté caliente, añade la cebolla. Saltéala 2 minutos. Añade la carne y la marinada. Saltéala hasta que se cueza la carne hasta el punto de tu elección. Pásala a un platón y rocía cualquier jugo que haya quedado en la sartén. Esparce la cebollita y las semillas de ajonjolí encima.

CON cuidado, separa 8 hojas de una cabeza de lechuga mantequilla y acomódalas en un platón. Divide la mezcla de carne en cantidades iguales entre las hojas (alrededor de 40 gramos por hoja) y decora cada una con 1 cucharada de kimchi. Sirve a cada comensal dos tazones de lechuga.

Rollitos de berza rellenos de carne con salsa remoulade

Rinde 2 porciones

EN un tazón pequeño revuelve la mayonesa, el jugo de limón, la mostaza, el pepinillo, el rábano picante, las alcaparras, la salsa picante, la sal y la pimienta. Reserva la remoulade.

VIERTE 6 cm de agua en una olla grande. Calienta el agua hasta que suelte el hervor a fuego alto. Acomoda las hojas de col berza en una canasta para cocer al vapor y colócala sobre el agua hirviendo. Cuece la col ligeramente, alrededor de 3 minutos, solo para que esté más flexible. Divide el rosbif entre las dos hojas. Divide la remoulade entre las dos hojas, luego enrolla cada una, cerrando los bordes. Corta cada rollo a la mitad y sirve.

VARIACIONES

- Usa tortillas de granos germinados calientes en lugar o además de la col berza.
- Prueba esta receta con camarones o atún en lugar del rosbif.
- Para una versión vegetariana, sustituye la carne con 1 lata (425 gramos) de garbanzos escurridos, enjuagados y cortados en trozos.

¼ de taza de mayonesa de cártamo

Jugo de ½ limón verde

2 cucharadas de mostaza Dijon (sin azúcares añadidos)

1 cucharada de pepinillo con eneldo picado

2 cucharaditas de rábano picante fresco

2 cucharaditas de alcaparras picadas

1 cucharadita de salsa picante

¼ de cucharadita de sal de mar

⅛ de cucharadita de pimienta negra recién molida

2 hojas de col berza grandes

225 gramos de rosbif rebanado finamente

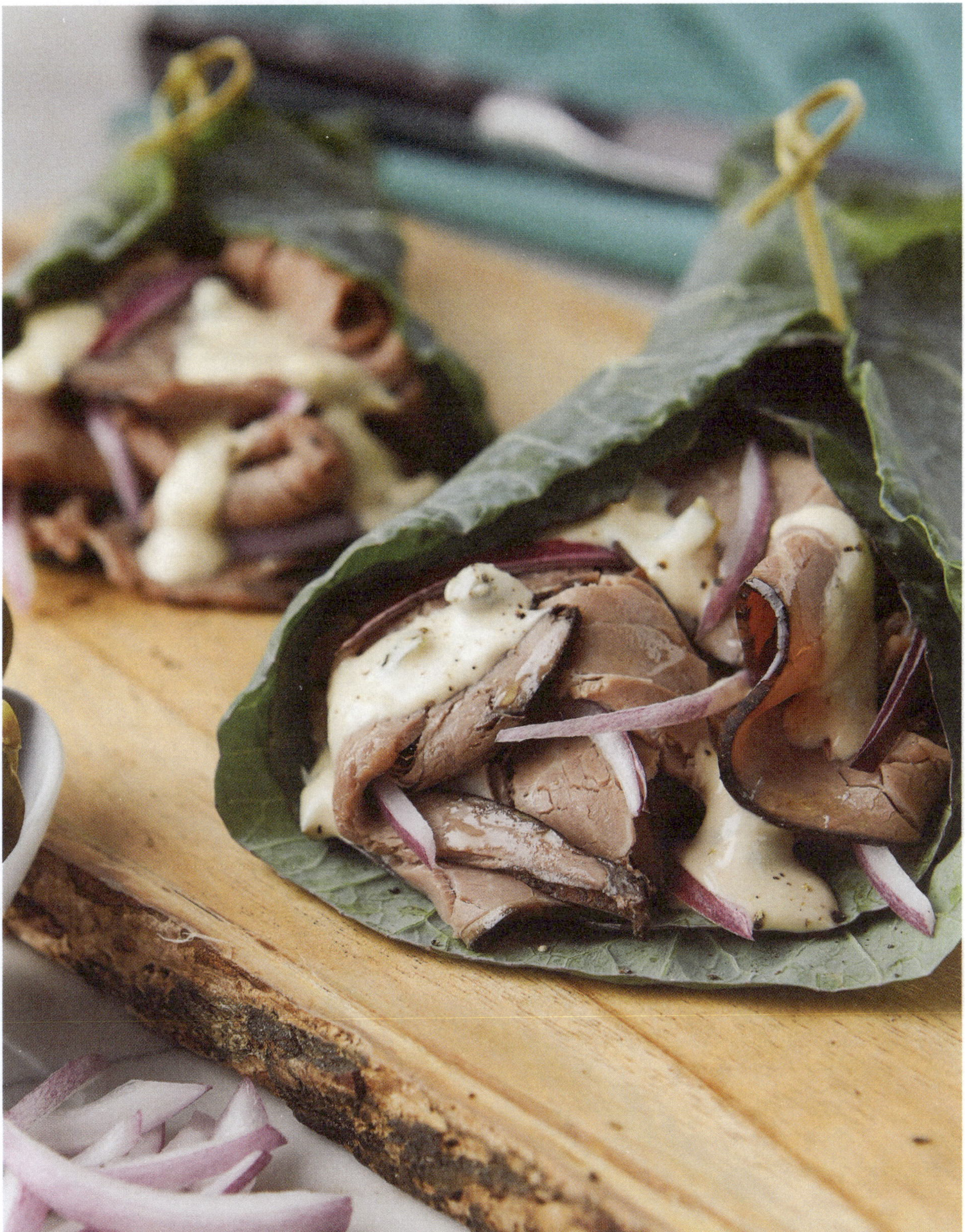

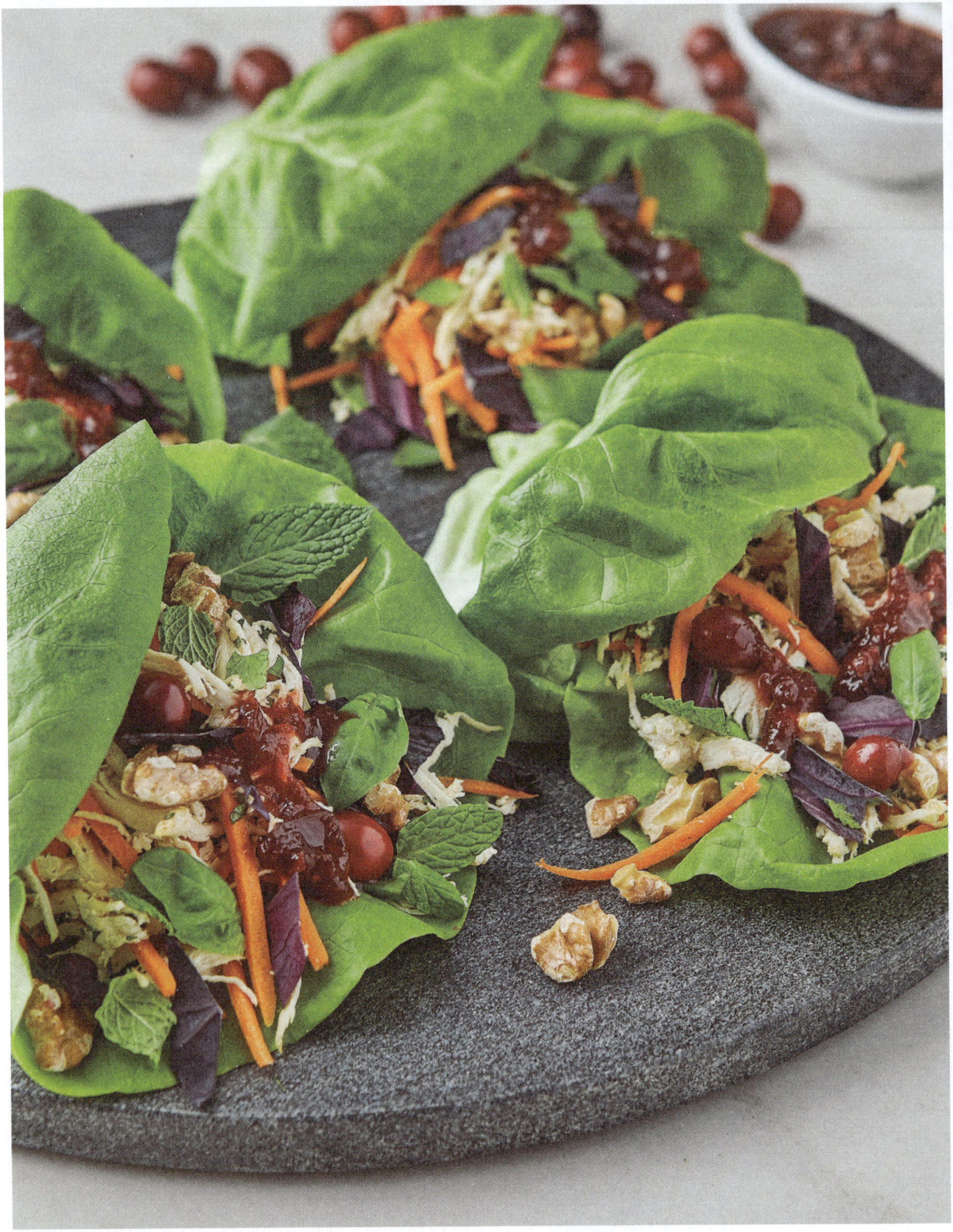

Rollitos de lechuga rellenos de pollo con salsa de arándano

Rinde 6 porciones

- 1 taza de arándanos
- ½ taza de agua
- ¼ de taza de tamari
- 2 cucharadas de xilitol (opcional)
- 1 cucharada de jengibre fresco picado muy finamente
- 2 dientes de ajo picados muy finamente
- 2 cucharadas de pasta de chile rojo
- 1 cucharada de ralladura de limón verde
- 2 cucharadas de jugo de limón verde fresco
- 1½ tazas de pechuga de pollo cocida y deshebrada
- ½ taza de zanahoria rallada
- ⅓ taza de cebollitas de cambray rebanadas finamente
- ¼ de taza de hojas de menta fresca picadas muy finamente
- ¼ de taza de hojas de albahaca fresca picadas muy finamente
- ½ cucharadita de sal de mar

EN una olla pequeña mezcla los arándanos, el agua, la salsa tamari, el xilitol (si lo usas), el jengibre, el ajo y la pasta de chile. Permite que la mezcla hierva a fuego medio-alto, luego baja la flama a fuego medio-bajo y déjala hervir a fuego lento durante 10 minutos. Aplasta los arándanos con una cuchara de madera para que se revienten y se haga la salsa. (Ten cuidado de que no se queme, añadiendo un poco más de agua si es necesario; la salsa debe quedar espesa). Retira la olla del fuego e integra la ralladura y el jugo de limón. Reserva.

EN un tazón mediano, revuelve el pollo, la zanahoria, la cebollita de cambray, la menta, la albahaca, la sal y la pimienta.

EXTIENDE las hojas de lechuga y divide la mezcla de pollo en cantidades iguales entre ellas (usarás aproximadamente 2 cucharadas por hoja). Sirve encima del pollo alrededor de 1 cucharada de salsa de arándano, luego esparce las nueces de Castilla, dividiéndolas equitativamente. Enrolla las hojas de lechuga, cerrando los bordes. Sirve dos rollos a cada comensal.

(continúa)

¼ de cucharadita de pimienta negra recién molida

12 hojas de lechuga mantequilla

½ taza de nueces de Castilla troceadas

VARIACIONES

- Prepara esta receta con pavo o con sobras de carne de res en lugar del pollo.
- Para una versión vegetariana, cambia el pollo por 1 lata (425 gramos) de frijoles blancos colados y enjuagados.
- Usa tortillas de granos germinados para hacer los rollitos; solo acomoda las hojas de lechuga sobre tortillas calientes antes de rellenarlas.
- Come esta preparación sobre una cama de hojas verdes para que sea una ensalada en lugar de un rollito.

Ensalada del chef enrollada en papel encerado

Rinde 1 porción

- 60 gramos de jamón de pavo rebanado sin nitratos, sin azúcares añadidos
- 30 gramos de jamón rebanado sin nitratos, sin azúcares añadidos
- ½ huevo cocido grande rebanado
- 2 rebanadas de jitomate o ¼ de taza de jitomates cherry cortados a la mitad
- ¼ de taza de bastones de pepino
- ¼ de taza de bastones de zanahoria
- ¼ de aguacate rebanado
- 1 rábano rebanado
- 1¼ tazas de lechuga romana rallada
- 2 cucharaditas de aceite de oliva
- 1 cucharadita de vinagre de vino tinto
- Sal de mar
- Pimienta negra recién molida

EN una superficie de trabajo coloca un trozo de papel para congelar o papel encerado de 30 cm de largo. Cerca de una esquina, coloca las rebanadas de pavo en una sola capa superpuesta. Acomoda encima el jamón. Haz después una capa de huevo y verduras. Rocía el aceite de oliva y el vinagre, y sazona con sal y pimienta. Empieza en la esquina, enrolla el papel lo más apretado que puedas cubriendo el relleno, y ve doblando los bordes como si fuera un burrito conforme avanzas. Asegura el papel con un trozo de cinta adhesiva si es necesario. Para comer, retira el papel conforme muerdes.

Rollitos de col morada rellenos de pavo

Rinde 8 porciones

450 gramos de pechuga de pavo cocida y picada en cubos, o 450 gramos de jamón de pavo sin nitratos, sin azúcares añadidos

2 duraznos frescos sin hueso y picados en cubos

2 jitomates picados

1 pepino pelado, sin semillas y picado en cubos pequeños

1 taza de arroz integral cocido, frío, pero no refrigerado

½ taza de hojas de cilantro fresco

2 cucharadas de aceite de oliva extra virgen

1 cucharadita de orégano seco molido

1 cucharadita de ralladura de limón eureka

1 cucharadita de sal de mar

1 cucharadita de salsa picante (opcional)

½ cucharadita de pimienta negra recién molida

8 hojas de col morada grandes

EN un tazón grande revuelve el pavo, el durazno, el jitomate, el pepino, el arroz, el cilantro, el aceite de oliva, el orégano, la ralladura de limón, la sal, la salsa picante (si la usas) y la pimienta, e integra todo muy bien. Extiende las hojas de col y divide la mezcla de pavo entre ellas, formando montoncitos en el centro. Enrolla las hojas, doblando los bordes, y sirve.

VARIACIONES

- Usa tortillas de granos germinados calientes en lugar o además de las hojas de col morada.
- Cambia el pavo por pollo o cerdo.
- Prueba una versión vegetariana reemplazando el pavo con 1 lata (425 gramos) de garbanzos escurridos, enjuagados y picados en trozos.

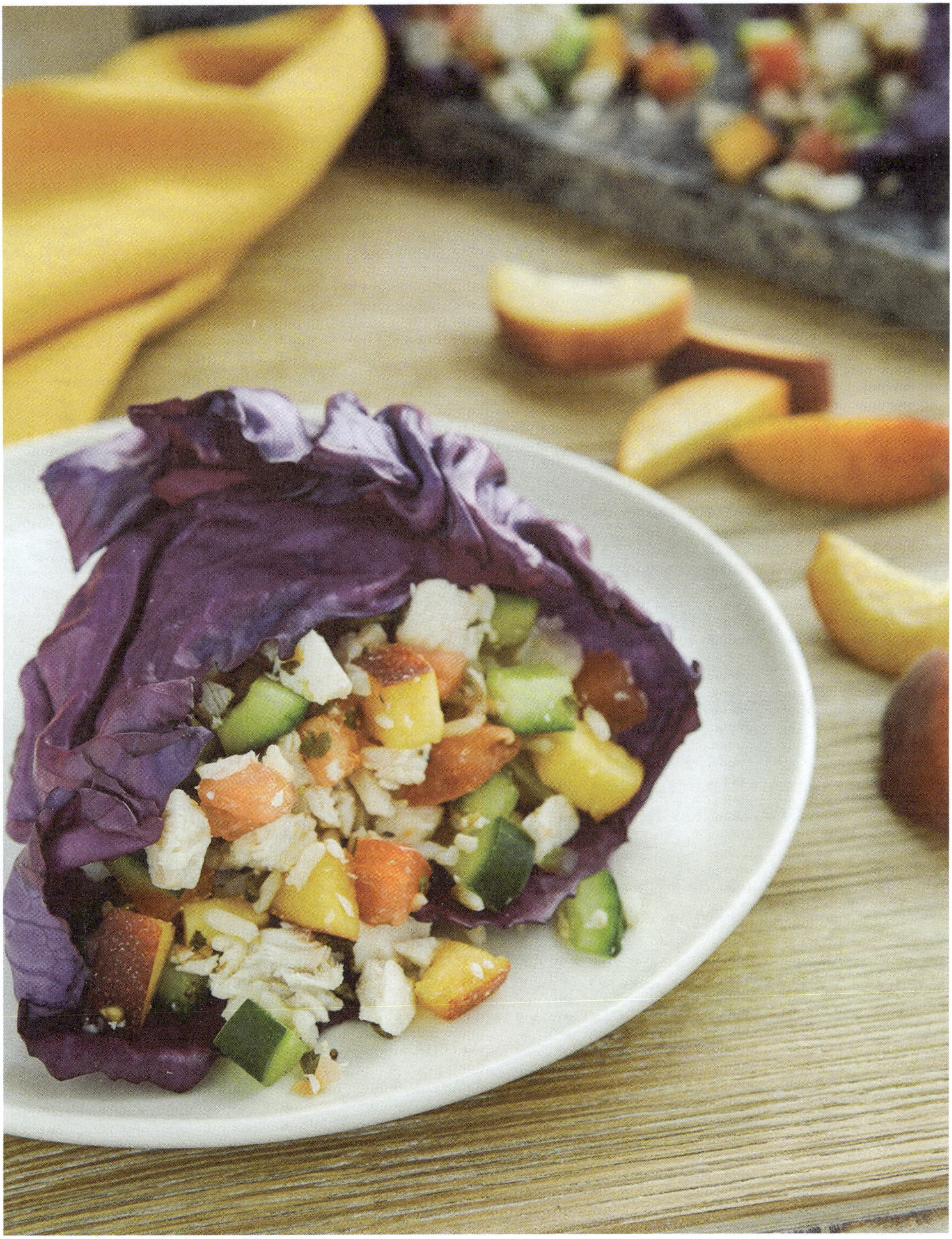

Quesadillas de frijoles blancos y verduras

Rinde 4 porciones

1 lata (425 gramos) de frijoles blancos escurridos y enjuagados

¼ de taza de cebolla morada picada muy finamente

¼ de taza de apio picado muy finamente

¼ de taza de mayonesa de cártamo

1 cucharada de chile jalapeño en escabeche picado muy finamente (o un poco más o menos, dependiendo de qué tanto picante te gusta)

½ cucharadita de ajo en polvo

½ cucharadita de chile en polvo

½ cucharadita de chile chipotle en polvo

½ cucharadita de sal de mar

¼ de cucharadita de paprika ahumada

¼ de cucharadita de pimienta negra recién molida

1 cucharada de aceite de oliva

PASA los frijoles a un tazón mediano y apástalos con un tenedor hasta que no quede ninguno entero. Incorpora la cebolla, el apio, la mayonesa, el jalapeño, el ajo en polvo, el chile en polvo, ¼ de cucharadita de chile chipotle en polvo, ¼ de cucharadita de la sal, la paprika y la pimienta negra. Revuelve todo muy bien hasta integrar por completo.

EN una sartén grande calienta el aceite de oliva a fuego medio-alto. Añade el pimiento morrón y la cebolla. Saltéalos hasta que se suavicen, alrededor de 8 minutos. Agrega los hongos y ¼ de la cucharadita restante de chile chipotle en polvo, y saltéalos hasta que los hongos se encojan y todo esté muy suave, 5 minutos más aproximadamente. Retira la sartén del fuego y reserva.

EN un tazón pequeño aplasta el aguacate con un tenedor. Agrega el jugo de limón y el ¼ de cucharadita de sal restante, y revuelve hasta integrar todo por completo.

PREPARA las quesadillas, una a la vez: calienta una sartén en seco a fuego medio. Extiende un cuarto de la mezcla de frijoles sobre la mitad de la tortilla y un cuarto de la mezcla de aguacate sobre la otra mitad de la tortilla. Pasa la tortilla a la sartén. Sirve la mezcla de pimientos

(continúa)

2 pimientos morrones de cualquier color, o una combinación, cortados en julianas

1 cebolla blanca rebanada finamente

240 gramos de champiñones rebanados

1 aguacate sin hueso

1 cucharadita de jugo de limón verde fresco

4 tortillas de arroz integral, de espelta o de granos germinados

2 tazas de arúgula baby

1 taza de jitomate cherry cortados a la mitad

encima de la mitad con frijoles blancos. Cuando la tortilla esté caliente y empiece a suavizarse, dóblala a la mitad para cubrir la mezcla de pimientos. Tuesta la tortilla de un lado alrededor de 4 minutos. Voltea la tortilla con cuidado y tuesta el otro lado 3 minutos aproximadamente. No dejes de verla para cuidar que no se queme. Pasa la quesadilla a un plato y repite la operación con las demás tortillas y el resto de los rellenos.

SIRVE a cada comensal una quesadilla cortada a la mitad, decorada con la misma cantidad de arúgula y jitomate para cada uno.

VARIACIONES

- Usa garbanzos en lugar de frijoles blancos.
- Cambia los frijoles blancos por pavo o pollo picados, pero unta un lado de la tortilla con 1 cucharada (por cada tortilla) de hummus para ayudar a que todo se quede en su lugar.
- Puedes hacerlo como sándwich sobre una rebanada de pan de granos germinados tostada en sartén o en una sandwichera.

Sándwich a la plancha de pera y crema de almendra

Rinde 1 porción

- 1½ cucharaditas de aceite de coco
- 1 rebanada de pan de granos germinados
- 1½ cucharadas de crema de almendra
- 1 taza de pera madura rebanada
- Bastones de apio o jícama

CALIENTA una sartén antiadherente a fuego medio. Unta un lado del pan con el aceite de coco. Déjalo en la sartén, con el lado de aceite hacia abajo. Ásalo hasta que se vea dorado. Retira la sartén del fuego.

PASA el pan dorado a un plato y córtalo a la mitad. Unta la crema de almendra sobre el lado que no está dorado y acomoda la pera encima. Cierra el sándwich y sírvelo con bastones de apio o de jícama como guarnición.

Sándwiches abiertos de jícama

Rinde 4 porciones

1 taza de cebolla morada rebanada finamente

2 cucharadas de vinagre de vino tinto

450 gramos de solomillo de res, 3 cm de grosor aproximadamente

Sal de mar

Pimienta negra recién molida

4 rebanadas (casi 1 cm de grosor) de jícama pelada

Mostaza Dijon (sin azúcares añadidos)

2 jitomates rebanados

4 tazas de arúgula

PRECALIENTA una parrilla o una plancha.

EN un tazón pequeño, revuelve la cebolla y el vinagre, y reserva.

SAZONA la carne con sal y pimienta. Ásala en una parrilla o una plancha, volteándola una vez, hasta obtener un término medio, alrededor de 12 minutos en total. Permite que la carne repose sobre una tabla para picar durante 5 minutos y luego rebánala.

METE las rebanadas de jícama en un tostador y tuéstalas dos ciclos, o hasta que estén calientes y ligeramente doradas.

REPARTE una rebanada de jícama en cada plato y úntalas con mostaza. Acomoda encima los jitomates, la cebolla, la carne y la arúgula, y sirve.

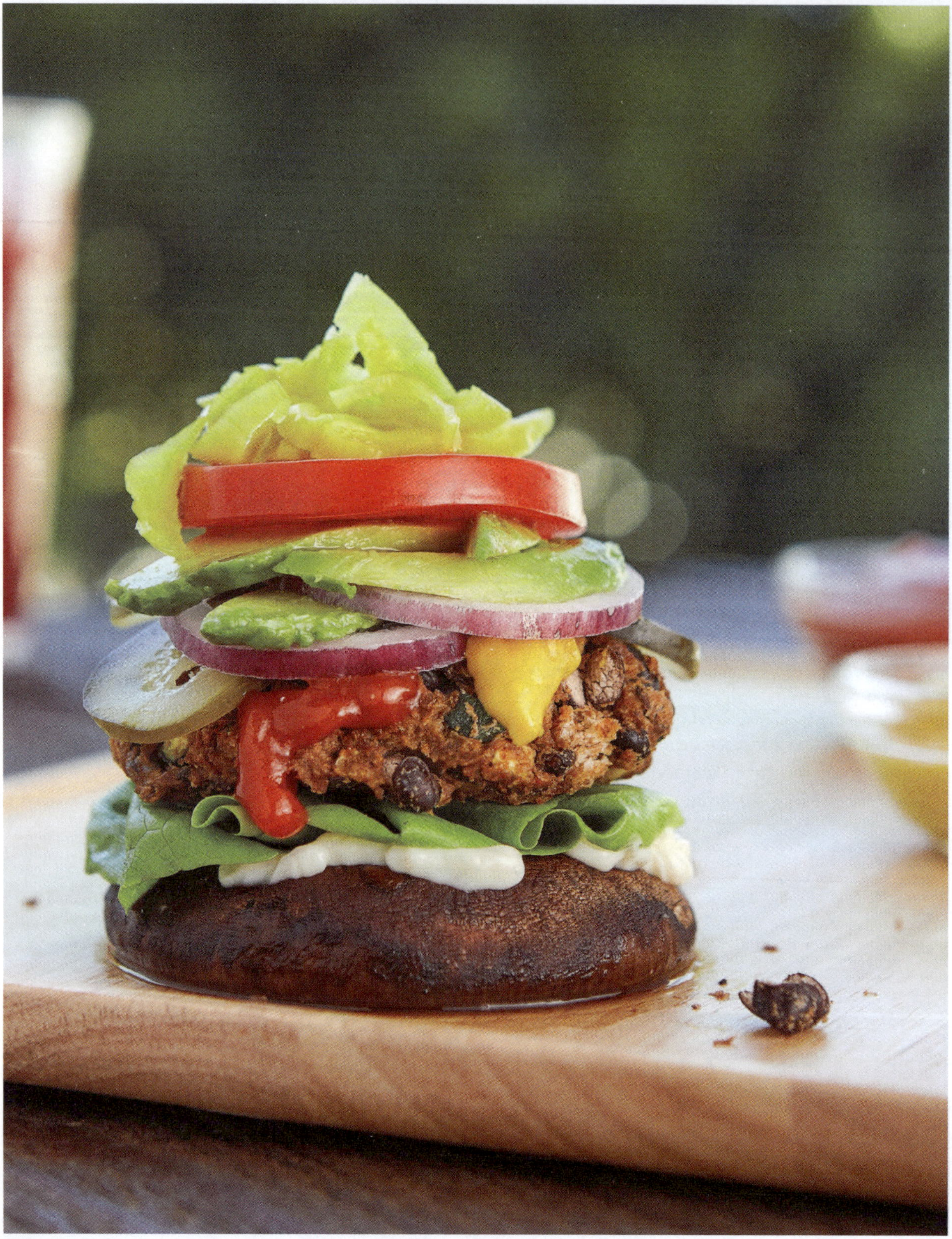

Hamburguesas de portobello y frijoles negros

Rinde 4 porciones

PRECALIENTA el horno a 190 °C. Cubre con papel encerado una charola para horno con borde.

PREPARA los "bollos": acomoda las cabezas de los hongos en la charola para horno preparada, con el lado del tallo hacia abajo. Barniza la superficie de las cabezas con el aceite de coco derretido y espolvorea la sal. Hornéalas 15 minutos, o hasta que estén suaves y oscuras. Saca la charola del horno (deja el horno prendido) y presiona los hongos entre toallas de papel para absorber el exceso de líquido. Reserva en un plato y cubre la charola para hornear con papel encerado nuevo.

PREPARA las hamburguesas: escurre y enjuaga los frijoles negros. Sécalos con una toalla de papel, luego pásalos a un tazón grande y aplástalos con un tenedor hasta que no quede ninguno entero. Integra la calabacita, el pimiento morrón, la cebolla, el ajo, la paprika, el comino, la sal, la pimienta negra y las hojuelas de chile de árbol. Incorpora el pan molido y el huevo. Revuelve todo hasta integrar por completo.

FORMA cuatro tortitas con la mezcla de frijoles y acomódalas sobre la charola para horno preparada. Hornea las hamburguesas 30 minutos o hasta que empiecen a verse crujientes, volteándolas con cuidado a la mitad del tiempo.

(continúa)

"Bollos"

4 cabezas de portobellos grandes

1 cucharada de aceite de coco derretido

1 pizca de sal de mar

Hamburguesas

1 lata (425 gramos) de frijoles negros

1 calabacita pequeña rallada y prensada en un colador para eliminar el líquido

½ pimiento morrón verde picado finamente

½ cebolla pequeña picada finamente

2 dientes de ajo picados muy finamente

2 cucharaditas de paprika ahumada

1 cucharadita de comino molido

½ cucharadita de sal de mar

½ cucharadita de pimienta negra recién molida

1 pizca de hojuelas de chile de árbol

$^2/_3$ de taza de pan molido de granos germinados

1 huevo grande batido

Condimentos y complementos opcionales

Rebanadas de jitomate

Hojas de lechuga

Aros de cebolla morada rebanada finamente

Peperoncinos

Pepinillos

Rebanadas de aguacate

Cátsup sin azúcares añadidos

Mostaza Dijon (sin azúcares añadidos)

Mayonesa de cártamo

PARA servir, coloca una tortita sobre cada "bollo" de portobello y añade los complementos y condimentos que desees.

VARIACIONES

- Los frijoles rojos son un buen sustituto para los frijoles negros en esta receta.
- Para una versión con carne, usa 450 gramos de pavo molido en lugar de los frijoles.

Salsa para penne

Rinde 6 porciones

- 1 cucharada de aceite de oliva
- 340 gramos de salchicha de pollo andouille sin nitratos, sin azúcares añadidos
- 1 cebolla mediana picada en cubos
- 1 pimiento morrón verde picado
- 1 calabacita mediana picada en cubos
- 2 tazas de salsa
- 1 lata (425 gramos) de frijoles negros escurridos y enjuagados
- 1 lata (420 gramos) de jitomates picados en cubos
- 6 tazas de penne de arroz integral cocido

EN una sartén grande calienta el aceite de oliva a fuego medio. Agrega la salchicha, la cebolla, el pimiento morrón y la calabacita, y saltéalos hasta que las verduras estén suaves, alrededor de 8 minutos. Integra la salsa, los frijoles negros y el jitomate. Permite que la mezcla suelte el hervor y se cocine a fuego lento durante 5 minutos, o hasta que esté todo caliente. Incorpora el penne y sirve.

Hamburguesas de pavo y camote

Rinde 4 porciones

1 camote grande pelado, corta cuatro rodajas gruesas de casi 1 cm de la parte del centro (usa el resto del camote en otra preparación)

450 gramos de pavo molido

2 cebollitas de cambray rebanadas finamente

1 diente de ajo picado muy finamente

2 cucharadas de avena instantánea

½ cucharadita de sal de mar

¼ de cucharadita de pimienta negra recién molida

1 cucharadita de aceite de oliva

Alioli de ajo y aguacate

1 aguacate grande

¼ de taza de mayonesa de cártamo

1 diente de ajo machacado en una prensa

2 cucharaditas de jugo de limón eureka fresco

½ cucharadita de sal de mar, o al gusto

Complementos opcionales

Rebanadas de jitomate

Hojas de lechuga

Aros de cebolla morada rebanada finamente

Pepinillos

PRECALIENTA el horno a 190 °C. Cubre con papel encerado una charola grande para horno con borde alto.

ACOMODA las rebanadas de camote en una sola capa sobre la charola. Hornéalas 20 minutos, o hasta que empiecen a dorarse y puedas picarlas fácilmente con un tenedor, volteándolas con cuidado a la mitad del tiempo.

MIENTRAS, precalienta una parrilla o una plancha.

EN un tazón mediano, revuelve el pavo, la cebollita, el ajo, la avena, la sal y la pimienta. Mezcla todo bien con tus manos, luego forma ocho tortitas pequeñas. Engrasa la parrilla o la plancha con el aceite de oliva y asa las tortitas durante 5 minutos de cada lado.

PREPARA el alioli: en una licuadora combina todos los ingredientes para el alioli. Licua hasta obtener una consistencia suave. Úsalo de inmediato.

PARA servir, unta alioli sobre cada rebanada de camote. Acomoda una tortita de pavo encima y cualquier complemento que gustes. Sirve las hamburguesas abiertas.

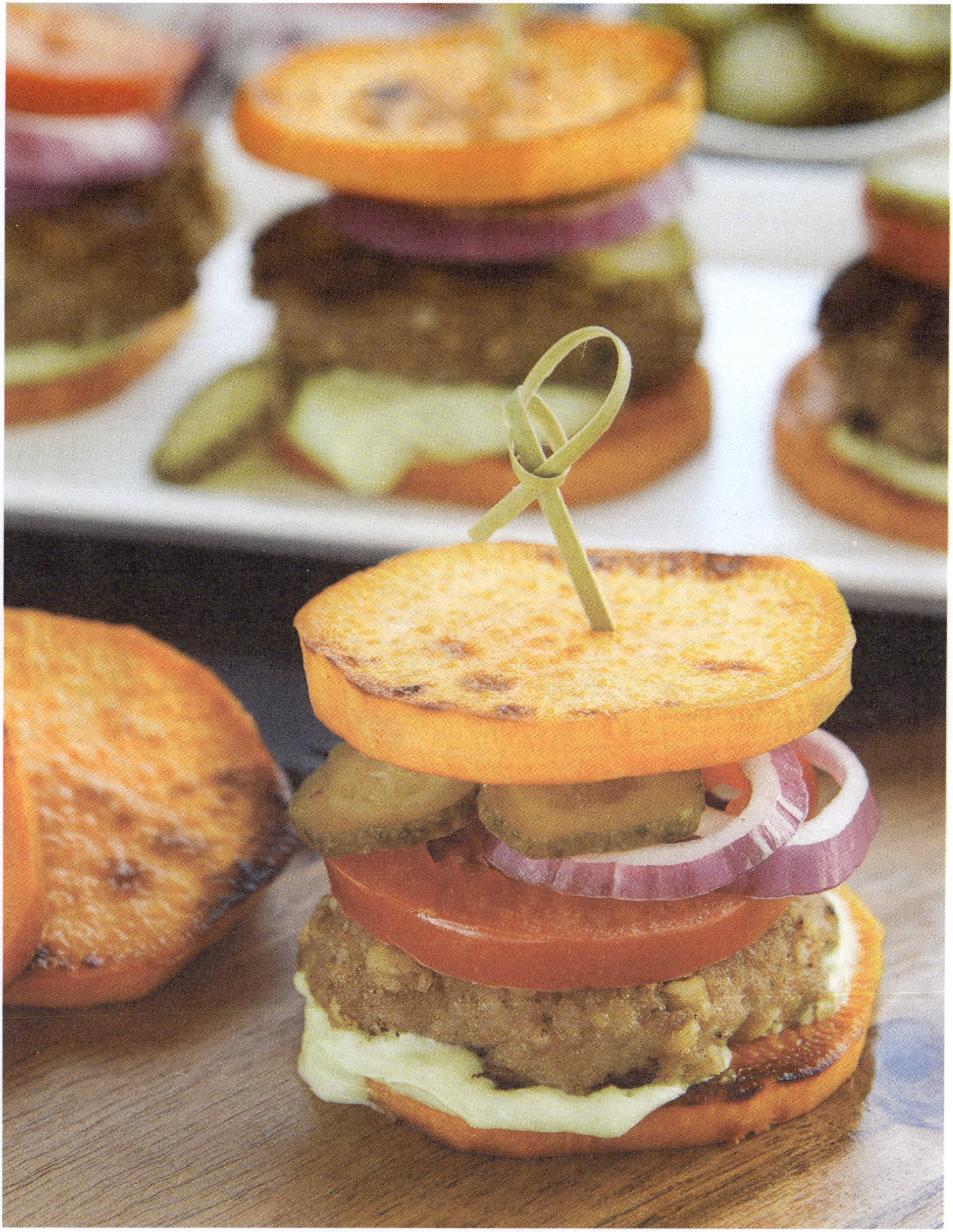

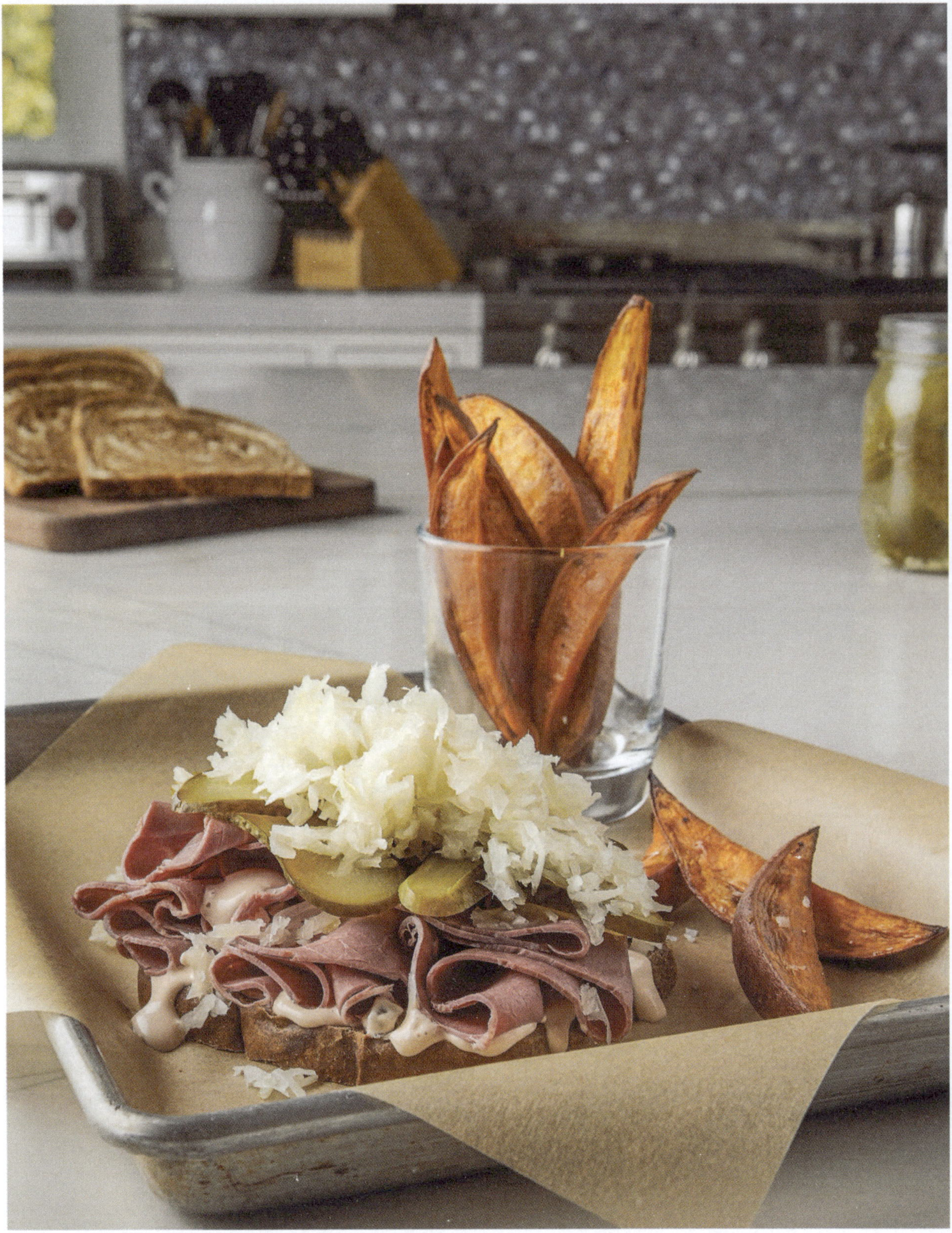

Reuben abierto

Rinde 2 porciones

Aderezo

½ taza de mayonesa de cártamo

3 cucharadas de pepinillos con eneldo picados finamente

2 cucharadas de cátsup sin azúcares añadidos, o 2 cucharaditas de pasta de tomate

1 cucharada de cebolla dulce picada finamente

1 cucharada de jugo de limón eureka fresco

⅛ de cucharadita de sal de mar

⅛ de cucharadita de pimienta negra recién molida

Camote rostizado

1 camote grande

1 cucharada de aceite de oliva

½ cucharadita de sal de mar

¼ de cucharadita de pimienta negra recién molida

Sándwiches

240 gramos de carne curada de lata sin nitratos ni azúcares añadidos

1 taza de chucrut escurrido

2 rebanadas de pan de granos germinados

2 pepinillos con eneldo sin azúcares añadidos rebanados finamente (o déjalos enteros y sírvelos como guarnición)

PREPARA el aderezo: en un tazón pequeño revuelve todos los ingredientes del aderezo. Tápalo y refrigéralo por lo menos 30 minutos, o máximo toda la noche antes de servir.

PREPARA los camotes: precalienta el horno a 200 °C. Cubre una charola para horno con papel encerado.

CORTA el camote en forma de gajos. En un tazón grande revuelve el camote con el aceite de oliva, sal y pimienta. Extiende los trozos de camote en una sola capa sobre la charola y hornéalos 30 minutos, o hasta que se empiecen a dorar y se vean crujientes.

MIENTRAS, prepara los sándwiches: acomoda la carne y el chucrut en dos refractarios pequeños para horno, moldes o ramequines. Mételos al horno con el camote en los últimos 30 minutos para calentarlos.

TUESTA el pan. Unta cada rebanada de pan con ¼ de taza del aderezo aproximadamente. Saca la carne y el chucrut del horno. Divide la carne entre las dos rebanadas de pan. Agrega los pepinillos (o sírvelos aparte). Termina con el chucrut. Sirve con los gajos de camote como guarnición.

Tazón buda de garbanzos tostados y quinoa

Rinde 2 porciones

---

1 cucharadita de sal de mar

½ cucharadita de orégano seco

¼ de cucharadita de pimienta negra recién molida

¼ de cucharadita de cebolla en polvo

¼ de cucharadita de ajo en polvo

1 taza de garbanzos escurridos, enjuagados y secos, sin piel

1 cucharadita de aceite de oliva

2 tazas de mezcla de hojas verdes o lechuga romana picada

1 taza de quinoa tricolor (o de cualquier color) cocida

2 pepinos pelados, sin semillas y picados en cubos pequeños

1 pimiento morrón amarillo picado en cubos pequeños

1 taza de jitomates uva cortados a la mitad

¼ de taza de aceitunas kalamata sin hueso

4 cucharadas de hummus

1 pizca de paprika ahumada

PRECALIENTA el horno a 200 °C. Cubre con papel encerado una charola para horno con borde.

EN un tazón pequeño mezcla la sal, el orégano, la pimienta negra, la cebolla en polvo y el ajo en polvo. Agrega los garbanzos y rocía el aceite de oliva, luego revuelve bien para cubrir los garbanzos con el aceite y las especias. Extiende los garbanzos en la charola preparada y hornéalos 30 minutos, moviéndolos a la mitad del tiempo.

DIVIDE las hojas verdes entre los dos tazones. Divide la quinoa entre los tazones, acomodándola encima de la lechuga. A continuación añade el pepino, el pimiento morrón, el jitomate y las aceitunas en cantidades iguales. Termina con los garbanzos y sirve 2 cucharadas de hummus en cada tazón. Espolvorea paprika sobre el hummus y sirve.

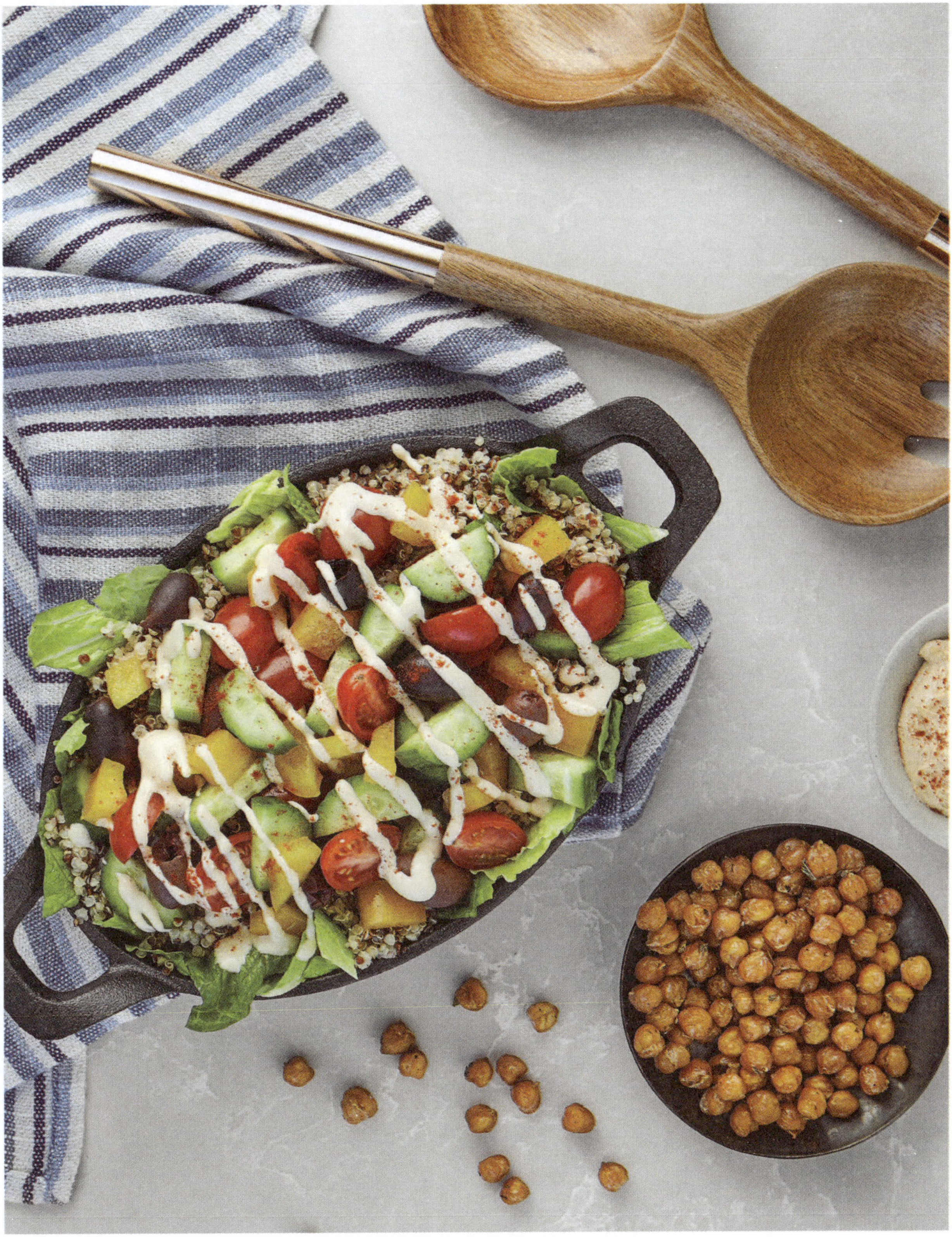

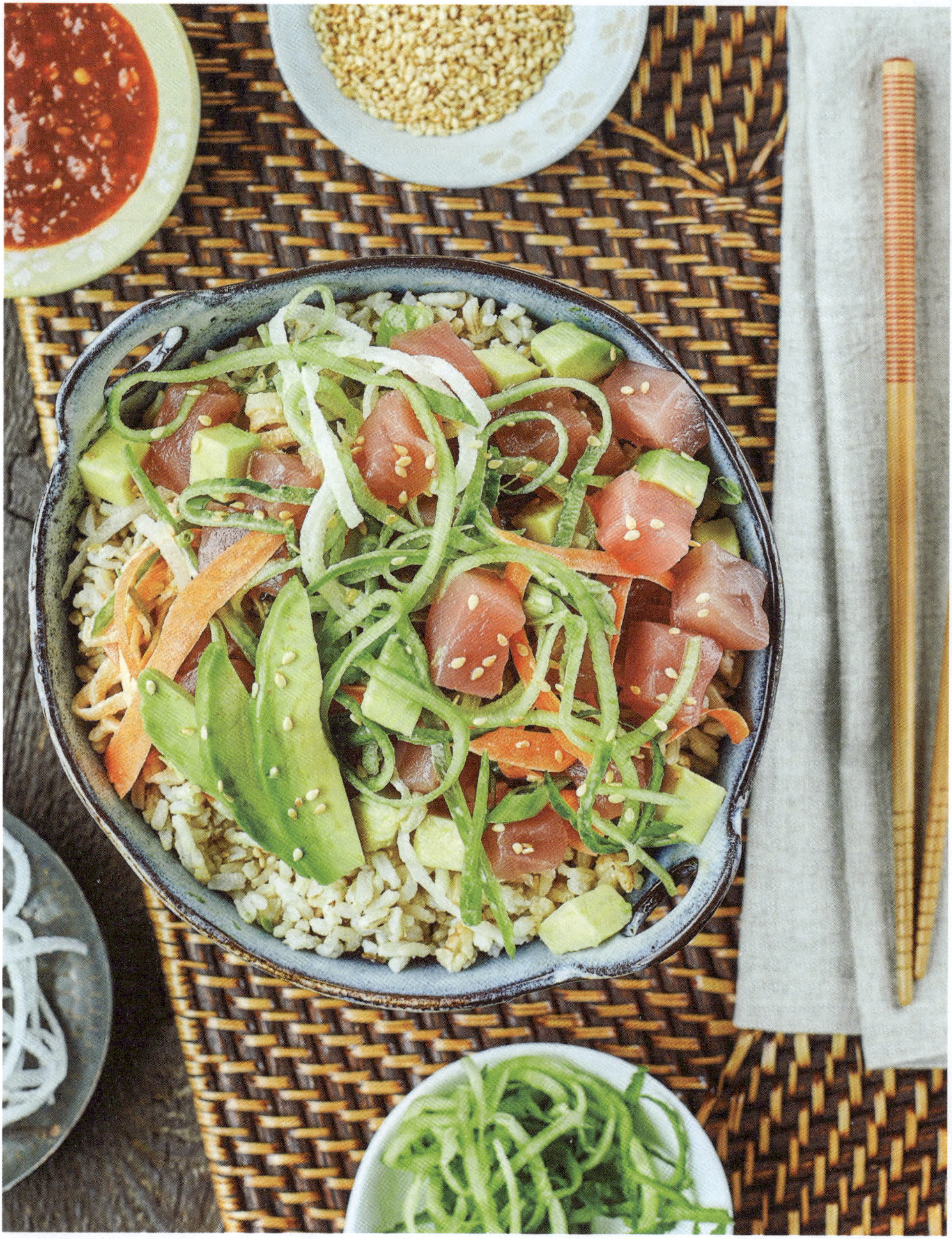

Tazón poke de atún picante y arroz integral

Rinde 4 porciones

¼ de taza de aminoácidos de coco

2 cucharadas de jengibre fresco picado muy finamente

1 cucharada de Sriracha o salsa de chile y ajo

1 cucharada de vinagre de arroz sin condimentar

1 cucharada de aceite de ajonjolí tostado

1 cucharada de semillas de ajonjolí tostadas

680 gramos de atún crudo para sashimi picado en cubos

¼ de taza de mayonesa de aguacate o mayonesa de cártamo

1 o 2 cucharadas de pasta de chile rojo

4 tazas de arroz integral cocido, frío, pero no refrigerado

½ rábano daikon mediano rallados con el Spiralizer

4 minipepinos rallados con el Spiralizer

1 zanahoria cortada en listones con un pelador

12 chícharos chinos

1 aguacate picado en cubos pequeños

2 cebollitas de cambray rebanadas finamente

EN un tazón mediano bate los aminoácidos de coco, el jengibre, la Sriracha, el vinagre, el aceite de ajonjolí y las semillas de ajonjolí. Añade el atún y revuelve para cubrirlo con la marinada. Tapa el tazón y refrigéralo 20 minutos.

EN un tazón mediano mezcla la mayonesa y la pasta de chile rojo. Agrega el atún y la marinada a la mezcla de mayonesa, y revuelve para cubrir bien el pescado. Tapa el tazón y refrigéralo 15 minutos.

PARA servir, empieza con 1 taza de arroz en cada tazón. Acomoda capas de daikon, pepino, zanahoria, chícharos chinos y aguacate en cada tazón. Saca el atún del tazón con una cuchara ranurada y divídelo entre los tazones. Rocía un poco de la marinada restante en cada tazón y decora con cebollita.

VARIACIÓN

- Si el pescado crudo no es lo tuyo, o simplemente quieres probar algo diferente, puedes sustituir el atún por 450 gramos de pollo o cerdo, marinar la carne y luego saltearla hasta que esté bien cocida.

Tazón energético de lentejas con verduras

Rinde 6 porciones

1 taza de lentejas secas

3 tazas de caldo de verduras o caldo de pollo

1 cucharada de aceite de oliva

1 cebolla morada mediana picada

3 dientes de ajo picados finamente

1 pimiento morrón rojo picado

1 taza de jitomates uva

2 tazas compactas de espinacas baby troceadas

¼ de taza de hojas de perejil fresco picadas muy finamente

1 cucharadita de sal de mar

1 cucharadita de pimienta negra recién molida

Aderezo de limón y tahini

¼ de taza de jugo de limón eureka fresco

2 cucharadas de tahini

2 cucharadas de levadura nutricional

2 cucharadas de aceite de oliva extra virgen

1 diente de ajo picado muy finamente

½ cucharadita de sal de mar

6 cucharadas de cebollitas de cambray rebanadas finamente, para servir

ENJUAGA las lentejas en un colador y pásalas a una olla profunda mediana. Agrega el caldo. Tapa la olla y permite que hierva a fuego medio-alto. En cuanto suelte el hervor, baja la flama de inmediato a fuego medio y permite que se cuezan a fuego lento, sin tapar la olla, durante 20 minutos, o hasta que las lentejas estén bien cocidas, pero todavía tengan consistencia. Escúrrelas en un colador y pásalas a un tazón grande.

EN una sartén grande calienta el aceite de oliva a fuego medio-alto. Añade la cebolla y saltéala hasta que esté suave, alrededor de 5 minutos. Agrega el ajo y saltéalo 2 minutos más. Integra el pimiento morrón y saltéalo 8 minutos más. Incorpora después los jitomates y pasa la mezcla de verduras al tazón con las lentejas. Mientras siga caliente, agrega las espinacas, el perejil, la sal y la pimienta negra, y revuelve para mezclar todo bien.

PREPARA el aderezo: en una licuadora revuelve todos los ingredientes del aderezo y licua hasta obtener una consistencia suave.

ROCÍA el aderezo sobre la mezcla de lentejas. Remueve para cubrir todo con el aderezo. Decora con la cebollita y sirve frío o caliente.

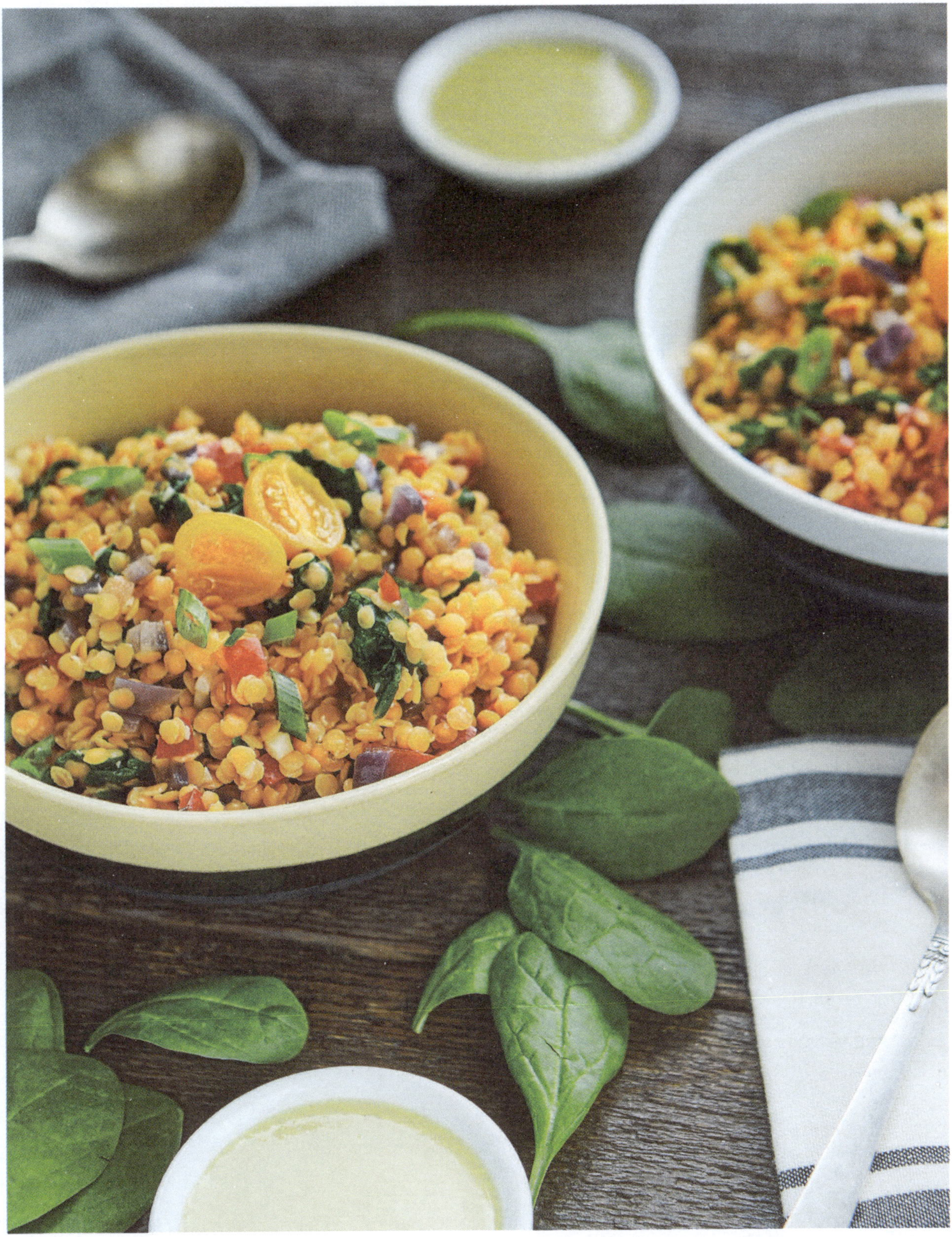

Tazón de pollo cubano con frijoles negros y quinoa

Rinde 4 porciones

PREPARA los camotes: precalienta el horno a 220 °C. Cubre una charola para horno con papel pergamino.

EN un tazón grande revuelve el camote con el polvo de arrurruz y la sal, luego añade el aceite de coco derretido y mueve para cubrir. Acomoda el camote en una sola capa sobre la charola preparada. Hornéalo entre 30 y 40 minutos, moviendo ocasionalmente, hasta que se vean dorados de los bordes.

MARINA el pollo: en una licuadora mezcla el puré de naranja, la ralladura de limón, el jugo de limón, el cilantro, el chile, el ajo, el comino, la salsa tamari, la stevia y una pizca de pimienta negra recién molida. Licua hasta obtener una consistencia suave.

PASA el pollo a un tazón y vierte ⅓ de taza de la marinada encima; reserva el resto de la marinada. Tapa el tazón y marina el pollo en el refrigerador por lo menos 20 minutos (o toda la noche).

PREPARA la salsa: mezcla los ingredientes de la salsa en un tazón. Reserva.

PREPARA la quinoa y los frijoles: calienta una sartén grande con tapa a fuego medio-alto. Agrega 2 cucharadas

(continúa)

Camote

2 camotes medianos picados en cubos

1 cucharada de polvo de arrurruz

¼ de cucharadita de sal de mar

2 cucharadas de aceite de coco derretido

Pollo y marinada

1 naranja pelada, sin semillas y hecha puré

1 cucharadita de ralladura de limón verde

½ taza de jugo de limón verde fresco

3 cucharadas de cilantro fresco picado

1 cucharada de chile rojo fresco picado muy finamente

2 dientes de ajo

1 cucharadita de comino molido

1 cucharadita de salsa tamari

3 o 4 gotas de stevia

Pimienta negra recién molida

225 gramos de pechuga de pollo sin hueso, sin piel, cortada en trozos pequeños

1 cucharada de aceite de oliva

Salsa de mango

1 mango pelado, sin hueso y picado en cubos

1 chile rojo fresco desvenado y picado muy finamente

¼ de taza de cilantro fresco picado

Jugo de ½ limón verde

Quinoa y frijoles

2 cucharadas más 1 cucharadita de aceite de oliva

2 tazas de cebolla picada

2 tazas de pimiento morrón rojo picado

¾ de taza de quinoa seca

1½ tazas de caldo de pollo

Sal de mar y pimienta negra recién molida

1 diente de ajo picado muy finamente

1 taza de frijoles negros de lata escurridos y enjuagados

Salsa

1 naranja pelada, sin semillas y hecha puré

⅓ de taza de leche de coco de lata, entera

de aceite de oliva y la cebolla. Cocina, moviendo ocasionalmente, durante 5 minutos. Añade el pimiento morrón y la quinoa. Saltéalos 5 minutos, hasta que el pimiento morrón rojo esté suave y la quinoa se vea ligeramente tostada. Vierte el caldo. Espera a que suelte el hervor, baja la flama a fuego bajo, tapa la sartén y déjalo hervir a fuego lento 15 o 20 minutos, hasta que la quinoa esté cocida. Sazona con sal y pimienta negra, y pasa la mezcla a un tazón o un plato. Agrega la cucharadita restante de aceite de oliva, el ajo, los frijoles negros y una pizca de sal y otra de pimienta negra. Cocina hasta que los frijoles estén bien calientes. Tapa la sartén y reserva para mantenerla caliente.

COCINA el pollo: saca el pollo de la marinada y sécalo con toallas de papel. En una sartén grande calienta el aceite de oliva a fuego medio-alto. Añade el pollo y cocínalo 5 minutos o hasta que se dore y esté bien cocido. Retira el pollo de la sartén y tápalo para mantenerlo caliente.

AGREGA la marinada reservada y el puré de naranja a la sartén. Permite que hierva, raspando el fondo para desprender los trocitos dorados. Añade la leche de coco y cocina la salsa 5 minutos, hasta que esté lo suficientemente espesa para cubrir el dorso de una cuchara.

PARA servir, divide equitativamente la quinoa, los frijoles negros, el pollo, el camote y la salsa entre los cuatro tazones. Rocía la salsa y sirve.

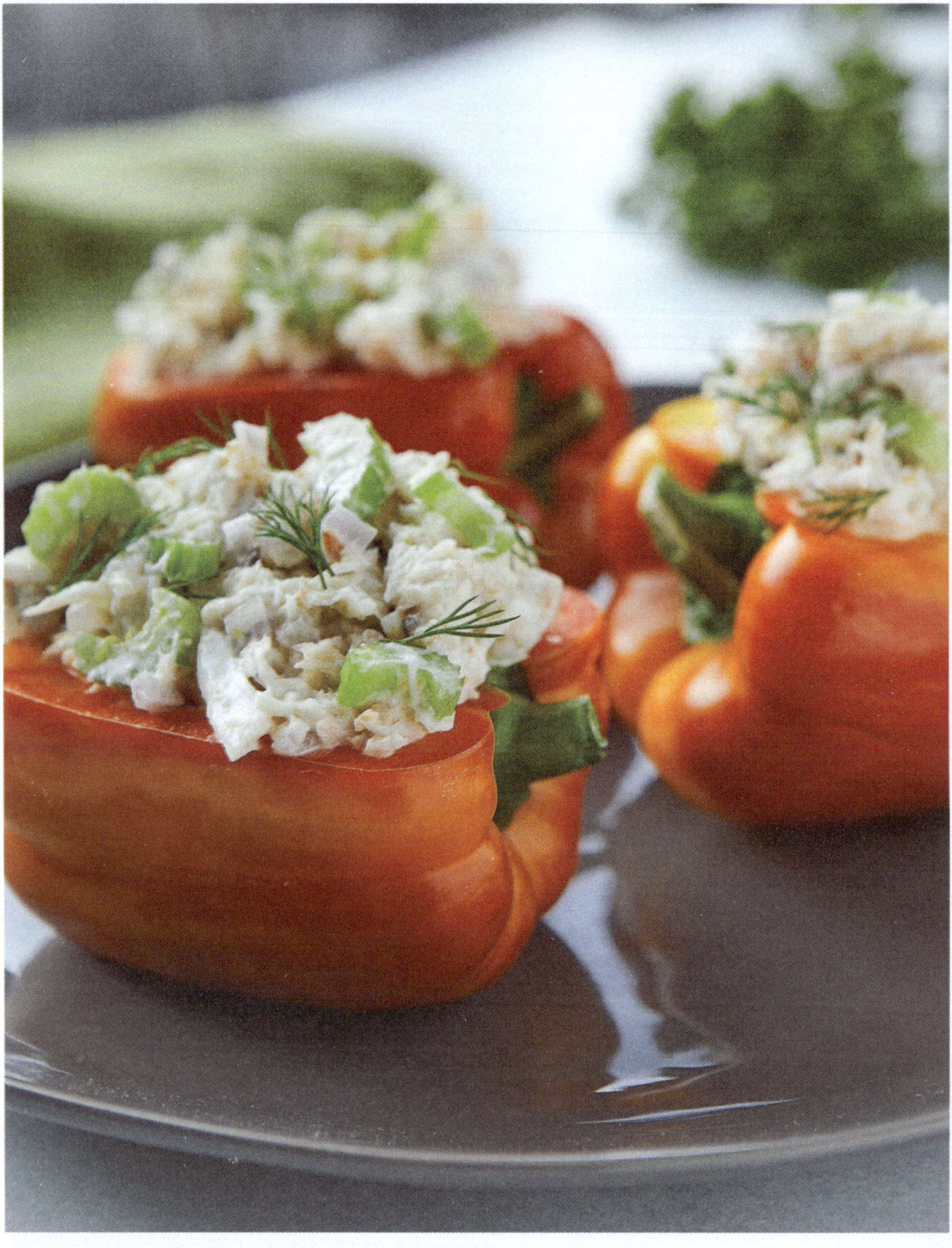

Pimientos rellenos de cangrejo

Rinde 6 porciones

340 gramos de carne de cangrejo en trozos

⅓ de taza de mayonesa de cártamo

3 tallos de apio rebanados

½ taza de hojas de perejil fresco picadas

1 chalote picado muy finamente

Ralladura y jugo de 1 limón eureka

1 cucharadita de sal de mar

½ cucharadita de pimienta negra recién molida

½ cucharadita de eneldo seco

6 pimientos morrones medianos (de cualquier color), con el tallo cortado y desvenados

EN un tazón mediano mezcla el cangrejo y la mayonesa hasta integrar bien. Añade el apio, el perejil, el chalote, el jugo de limón, la sal, la pimienta y el eneldo. Rellena los pimientos con la mezcla de cangrejo y decora con la ralladura de limón.

VARIACIÓN

- Prueba esta preparación con atún en lugar de cangrejo.

Camote con jamón

Rinde 2 porciones

PRECALIENTA el horno a 200 °C. Pica los camotes con un tenedor o un cuchillos y colócalos directamente sobre la rejilla del horno. Hornéalos hasta que estén suaves.

HAZ un corte a lo largo de cada camote y aplasta la carne ligeramente con un tenedor. Acomoda la mitad del jamón encima de cada camote. En un tazón mediano revuelve la lechuga, los jitomates, los peperoncinos, el aceite de oliva, la sal, el orégano y el tomillo. Decora el camote con la ensalada y sirve.

VARIACIONES

- Decora cada porción con 1 o 2 cucharadas de aderezo Ranch cremoso (receta en la página 286).
- Podrías prepararlo con jamón de pavo, jamón de pollo o rosbif en lugar de jamón.

2 camotes

225 gramos de jamón sin nitratos, sin azúcares añadidos, cortado en cubos pequeños

2 tazas de lechuga romana cortada en tiras

1 taza de jitomates uva cortados a la mitad (corta en cuartos los más grandes)

2 peperoncinos desvenados y rebanados finamente

2 cucharaditas de aceite de oliva extra virgen

½ cucharadita de sal de mar

½ cucharadita de orégano seco

½ cucharadita de tomillo seco

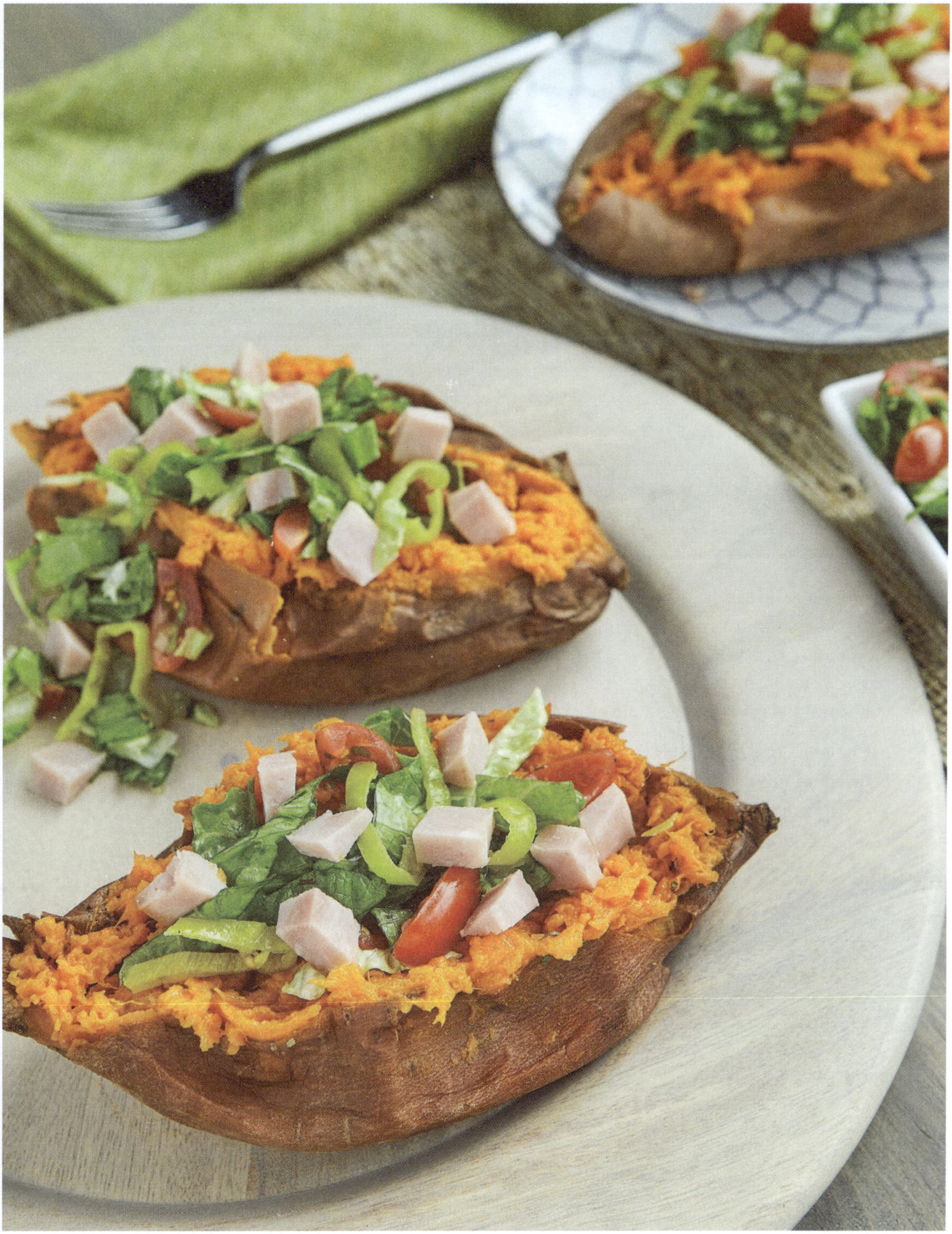

Portobellos veganos rellenos de macarrones con jalapeño y queso de nuez de la India

Rinde 4 porciones

- 1 rebanada de pan de granos germinados troceada
- 3 cucharadas de aceite de oliva
- 1 cucharadita de sal de mar
- 1 cucharadita de pimienta negra recién molida
- ⅛ de cucharadita de ajo en polvo
- ½ taza de nueces de la India crudas, remojadas en agua toda la noche y escurridas
- 1½ tazas de agua
- 2 cucharadas de levadura nutricional
- 2 cucharaditas de mostaza Dijon (sin azúcares añadidos)
- 90 gramos de pasta de arroz integral (o cualquier pasta hecha sin trigo ni maíz)
- 9 cabezas de hongos portobello

NOTA: la noche anterior a preparar esta receta deja las nueces de la India remojándose en un frasco. Escúrrelas antes de usarlas.

METE el pan a la licuadora y pulsa hasta que se haga moronas. Pasa el pan molido a un tazón e integra 1 cucharada de aceite de oliva, ¼ de cucharadita de sal, ¼ de cucharadita de pimienta y el ajo en polvo. Reserva.

EN la licuadora mezcla las nueces de la India, el agua, la levadura nutricional, la mostaza, ½ cucharadita de sal y ¼ cucharadita de pimienta, y licua hasta obtener una consistencia suave y cremosa. Reserva.

CUECE la pasta de acuerdo con las instrucciones del paquete. Reserva ½ taza del agua de la cocción y escurre la pasta. Reserva.

PRECALIENTA el horno a 190 °C. Cubre una charola para horno con papel encerado.

ACOMODA en la charola preparada las cabezas de portobello con el lado del tallo hacia abajo y hornéalas 15 minutos. Saca la charola del horno, pero déjalo encendido.

(continúa)

2 tazas de cebolla rebanada, más 1 cebolla pequeña picada finamente

5 tazas de espinacas baby

3 dientes de ajo picados muy finamente

2 chiles jalapeños desvenados y picados finamente, y más para servir

2 cucharadas de queso de nuez de la India (receta en la página 279)

EN una sartén grande antiadherente calienta 1 cucharada de aceite de oliva a fuego medio. Agrega la cebolla rebanada, el ¼ de cucharadita de sal y el ¼ de cucharadita de pimienta restantes. Cocínala, moviendo seguido, hasta que la cebolla se dore, 10 minutos aproximadamente. Añade las espinacas y revuelve hasta que se hayan ablandado por completo, entre 2 y 3 minutos. Pasa el contenido de la sartén a un tazón y reserva.

DEVUELVE la sartén al fuego. Agrega la cucharada restante de aceite de oliva y la cebolla picada. Saltéala 2 minutos. Integra el ajo y los jalapeños, y saltéalos 1 minuto más.

INCORPORA la salsa de nuez de la India y el queso crema a la sartén, moviendo para integrar. Agrega la pasta cocida y la ½ taza de agua de la cocción reservada. Cocínala 2 o 3 minutos, hasta que tenga una consistencia espesa y cremosa. Retira la sartén del fuego.

TIRA cualquier líquido restante de los portobellos en la charola para hornear y voltea las cabezas con el tallo hacia arriba. Divide la mezcla de espinacas salteadas equitativamente entre los hongos. Sigue con la mezcla de pasta y decora con el pan molido. Hornéalos 10 minutos, hasta que se calienten y estén dorados. Para servir, acompaña con más jalapeños picados, para quienes les guste más picante.

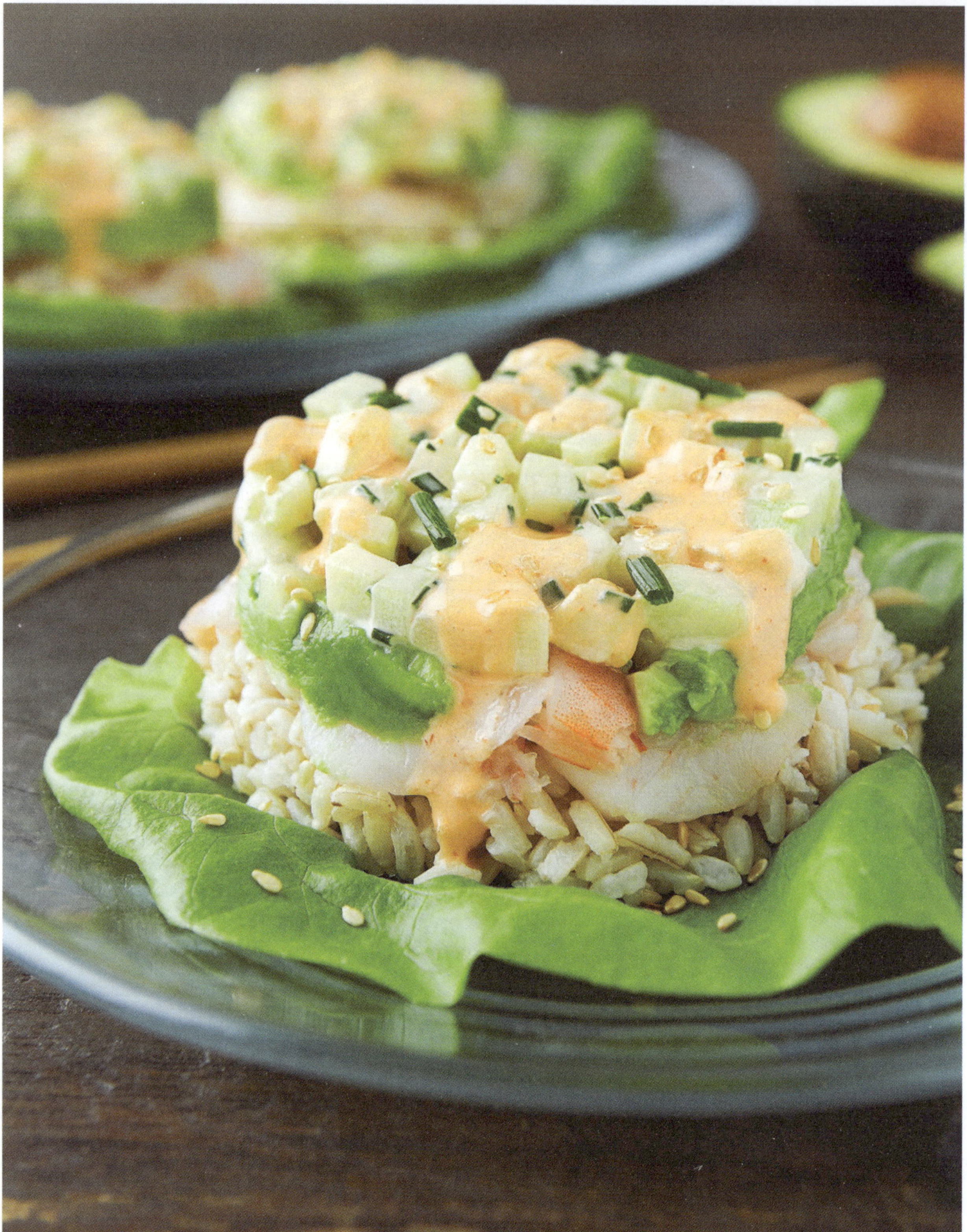

Torre de sushi picante

Rinde 2 porciones

- 1 taza de arroz integral de grano corto cocido, frío, pero no refrigerado
- 1 cucharada de vinagre de arroz sin condimentar
- 1 taza de pepino pelado, sin semillas y picado en cubos
- 2 cucharadas de mayonesa de cártamo
- 1 cucharadita de cebollín fresco picado
- 1 cucharadita de aceite de ajonjolí tostado
- ½ cucharadita de pasta de chile rojo
- 2 hojas grandes de lechuga mantequilla
- 1 aguacate pequeño picado en cubos pequeños
- 340 gramos de camarones pelados, desvenados, cocidos y cortados en trozos de 1.5 cm
- 4 cucharaditas de semillas de ajonjolí
- 2 pizcas de hojuelas de chile de árbol

SACA tres tazones pequeños. En el primero, mezcla el arroz y el vinagre. En el segundo, revuelve el pepino, 1 cucharada de mayonesa y el cebollín. En el tercero, bate la cucharada restante de mayonesa, el aceite de ajonjolí y la pasta de chile.

SACA dos platos. Acomoda una hoja de lechuga en cada uno. En una taza medidora seca equivalente a 1 taza coloca la mitad de la mezcla de pepino, luego la mitad del aguacate, la mitad de los camarones y la mitad del arroz. Compacta todo muy bien, da vuelta a la taza sobre una de las hojas de lechuga. Con cuidado, retira la taza para que el relleno conserve la forma de cilindro (quizá tengas que darle unos golpecitos suaves). Repite la operación con el resto de los ingredientes sobre la otra hoja de lechuga. Rocía cada torre con la pasta de chile y esparce las semillas de ajonjolí y las hojuelas de chile de árbol.

VARIACIONES

- Sirve acompañado de wasabi.
- Prepara la torre con quinoa en lugar de arroz integral.
- Usa atún crudo para sashimi picado en cubos en lugar de los camarones.

CENAS

Pechugas de pollo rellenas de manzana con pesto de kale

Rinde 4 porciones

1 diente de ajo

2 tazas de kale picado

½ taza de nueces de Castilla crudas

2½ cucharadas de aceite de oliva

4 cucharaditas de jugo de limón eureka fresco

½ cucharadita de hojas de tomillo fresco

¾ de cucharadita de sal de mar

¼ de cucharadita de pimienta negra recién molida

4 pechugas de pollo sin hueso, sin piel

1½ tazas de manzana pelada y rebanada finamente

8 rebanadas de tocino de pavo sin nitratos, sin azúcares añadidos

8 tazas de lechuga romana picada

PRECALIENTA el horno a 190 °C. Cubre con papel aluminio una charola para horno con borde y coloca una rejilla de metal encima.

EN una licuadora de alta potencia o un procesador de alimentos coloca el ajo para trocearlo. Añade el kale, las nueces de Castilla, el aceite de oliva, el jugo de limón, el tomillo, ½ cucharadita de sal y ⅛ de cucharadita de pimienta. Licua hasta obtener una consistencia suave; este es tu pesto.

HAZ un corte horizontal a cada pechuga de pollo, pero no la atravieses; deja un costado unido para que se pueda abrir como libro. Cubre cada pechuga con plástico autoadherible y golpéala con un mazo de cocina hasta obtener un grosor de 1 cm más o menos. Sazona ambos lados del pollo con ¼ de cucharadita de sal y ⅛ de cucharadita de pimienta. Extiende un cuarto del pesto sobre cada pechuga. Acomoda rebanadas de manzana encima. Enrolla las pechugas de pollo con las rebanadas de manzana en el interior y envuelve cada rollo con dos rebanadas de tocino, asegurándolas con palillos.

ACOMODA las pechugas de pollo encima de la rejilla preparada. Hornéalas 30 minutos. Enciende la salamandra y rostiza el pollo 5 minutos para dorar el tocino.

PARA servir divide la lechuga romana entre cuatro platos y coloca una pechuga de pollo en cada uno.

VARIACIONES

- Prepara esta receta con pechugas de pavo o falda de res en lugar del pollo.
- Prueba cambiar la manzana por pera, durazno, mandarina o ciruela.

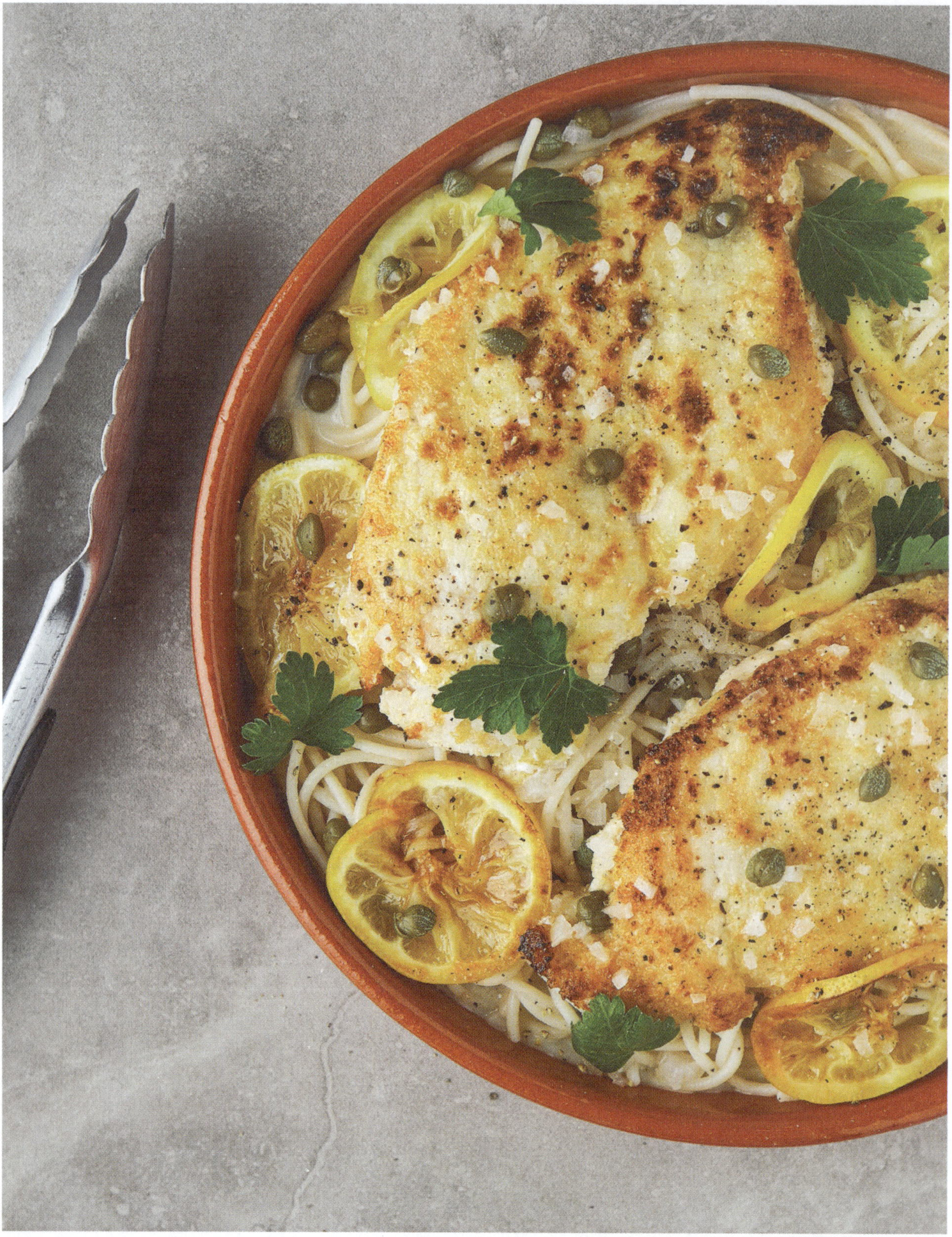

Piccata de pollo

Rinde 4 porciones

4 pechugas de pollo sin hueso, sin piel

340 gramos de pasta vermicelli (cabello de ángel) de arroz

4 cucharadas de aceite de oliva

¼ de taza de harina de avena o de harina de almendra

½ cucharadita de sal de mar

¼ de cucharadita de pimienta negra recién molida

1 chalote picado muy finamente

1 taza de caldo de pollo

Jugo de 2 limones eureka, más 8 rodajas delgadas de limón eureka

½ taza de leche de coco o crema de almendra sin endulzar

¼ de taza de alcaparras

¼ de taza de perejil fresco picado, sin tallos

PRECALIENTA el horno a 120 °C. Mete una charola para horno sin borde; la usarás para mantener el pollo caliente.

ACOMODA las pechugas de pollo entre dos hojas de plástico autoadherible y golpéalas con un mazo de cocina hasta obtener un grosor de 1.5 cm.

HIERVE agua en una olla grande a fuego alto. Añade la pasta vermicelli y cuécela de acuerdo con las instrucciones del paquete. Escúrrela y reserva.

MIENTRAS, en una sartén grande, calienta 2 cucharadas de aceite de oliva a fuego medio-alto. Pasa la harina a un tazón poco profundo o un plato, y esparce la sal y la pimienta en ella. Cubre las pechugas de pollo con la mezcla de harina, sacudiendo el exceso que puedan tener, y mete dos en la sartén. Cocínalas 4 minutos de cada lado, o hasta que el pollo esté bien cocido, dorado y crujiente. Pasa el pollo de la sartén al horno. Calienta las otras 2 cucharadas de aceite de oliva y repite la operación con las otras dos pechugas.

AÑADE el chalote a la sartén y saltéalo, moviendo continuamente, durante 2 minutos. Vierte el caldo y revuelve, raspando cualquier trozo adherido al fondo de la sartén. Incorpora el jugo de limón, la leche de coco y las alcaparras. Permite que la salsa suelte un hervor ligero y cocínala, moviendo constantemente, durante 3 minutos. Retira la sartén del fuego.

PARA servir divide la pasta entre cuatro platos. Coloca después una pechuga de pollo y cúbrela con la salsa. Decora con rebanadas de limón y perejil.

Pays de pollo individuales

Rinde 6 porciones

Salsa

4 tazas de floretes de coliflor picados finamente

1½ tazas de caldo de pollo

1 diente de ajo

2 cucharaditas de paprika

¼ de cucharadita de sal de mar

Relleno

2 cucharadas de aceite de oliva

340 gramos de pechuga de pollo sin hueso, sin piel, picada en cubos pequeños

Sal de mar y pimienta negra recién molida

3 tazas de cebolla picada en cubos

3 tazas de zanahoria picada en cubos

2 tazas de apio picado finamente

1 cucharadita de tomillo seco

½ taza de caldo de pollo

1 cucharada de vinagre de vino blanco

PRECALIENTA el horno a 180 °C. Engrasa con aceite de coco un molde de metal para panqués y colócalo sobre una charola para horno.

PREPARA la salsa: en una olla mediana revuelve la coliflor, el caldo y el ajo. Permite que hierva, baja la flama lo suficiente para mantener un hervor continuo y cuécela 15 minutos. Integra la paprika y la sal. Con cuidado, pasa la mezcla a una licuadora y hazla puré. Reserva.

PREPARA el relleno: en una sartén grande y pesada calienta 1 cucharada de aceite de oliva a fuego medio-alto. Agrega el pollo y cocínalo, moviendo ocasionalmente hasta que esté totalmente dorado. Sazona el pollo con sal y pimienta, y pásalo a un plato.

DEVUELVE la sartén al fuego. Agrega la cucharada restante de aceite de oliva, la cebolla, la zanahoria, el apio y el tomillo. Cocínalos, moviendo seguido, hasta que la zanahoria y el apio estén suaves, y la cebolla se haya dorado un poco de los bordes, 12 minutos aproximadamente.

AGREGA el caldo y el vinagre, y revuelve, raspando el fondo de la sartén para desprender los trozos dorados. Incorpora el pollo dorado y cualquier jugo que se haya acumulado en el plato, así como el puré de coliflor. Retira la sartén del fuego y sazona con sal y pimienta.

(continúa)

Masa

2¼ tazas de harina de avena

1½ tazas de harina de almendra

½ cucharadita de sal de mar

3 huevos grandes

3 cucharadas de aceite de coco

PREPARA la masa: en un procesador de alimentos coloca la harina de avena, la harina de almendra, la sal y los huevos. Procesa para mezclar (tendrá una consistencia arenosa). Añade el aceite de coco y procesa de nuevo (la mezcla debe empezar a formar grumos). Haz una bola con la masa.

APLANA la masa entre dos hojas grandes de papel encerado hasta obtener un grosor de 0.3 cm. Corta círculos de masa más grandes que la circunferencia del molde (un Tupperware o una tapa puede servir). Inserta los círculos de masa en cada tazón del molde, usando tus dedos para llenarlos por completo, y permite que la masa sobresalga un poco de cada tazón.

DIVIDE el relleno de manera equitativa entre los tazones para panqué. Enrolla los sobrantes de masa hacia el interior y corta más círculos. Cubre cada relleno con un círculo de masa, presionando los bordes para sellar la masa de arriba y abajo. Corta cualquier exceso de masa y usa los dientes de un tenedor para prensar los bordes. Haz un par de hoyos en la superficie de la corteza con el tenedor o un palillo para permitir que salga el vapor.

HORNEA los pays por 35 o 40 minutos, o hasta que se doren. Permite que se enfríen en el molde, sobre una rejilla de metal, durante 5 minutos antes de sacarlos y servir.

Pollo mediterráneo rostizado en olla de cocción lenta

Rinde 6 porciones

- 1 taza de caldo de pollo
- 6 muslos o pechugas de pollo sin hueso, sin piel
- 450 gramos de espárragos frescos cortados en trozos de 5 cm
- 240 gramos de champiñones rebanados
- 1 pimiento morrón rojo picado en cubos
- 1 pimiento morrón verde picado en cubos
- 1 cebolla morada rebanada
- 1 calabacita pequeña cortada en cuartos, a lo largo, y luego cortados a la mitad, a lo ancho
- 1 taza de jitomates cherry cortados a la mitad
- ⅓ de taza de aceitunas kalamata sin hueso
- 1 cucharada de orégano fresco picado, o 1 cucharadita seco
- 1 cucharada de albahaca fresca picada
- 1 cucharada de hojas de romero fresco picado
- ½ cucharadita de sal de mar
- ¼ de cucharadita de pimienta negra recién molida
- 1 lata (425 gramos) de frijoles cannellini escurridos y enjuagados
- 2 cucharadas de aceite de oliva
- 2 cucharadas de vinagre balsámico
- 2 cucharadas de perejil fresco picado, sin tallos

VIERTE el caldo en una olla de cocción lenta. Añade los muslos de pollo, cúbrelos con los espárragos, los hongos, el pimiento, la cebolla, la calabacita, los jitomates cherry y las aceitunas. Esparce el orégano, la albahaca, el romero, la sal y la pimienta encima de las verduras. Añade los frijoles al último. Tapa la olla y cocina el pollo a fuego bajo entre 6 y 8 horas.

SACA los muslos de pollo y déjalos en una cacerola o en un platón poco profundo. Sirve el contenido de la olla encima del pollo, rocía el aceite de oliva y el vinagre. Decora con el perejil y sirve.

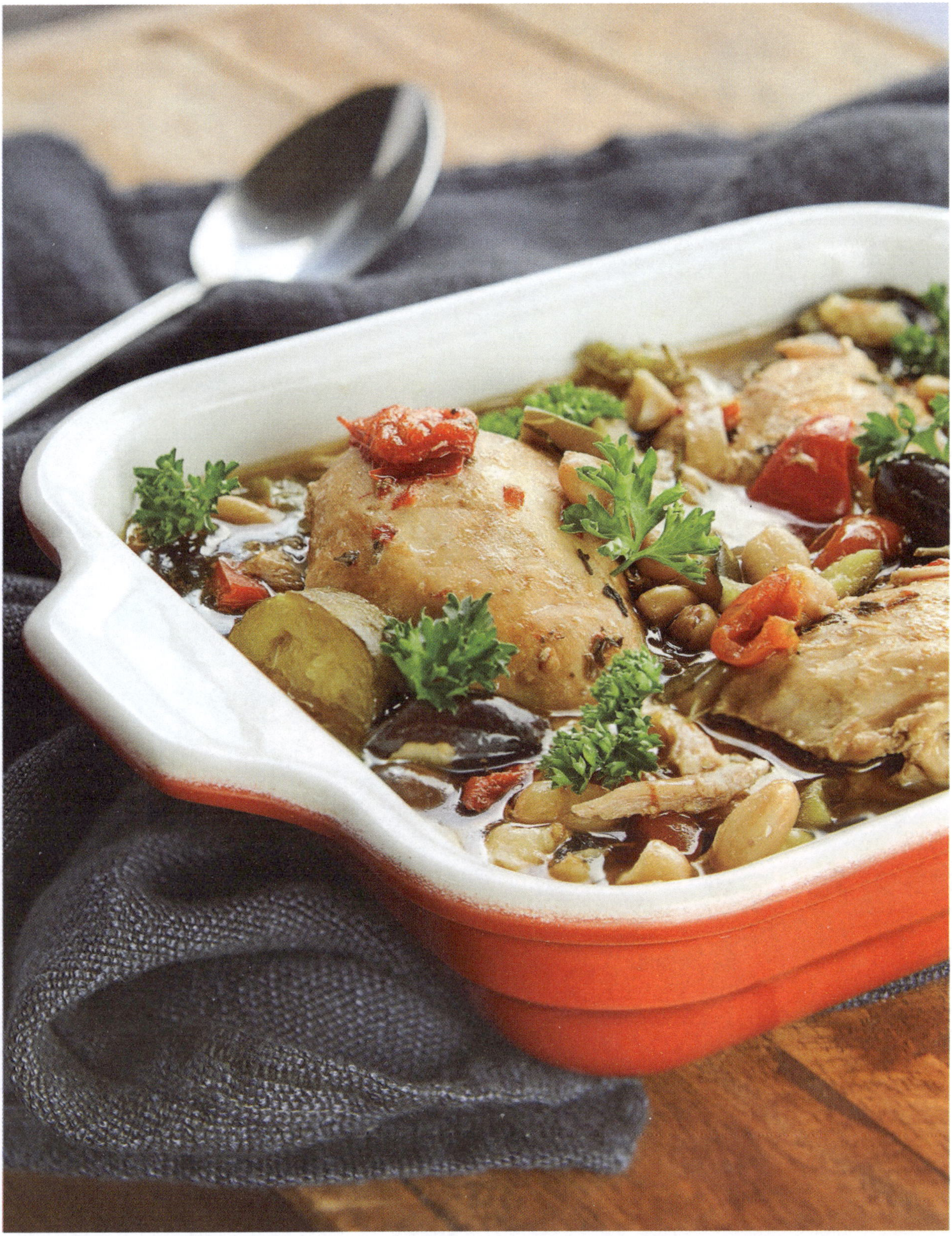

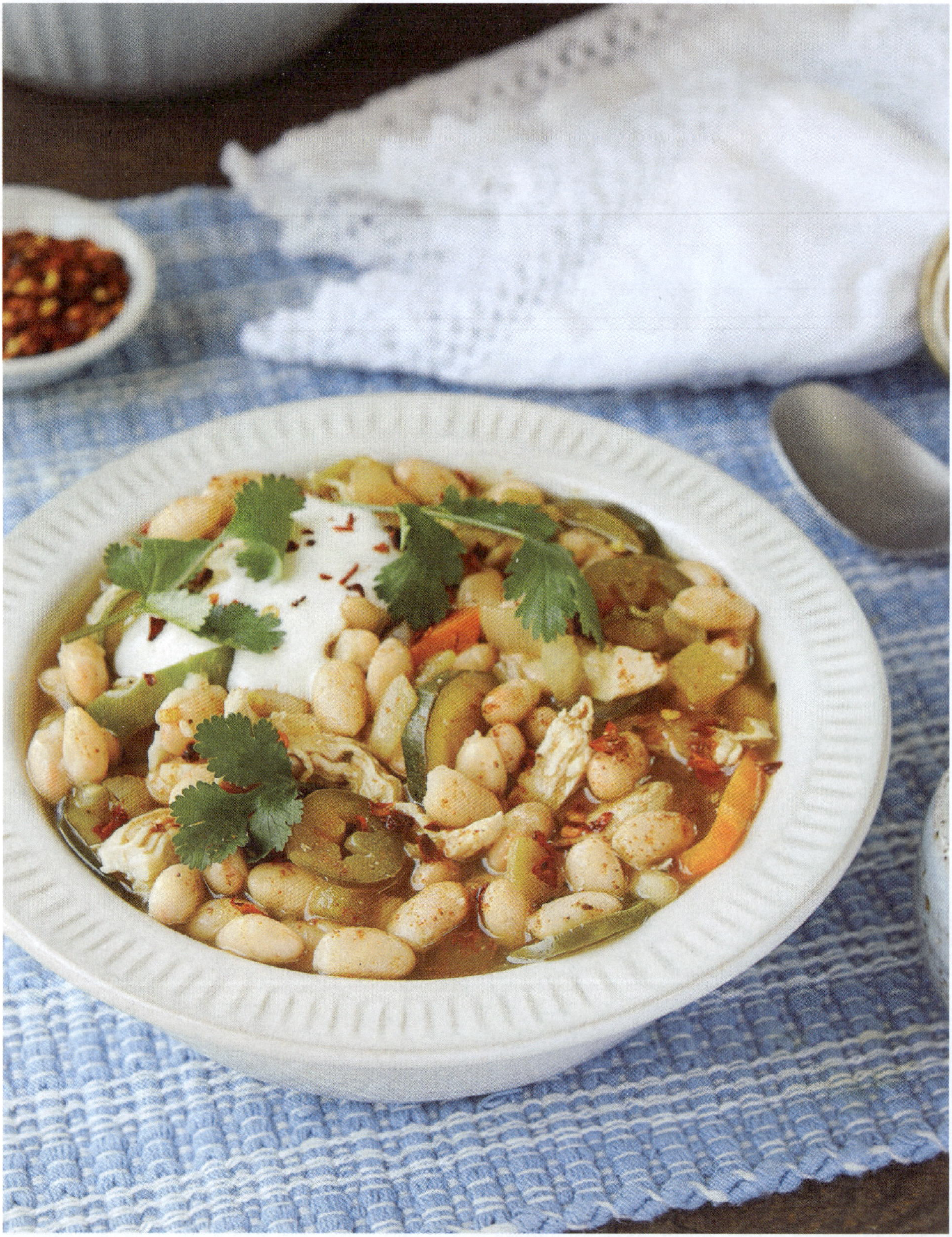

Chili blanco de pollo

Rinde 4 porciones

- 1 cucharada de aceite de oliva
- 1 cebolla blanca mediana picada en cubos pequeños
- 1 calabacita mediana picada en cubos pequeños
- 1 pimiento morrón naranja (o de cualquier color) picado en cubos pequeños
- 2 chiles jalapeños pequeños desvenados y picados muy finamente
- 1 lata (120 gramos) de chiles serranos picados
- 3 dientes de ajo picados muy finamente
- 1 cucharada copeteada de chile en polvo
- 1 cucharadita de comino molido
- 1 cucharadita de orégano seco
- 1 cucharadita de tomillo seco
- 1 cucharadita de sal de mar
- ½ cucharadita de cilantro molido
- ½ cucharadita de pimienta negra recién molida
- 4 pechugas de pollo sin hueso, sin piel
- 4 tazas de caldo de pollo
- 3 latas (425 gramos cada una) de frijoles blancos escurridos y enjuagados (ve la nota)
- ¼ de taza (4 cucharadas) de crema agria de coco (página 277) o crema agria de nuez de la India (página 278)
- 1 aguacate picado en cubos
- ½ taza de hojas de cilantro fresco picadas
- ½ o 1 cucharadita de hojuelas de chile de árbol

EN una olla grande para sopa o en una olla holandesa calienta el aceite de oliva a fuego medio. Cuando esté caliente, añade la cebolla y saltéala durante 5 minutos.

AGREGA la calabacita, el pimiento morrón y los jalapeños. Saltéalos 5 minutos más. Incorpora los chiles, el ajo, el chile en polvo, el comino, el orégano, el tomillo, la sal, el cilantro y la pimienta negra. Saltéalos 2 minutos más. Añade las pechugas de pollo y el caldo. Espera a que el chili suelte el hervor, luego baja la flama a fuego medio-bajo y tapa la olla. Déjalo hervir a fuego lento 20 minutos, o hasta que el pollo esté bien cocido.

SACA el pollo de la olla y pásalo a una tabla para picar. Con dos tenedores, deshebra la carne y devuélvela a la olla, junto con el jugo que se haya acumulado en la tabla. Agrega los frijoles. Hiérvelos, con la olla destapada, 10 minutos más.

PARA servir, llena los tazones y decora con la crema agria, el aguacate, el cilantro y las hojuelas de chile de árbol.

NOTA: haz puré una de las latas de frijoles si prefieres un chili más cremoso.

VARIACIONES

- Prepara la receta con pavo en lugar de pollo.
- Prepara una versión vegetariana reemplazando el pollo con una lata adicional de frijoles blancos.

Sopa de tortilla con pollo y frijoles negros

Rinde 6 porciones

---

1 cucharada de aceite de oliva

1 cebolla blanca picada

3 dientes de ajo picados muy finamente

1 jalapeño desvenado y picado muy finamente

3 tazas de caldo de pollo

1 lata (420 gramos) de jitomates machacados

1 lata (420 gramos) de jitomates picados con chile verde

240 gramos de pechugas de pollo sin hueso, sin piel

1 cucharadita de comino molido

1 cucharadita de chile en polvo

3 tortillas (de 20 cm cada una) de granos germinados cortadas en tiras delgadas

1 lata (420 gramos) de frijoles negros escurridos y enjuagados

¼ de taza de cilantro fresco picado

½ taza de queso de almendra rallado o cualquier otro queso sin lácteos, sin soya (comercial, o prepara el tuyo con la receta de la página 279; opcional)

1 aguacate picado en cubos

¼ de taza de crema agria de coco (página 277) o crema agria de nuez de la India (página 278) (opcional)

1 limón verde cortado en cuartos

PRECALIENTA el horno a 180 °C. Cubre una charola para horno con papel encerado.

EN una olla grande para sopa o una olla holandesa calienta el aceite de oliva a fuego medio. Agrega la cebolla y cocínala hasta que se suavice, 8 minutos aproximadamente. Añade el ajo y el jalapeño. Cocínalos 2 minutos más. Integra el caldo, los jitomates machacados, los jitomates picados con chile verde, las pechugas de pollo, el comino y el chile en polvo. Tapa la olla y espera a que suelte el hervor, luego destápala y déjala hervir a fuego lento 20 minutos más.

MIENTRAS, extiende las tiras de tortilla en la charola para horno preparada. Hornéalas hasta que estén duras, 12 minutos aproximadamente.

SACA las pechugas de pollo y pásalas a una tabla para picar. Deshebra la carne con dos tenedores. Integra el pollo deshebrado a la sopa, junto con los frijoles y el cilantro. Permite que la sopa vuelva a soltar el hervor y déjala hervir a fuego lento 10 minutos más.

SIRVE la sopa en seis tazones y complementa con el queso (si lo usas), tiras de tortilla, aguacate y crema agria (si la usas). Acompaña con cuartos de limón aparte.

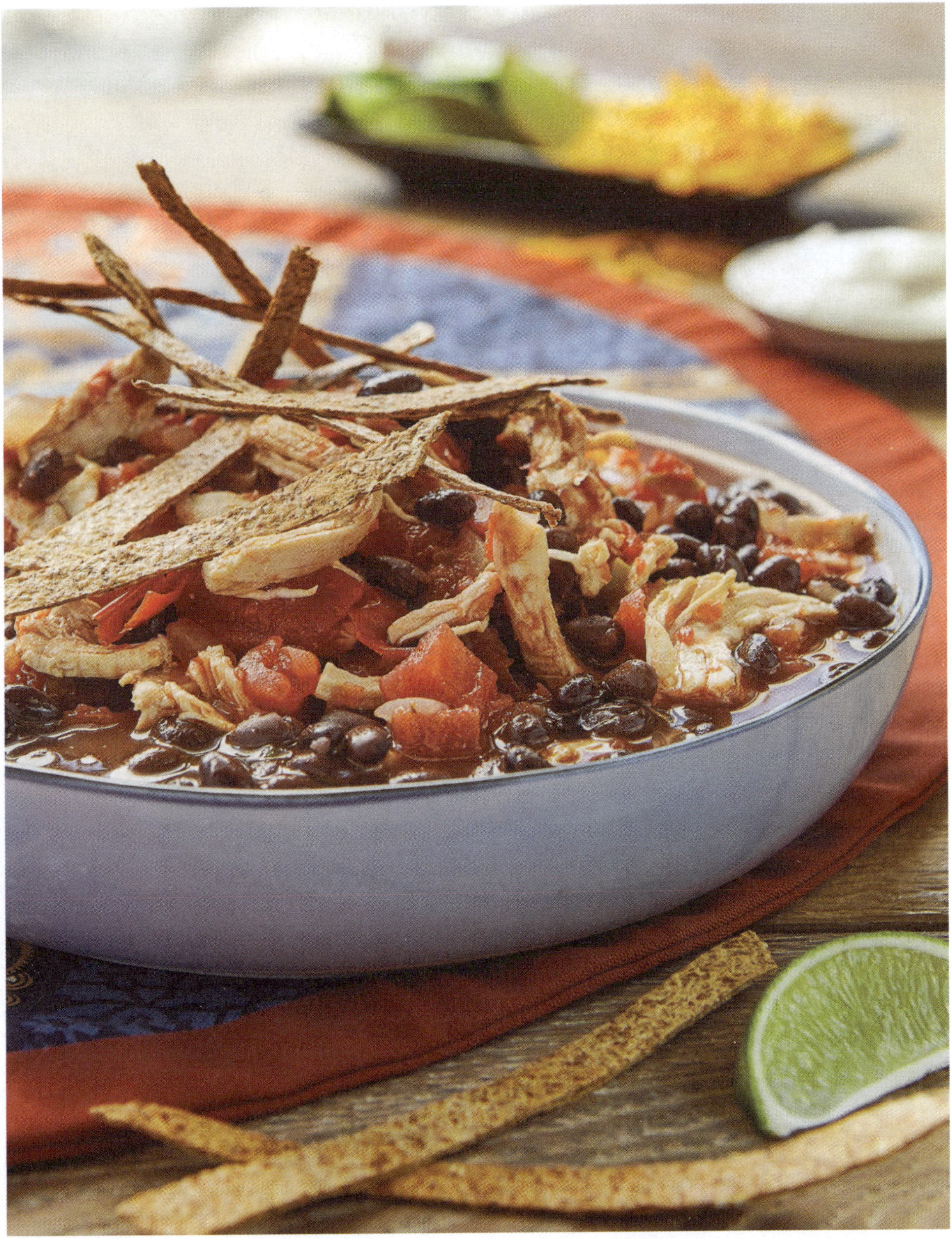

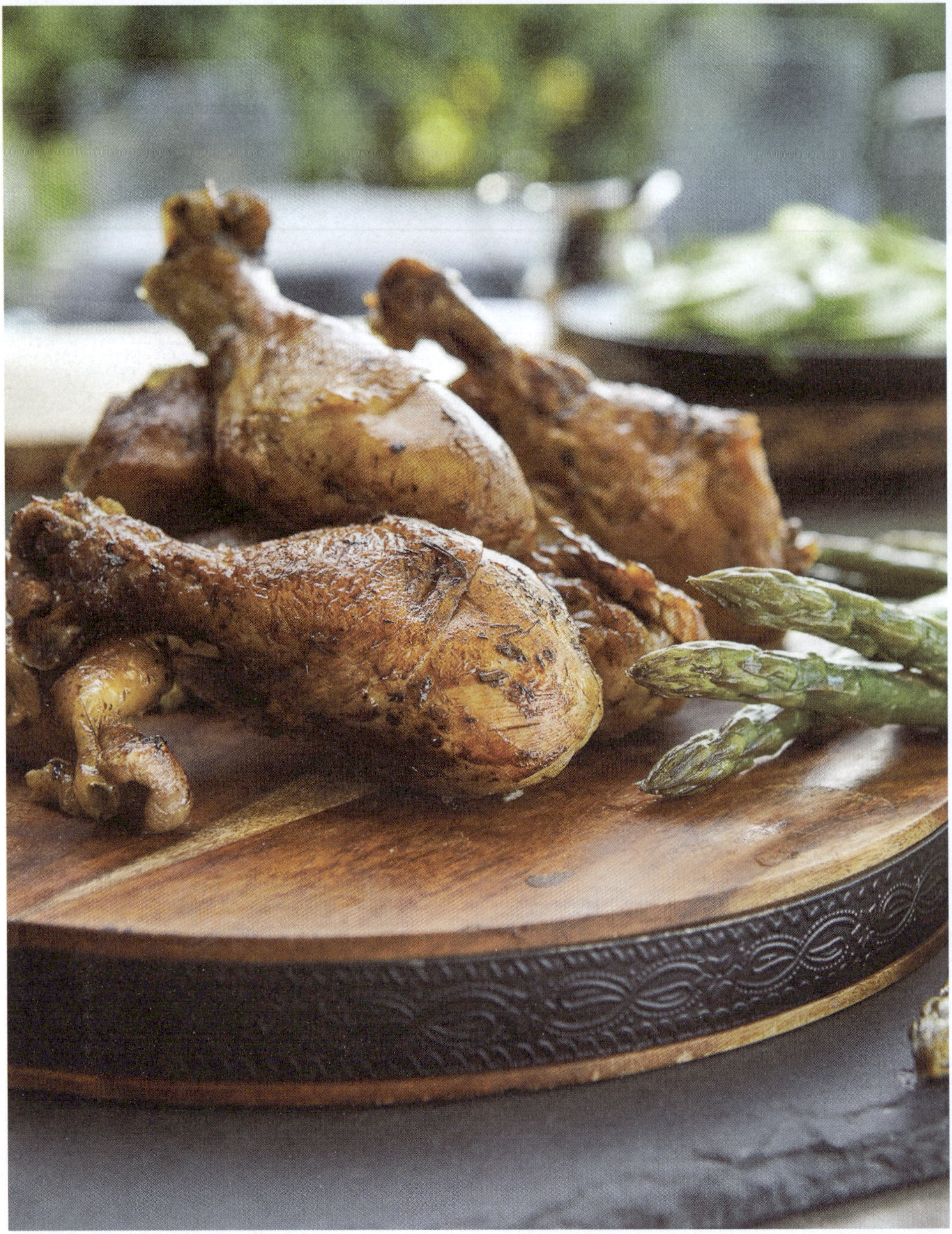

Muslos griegos en olla de cocción lenta con espárragos

Rinde 4 porciones

- 1 taza de crema agria de coco (página 277) o crema agria de nuez de la India (página 278)
- Jugo de 1 limón eureka
- 2 dientes de ajo picados muy finamente
- 4 hojas grandes de albahaca fresca picadas muy finamente
- 1 cucharadita de orégano seco
- 1 cucharadita de perejil seco
- 1 cucharadita de eneldo fresco picado
- ½ cucharadita de romero seco
- ½ cucharadita de mejorana seca
- ½ cucharadita de tomillo seco
- ½ cucharadita de canela en polvo
- ½ cucharadita de sal de mar
- ½ cucharadita de pimienta negra recién molida
- 900 gramos de muslos de pollo
- 900 gramos de espárragos sin la base dura del tallo, cortados para caber en el fondo de tu olla de cocción lenta si es necesario
- 1 cucharadita de aceite de semilla de uva

EN un tazón grande revuelve la crema agria, el jugo de limón, el ajo, la albahaca, el orégano, el perejil, el eneldo, el romero, la mejorana, el tomillo, la canela, la sal y la pimienta hasta integrar bien. Agrega los muslos y mueve para cubrir todo el pollo con la salsa.

ACOMODA los muslos en la olla de cocción lenta. Tapa la olla y cocínalos a fuego alto durante 3 horas. Agrega los espárragos y cocínalos 1 hora más.

JUSTO antes de servir, precalienta la salamandra. Engrasa ligeramente una charola para asar con el aceite de semilla de uva.

ACOMODA los muslos en una sola capa en la charola preparada. Ásalos 6 minutos, volteándolos a la mitad del tiempo.

REPARTE los muslos entre los cuatro platos. Divide los espárragos entre los platos también. Rocía encima de los espárragos cualquier salsa restante y los jugos que se hayan acumulado en la olla de cocción lenta, y sirve.

Pasta sencilla con pavo

Rinde 4 porciones

- 1 cucharada de aceite de oliva
- 240 gramos de pechuga de pavo cortada en trozos de 2 cm
- 1 cebolla amarilla mediana picada
- 4 tallos de apio rebanados finamente
- 2 zanahorias medianas a la mitad, a lo largo, y rebanadas
- 1 calabacita pequeña cortada a la mitad, a lo largo, y rebanada
- 1 taza de ejotes picados (córtalos en trozos de 1.5 cm)
- 4 dientes de ajo picados muy finamente
- 1 cucharada de polvo de arrurruz mezclado con 1 cucharada de agua
- 2 tazas de leche de almendra sin endulzar
- 2 cucharaditas de sal de mar
- ½ cucharadita de pimienta negra recién molida
- 240 gramos de penne de arroz integral

PRECALIENTA el horno a 190 °C. Cubre con papel encerado un refractario o molde para horno cuadrado de 23 cm (o un tamaño similar).

EN una sartén grande y profunda calienta el aceite de oliva a fuego medio-alto. Agrega el pavo y la cebolla. Saltéalos hasta que la cebolla se suavice, alrededor de 5 minutos. Añade el apio, la zanahoria, la calabacita, los ejotes y el ajo. Saltéalos 8 minutos, o hasta que todas las verduras estén suaves. Integra la mezcla de arrurruz, la leche de almendra, la sal y la pimienta. Baja la flama a fuego medio-bajo, tapa la sartén y permite que la salsa hierva a fuego lento durante 10 minutos.

MIENTRAS, cuece el penne de acuerdo con las instrucciones del paquete.

DESTAPA la salsa y retira la sartén del fuego. Cuela la pasta, pero no la enjuagues. Integra la pasta caliente a la salsa, luego añade el perejil y remueve para combinar todo. Transfiere la mezcla hacia el refractario preparado. Espolvorea la paprika encima. Hornea la pasta durante 30 minutos, o hasta que la salsa burbujee y apenas se empiece a dorar la superficie. Saca el refractario del horno y déjalo reposar 10 minutos antes de dividir la pasta en tazones y servir.

(continúa)

¼ de taza de perejil fresco picado muy finamente, sin tallos

½ cucharadita de paprika ahumada

VARIACIONES

- Usa pollo en lugar de pavo.
- Para una versión vegetariana, usa 1 lata (425 gramos) de frijoles blancos o garbanzos escurridos y enjuagados, en lugar del pavo.
- Puedes usar cualquier tipo de pasta, mientras no tenga trigo ni maíz.
- Usa arroz integral en lugar de la pasta.

Pollo agridulce

Rinde 4 porciones

½ taza de aminoácidos de coco

⅓ de taza de vinagre de arroz sin condimentar

⅓ de taza de cátsup sin azúcares añadidos

1 cucharada de ajo picado muy finamente

1 cucharadita de polvo de cinco especias

½ cucharadita de sal de mar

2 cucharadas de aceite de ajonjolí

450 gramos de pechuga de pollo sin hueso, sin piel, cortada en trozos de 3 a 5 cm

1 cebolla morada mediana cortada en trozos de 3 cm

2 pimientos morrones rojos cortados en trozos de 3 a 5 cm

1 pimiento morrón amarillo cortado en trozos de 3 a 5 cm

¾ de taza de piña fresca en trozos

⅔ de taza de puré piña fresca

2 cucharadas de polvo de arrurruz mezclado con ⅓ de taza de agua fría

4 tazas de arroz de coliflor cocido (ve la nota), para servir

¼ de taza de cilantro fresco picado

2 cebollitas de cambray rebanadas finamente

4 cucharaditas de semillas de ajonjolí

EN un tazón pequeño revuelve los aminoácidos de coco, el vinagre, la cátsup, el ajo, el polvo de cinco especias y la sal. Reserva.

EN una sartén grande calienta el aceite de ajonjolí a fuego medio-alto. Agrega el pollo y ásalo, sin mover, durante 2 minutos. Voltea los trozos de pollo y ásalos 2 minutos más. Incorpora la cebolla, el pimiento morrón y los trozos de piña. Ásalos 3 minutos.

INTEGRA la salsa y el puré de piña. Agrega ¼ de taza de agua caliente y permite que suelte el hervor. Baja la flama a fuego medio. Cocina, moviendo ocasionalmente, durante 10 o 15 minutos, hasta que el pollo esté bien cocido.

SACA el pollo y las verduras con una cuchara ranurada, y ponlos en un plato, dejando solo el líquido en la sartén. Integra la mezcla de arrurruz a la sartén. Espera a que hierva y cocina, moviendo seguido, hasta que la mezcla se espese, alrededor de 5 minutos. Devuelve el pollo y las verduras a la sartén, y revuelve para cubrirlos con la salsa.

PARA servir, divide el arroz de coliflor entre cuatro platos. Sigue con el pollo. Decora cada porción con cilantro, cebollita de cambray y semillas de ajonjolí.

NOTA: compra arroz de coliflor fresco o congelado del supermercado, o muele floretes de coliflor fresca en un procesador de alimentos hasta que tengan el tamaño de granos de arroz.

VARIACIÓN

- Puedes servir este pollo sobre arroz integral o quinoa en lugar del arroz de coliflor.

Ensalada cremosa de jícama

Rinde 4 porciones

- 1 taza de jícama rallada
- 1 taza de col verde rallada
- 1 taza de col morada rallada
- 1 taza de zanahoria rallada
- ½ taza de rábanos rallados
- ½ taza de mayonesa de cártamo o mayonesa de aguacate
- ¼ de taza de pepitas de calabaza crudas
- ¼ de taza de semillas de ajonjolí crudas
- ¼ de taza de hojas de cilantro fresco picadas
- Jugo de ½ limón eureka
- ½ cucharadita de paprika ahumada
- ½ cucharadita de sal de mar
- ½ cucharadita de pimienta negra recién molida

EN un tazón grande revuelve muy bien todos los ingredientes hasta que estén totalmente integrados.

VARIACIONES

- Omite la jícama en la ensalada y aumenta 1 taza la cantidad de col.

Kebabs de pavo con ensalada cremosa de jícama

Rinde 4 porciones

---

2 cucharaditas de tomillo seco

1 cucharadita de ajo en polvo

½ cucharadita de pimienta gorda en polvo

½ cucharadita de sal de mar

½ cucharadita de canela en polvo

¼ de cucharadita de pimienta negra recién molida

¼ de cucharadita de jengibre en polvo

¼ de cucharadita de nuez moscada en polvo

¼ de cucharadita de pimienta de Cayena

450 gramos de pechuga de pavo sin hueso, sin piel, cortada en cubos pequeños

1 piña grande picada en cubos, o 1 lata (560 gramos) de trozos de piña en jugo, escurrida

1 cucharadita de paprika ahumada

1 pimiento morrón rojo grande cortado en trozos pequeños

1 pimiento morrón amarillo grande cortado en trozos pequeños

2 cebollas moradas grandes cortadas en trozos pequeños

240 gramos de champiñones, hongos cremini o baby bella, con tallos, pero corta la base

Ensalada cremosa de jícama (página 205)

PRECALIENTA una parrilla a 200 °C o precalienta la salamandra de tu horno.

EN un tazón poco profundo o una bolsa resellable grande revuelve el tomillo, el ajo en polvo, la pimienta gorda, la sal, ¼ de cucharadita de canela, la pimienta negra, el jengibre, la nuez moscada y la pimienta de Cayena. Añade el pavo y mueve para cubrir. Reserva. Pasa los trozos de piña a un tazón y espolvorea la paprika y el ¼ de cucharadita de canela restante. Con brochetas de metal o de madera remojadas en agua durante 15 minutos, encaja un trozo de pavo en cada una, seguido de trozos de piña, pimientos morrones, cebolla y hongos, y repite hasta que la brocheta esté llena. Haz lo mismo con todas las brochetas.

ASA los kebabs en la parrilla durante 25 minutos, volteándolos cada 5 minutos para que se cuezan uniformemente. Si vas a usar la salamandra, rostízalos 8 minutos y voltéalos cada 2 minutos.

SIRVE con la ensalada cremosa de guarnición.

VARIACIONES

- Usa otra fruta, como durazno o sandía.
- Usa cubos de pollo o de res en lugar de pavo.
- Puedes preparar los kebabs con otras verduras, como calabacita en cubos o jitomates cherry.

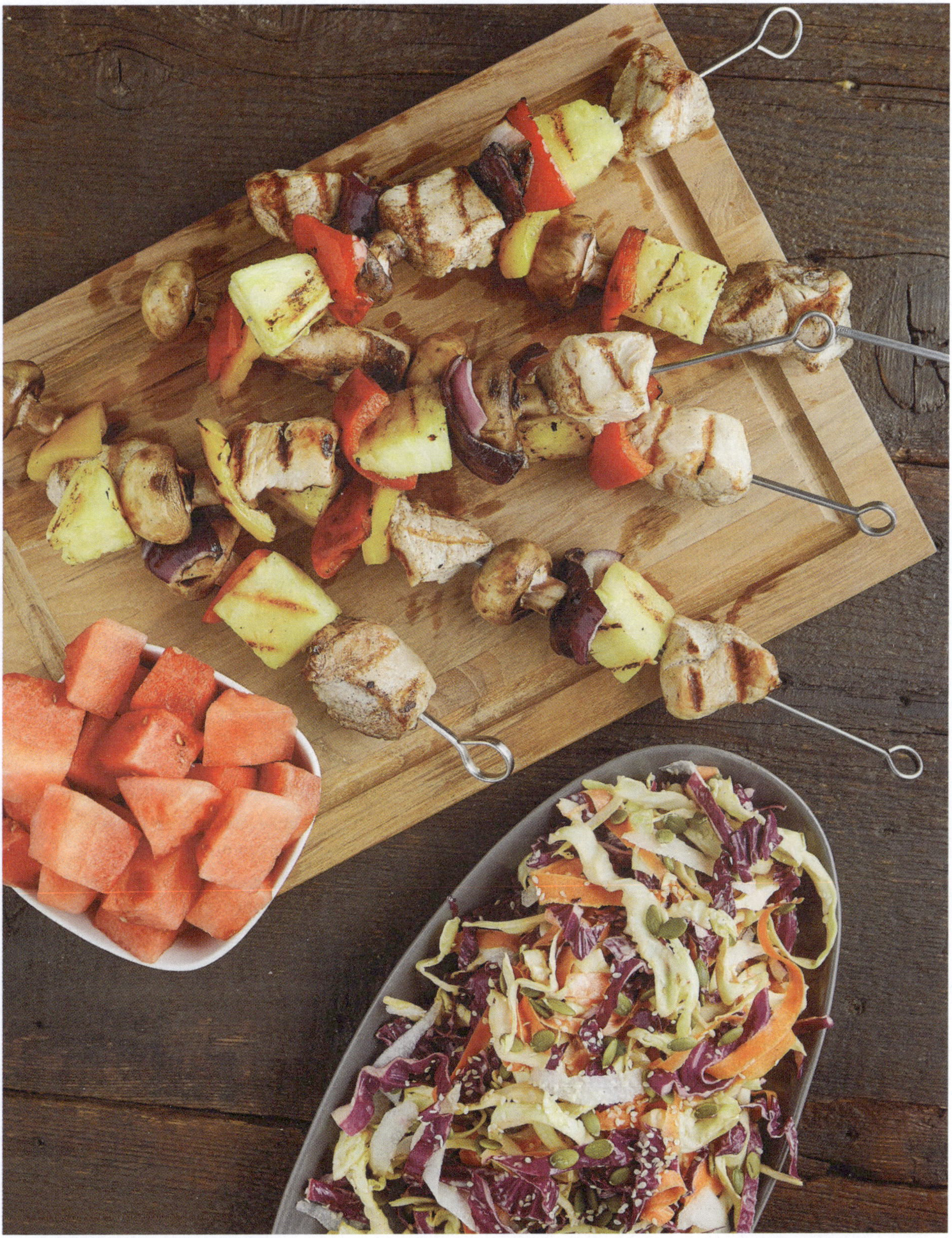

Hamburguesas vaqueras

Rinde 4 porciones

450 gramos de carne de res extra magra molida

1 zanahoria mediana rallada

4 rebanadas de tocino de pavo sin nitratos, sin azúcares añadidos, asadas y troceadas

½ taza de espinacas picadas congeladas, descongeladas y escurridas

½ cebolla morada pequeña picada finamente

2 claras de huevo

2 cucharadas de cilantro fresco picado finamente

2 cucharadas de aminoácidos de coco

1 cucharada de mostaza Dijon (sin azúcares añadidos)

1 chile jalapeño desvenado y picado muy finamente

1 diente de ajo picado muy finamente

¼ cucharadita de sal de mar

¼ de cucharadita de pimienta negra recién molida

Unos cuantos chorritos de Sriracha o la salsa picante de tu elección (opcional)

¼ de taza de avena instantánea

PRECALIENTA el horno a 200 °C. Cubre con papel encerado una charola para horno con borde.

EN un tazón grande coloca la carne de res, la zanahoria, el tocino, las espinacas, la cebolla morada, las claras de huevo, el cilantro, 1 cucharada de aminoácidos de coco, la mostaza, el jalapeño, el ajo, la sal, la pimienta y la Sriracha (si la usas). Mezcla con tus manos para integrar todo muy bien. Agrega la avena y revuelve de nuevo hasta integrar por completo. Forma cuatro tortitas con la mezcla de carne. Acomódalas en la charola preparada y hornéalas 20 minutos (o hasta tu punto de cocción preferido), volteándolas con cuidado a la mitad del tiempo. Durante los últimos 8 minutos de la cocción abre los bollos y mételos al horno, directamente sobre la rejilla del horno, para que se tuesten.

MIENTRAS, en una sartén grande, calienta el caldo a fuego medio-alto. Agrega la cebolla dulce, los champiñones, la cucharada restante de aminoácidos de coco y el vinagre. Saltéalos hasta que la cebolla esté muy suave y oscura, los champiñones se hayan encogido y todo el líquido se haya evaporado (es posible que necesites añadir más caldo durante la cocción). Retira la sartén del fuego.

EN la base de cada bollo coloca una tortita y cubre con un cuarto de la mezcla de cebolla y champiñones. Agrega cualquier otro complemento que desees. Termina con la tapa del bollo y sirve.

(continúa)

4 bollos de granos germinados

½ taza de caldo de res o caldo de verduras, o un poco más si es necesario

1 taza de cebolla dulce rebanada finamente

240 gramos de champiñones rebanados

1 cucharada de vinagre balsámico

VARIACIONES

- Puedes preparar esta receta con pavo molido.
- Acompaña la hamburguesa con camote rostizado (ve la página 168)

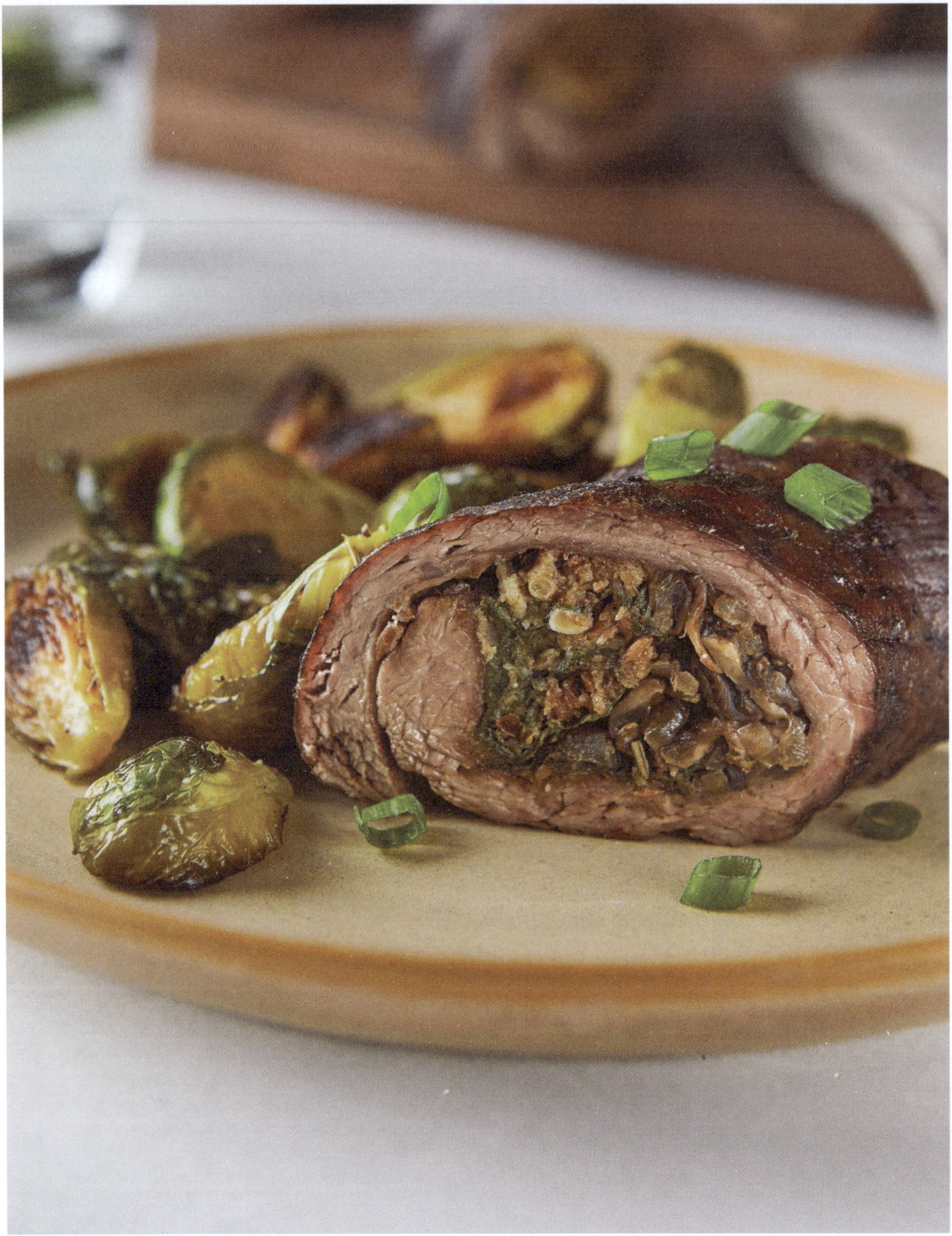

Arrachera rellena de espinacas y champiñones

Rinde 4 porciones

3 cucharadas de aceite de oliva

1½ tazas de champiñones picados finamente

½ taza de cebolla amarilla picada finamente

2 dientes de ajo picados muy finamente

1 cucharadita de hojas de romero fresco

1 cucharada de aminoácidos líquidos

1 cucharadita de sal de mar

1 cucharadita de pimienta negra recién molida

450 gramos de arrachera cortada en 4 bistecs, cada uno abierto en mariposa

1 rebanada de pan de granos germinados tostado y molido

1 taza de espinacas baby frescas

450 gramos de coles de Bruselas limpias y cortadas a la mitad

6 cucharadas de cebollita de cambray rebanada finamente

PRECALIENTA el horno a 180 °C. Cubre dos charolas para horno con papel encerado.

EN una sartén mediana calienta 1 cucharada de aceite de oliva a fuego medio-alto. Agrega los champiñones y la cebolla, y saltéalos hasta que la cebolla apenas comience a dorarse, 8 minutos aproximadamente. Añade el ajo y saltéalo 2 minutos más. Integra el romero, los aminoácidos líquidos, ½ cucharadita de sal y ½ cucharadita de pimienta. Retira la sartén del fuego y reserva.

EN una tabla grande para picar extiende los bistecs. Cubre cada uno con un cuarto de la mezcla de champiñones, extendiéndola casi hasta los bordes. Sigue con un cuarto del pan molido y ¼ de taza de las espinacas, y rocía 1 cucharada de aceite de oliva. Enrolla los bistecs bien apretados, asegurándolos con palillos, y acomódalos en una de las charolas para horno preparadas.

EN un tazón grande revuelve las coles de Bruselas con la cucharada restante de aceite de oliva y la ½ cucharadita de sal y la ½ cucharadita de pimienta restantes. Espárcelas en la otra charola para horno.

METE ambas charolas al horno, la carne en la rejilla de arriba y las coles abajo, y hornéalos 30 minutos. Saca la

(continúa)

carne del horno y tápala con papel aluminio. Enciende la salamandra y mueve las coles de Bruselas a la rejilla de arriba. Rostízalas durante 5 minutos, o hasta que se empiecen a ver crujientes (se pueden quemar muy rápido, así que obsérvalas con detenimiento). Sácalas del horno.

DESTAPA los rollos de arrachera y rebana cada uno a la mitad a lo ancho. Separa las mitades y acomódalas en forma de V en un plato. Rocía encima cualquier jugo que se haya acumulado en la charola y decora con cebollita. Sirve con las coles de Bruselas como guarnición.

Carne Stroganoff cremosa en olla de cocción lenta

Rinde 6 porciones

- 675 gramos de solomillo de res rebanado finamente
- 340 gramos de hongos cremini o baby bella rebanados
- 2 pimientos morrones rojos cortados en julianas delgadas
- 1 cebolla blanca mediana picada
- 4 dientes de ajo picados muy finamente
- 3 cucharadas de polvo de arrurruz mezclado con 2 cucharadas de agua
- 1½ tazas de caldo de res
- ¼ de taza de salsa tamari
- ¼ de taza de vinagre de vino tinto
- 1½ cucharaditas de pimienta negra recién molida
- 1 cucharadita de sal de mar
- 1 pizca de clavo de olor en polvo
- 1 pizca de pimienta de Cayena
- ½ taza de leche de coco de lata o leche de nuez de la India
- 6 tazas de arroz de coliflor cocido (ve la nota de la página 204) o arroz integral de grano largo
- ¼ de taza de perejil fresco picado

ACOMODA la carne en una olla de cocción lenta. Cúbrela con los hongos, el pimiento, la cebolla y el ajo.

EN un tazón mediano bate la mezcla de arrurruz, el caldo, la salsa tamari, el vinagre, la pimienta negra, la sal, los clavos de olor y la pimienta de Cayena, y vierte la mezcla en la olla, sobre la carne y las verduras. Tapa la olla y cocina a fuego bajo entre 6 y 8 horas. Antes de servir, agrega la leche.

DIVIDE el arroz de coliflor entre los seis tazones y sirve cucharadas de la carne Stroganoff encima de la coliflor. Decora con perejil y sirve.

VARIACIÓN

- Sirve sobre fettuccine de arroz integral.

Carne estilo Mongolia sobre arroz de coliflor

Rinde 6 porciones

- 675 gramos de arrachera en rebanadas delgadas (casi 1 cm de grosor)
- 3 cucharadas de polvo de arrurruz
- 1 cucharada de aceite de semilla de uva, más el necesario para el arroz de coliflor
- 3 o 4 dientes de ajo picados muy finamente
- 2 cucharaditas de jengibre fresco picado muy finamente
- ⅓ de taza de agua
- ⅓ de taza de salsa tamari
- ⅓ de taza de xilitol
- 1 o 2 cucharaditas de pasta de chile rojo
- 2 tazas de zanahoria rallada
- 2 tazas de pimiento morrón rojo cortado en julianas
- ¾ de taza más ½ taza de cebollitas de cambray rebanadas (rebana al sesgo trozos de 3 cm)
- 8 tazas de arroz de coliflor (ve la nota, página 204)
- 2 cucharadas de semillas de ajonjolí

EN un tazón grande o una bolsa de plástico resellable revuelve las tiras de carne con el arrurruz.

EN el fondo de una olla de cocción lenta revuelve el aceite de semilla de uva, el ajo, el jengibre, el agua, la salsa tamari, el xilitol y la pasta de chile. Añade la carne, la zanahoria, el pimiento morrón y ¾ de taza de cebollitas de cambray. Remueve para cubrir todo.

TAPA la olla y cocina a fuego alto durante 3 o 4 horas, o a fuego bajo durante 6 horas, hasta que la carne esté bien cocida y suave.

CUANDO estés listo para servir, calienta una sartén grande a fuego medio-alto, añade una cucharada o dos de aceite (o caldo) y saltea el arroz de coliflor 3 o 4 minutos, hasta que se suavice.

SIRVE la mezcla de carne sobre el arroz de coliflor cocido, esparce el resto de la cebollita y las semillas de ajonjolí.

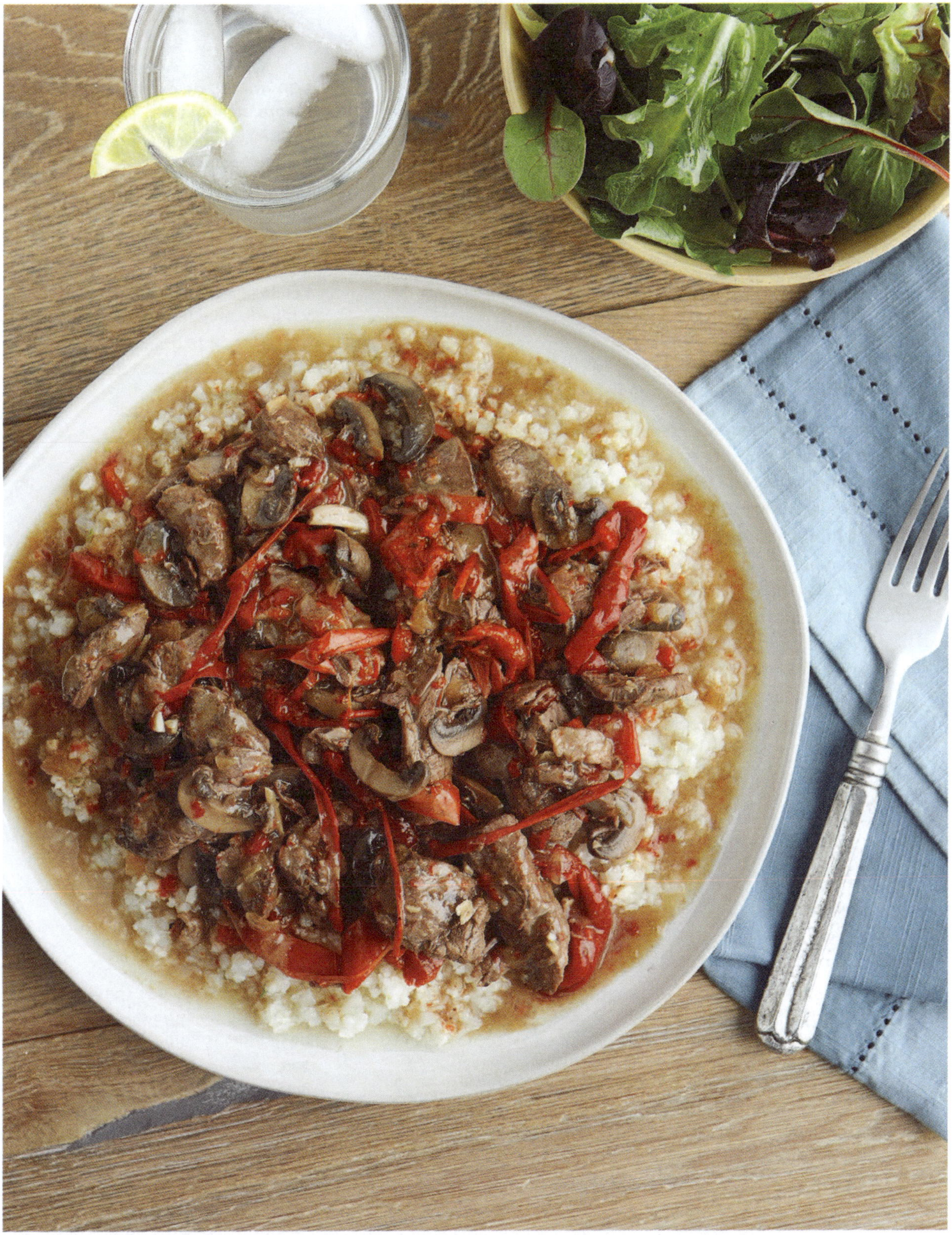

Guiso de pasta y carne

Rinde 8 porciones

- 900 gramos de carne de res magra molida
- 1 cebolla blanca grande picada finamente
- 1 pimiento morrón verde picado en cubos pequeños
- 1 pimiento morrón rojo picado en cubos pequeños
- 1 chile jalapeño desvenado y picado muy finamente
- 2 latas (de 425 gramos cada una) de jitomates asados al fuego picados
- 1 lata (425 gramos) de frijoles negros escurridos y enjuagados
- 1 taza de salsa roja
- 1 taza de caldo de pollo o caldo de verduras
- ⅓ de taza más 1 cucharada de levadura nutricional
- 1 cucharada de chile en polvo
- 2 cucharaditas de orégano seco
- 1 cucharadita de chile chipotle en polvo
- 1 cucharadita de ajo en polvo
- 1 cucharadita de cebolla en polvo
- ½ cucharadita de comino molido
- ½ cucharadita de sal de mar
- ½ cucharadita de pimienta negra recién molida
- 4 tazas de penne de arroz integral cocido
- Crema agria de coco (página 277) o crema agria de nuez de la India (página 278)
- 2 cucharadas de jugo de limón verde fresco
- ½ taza de hojas de cilantro fresco picadas

PRECALIENTE el horno a 180 °C. Cubre un refractario para horno de 23 × 33 cm con papel encerado.

EN una sartén grande separa la carne molida y agrega la cebolla. Saltéalas a fuego medio-alto hasta que la carne se dore y la cebolla esté suave, alrededor de 8 minutos. Agrega el pimiento y el jalapeño. Saltéalos hasta que el pimiento esté suave, 5 minutos aproximadamente. Integra el jitomate, los frijoles negros, la salsa, el caldo, ⅓ de taza de levadura nutricional, el chile en polvo, el orégano, el chile chipotle en polvo, el ajo en polvo, la cebolla en polvo, el comino, la sal y la pimienta negra. Espera a que la mezcla suelte el hervor y cocina, moviendo ocasionalmente, durante 10 minutos. Retira la sartén del fuego e incorpora la pasta cocida. Pasa la mezcla al refractario preparado. Hornéala hasta que burbujee, 25 minutos aproximadamente.

MIENTRAS, en un tazón mediano, bate la crema agria, el jugo de limón y la cucharada restante de levadura nutricional.

CUANDO el guiso esté listo, sácalo del horno y rocía encima la mezcla de crema agria. Esparce el cilantro para decorar. Divide las porciones y sirve.

VARIACIONES

- Prepara esta receta con pavo molido o salchicha de pavo sin nitrato ni azúcares añadidos.
- Elimina la carne y duplica la cantidad de frijoles negros para tener una versión vegetariana.

Espagueti a la boloñesa

Rinde 4 porciones

---

1 cucharada de aceite de oliva

450 gramos de carne de res extra magra molida

1 cebolla amarilla picada

1 pimiento morrón verde picado finamente

450 gramos de champiñones rebanados finamente

3 dientes de ajo picados muy finamente

2 tazas de caldo de res o caldo de verduras

1 lata (425 gramos) de jitomates asados al fuego picados

1 lata (240 gramos) de salsa de tomate

1 lata (120 gramos) de pasta de tomate

2 cucharaditas de orégano seco

1 cucharadita de albahaca seca

1 cucharadita de sal de mar

½ cucharadita de tomillo seco

¼ de cucharadita de pimienta negra recién molida

240 gramos de espagueti de arroz integral (o cualquier otro tipo de pasta que no sea de trigo ni de maíz)

Levadura nutricional, para servir (opcional)

EN una olla grande calienta el aceite de oliva a fuego medio. Añade la carne molida, la cebolla y el pimiento. Saltéalos hasta que las verduras estén suaves, 7 minutos aproximadamente. Agrega los champiñones y saltéalos hasta que reduzcan su tamaño, alrededor de 5 minutos. Incorpora el ajo y saltéalo 2 minutos más. Integra el caldo, el jitomate picado, la salsa de tomate, la pasta de tomate, el orégano, la albahaca, la sal, el tomillo y la pimienta. Permite que suelte el hervor, baja la flama a fuego mediobajo y déjalo hervir a fuego lento durante 30 minutos.

MIENTRAS, cuece el espagueti de acuerdo con las instrucciones del paquete. Escurre y enjuaga la pasta, y luego divídela entre cuatro platos. Termina cada uno con un cuarto de la salsa. Decora con levadura nutricional si lo deseas y sirve.

VARIACIONES

- Prepara esta receta con pavo molido o salchicha de pavo molida sin nitratos, sin azúcares añadidos, en lugar de la carne molida.
- Si deseas una salsa más dulce, añade 1 zanahoria rallada pequeña o 2 cucharaditas de xilitol, o ambas, a la salsa cuando integres el caldo y los jitomates.

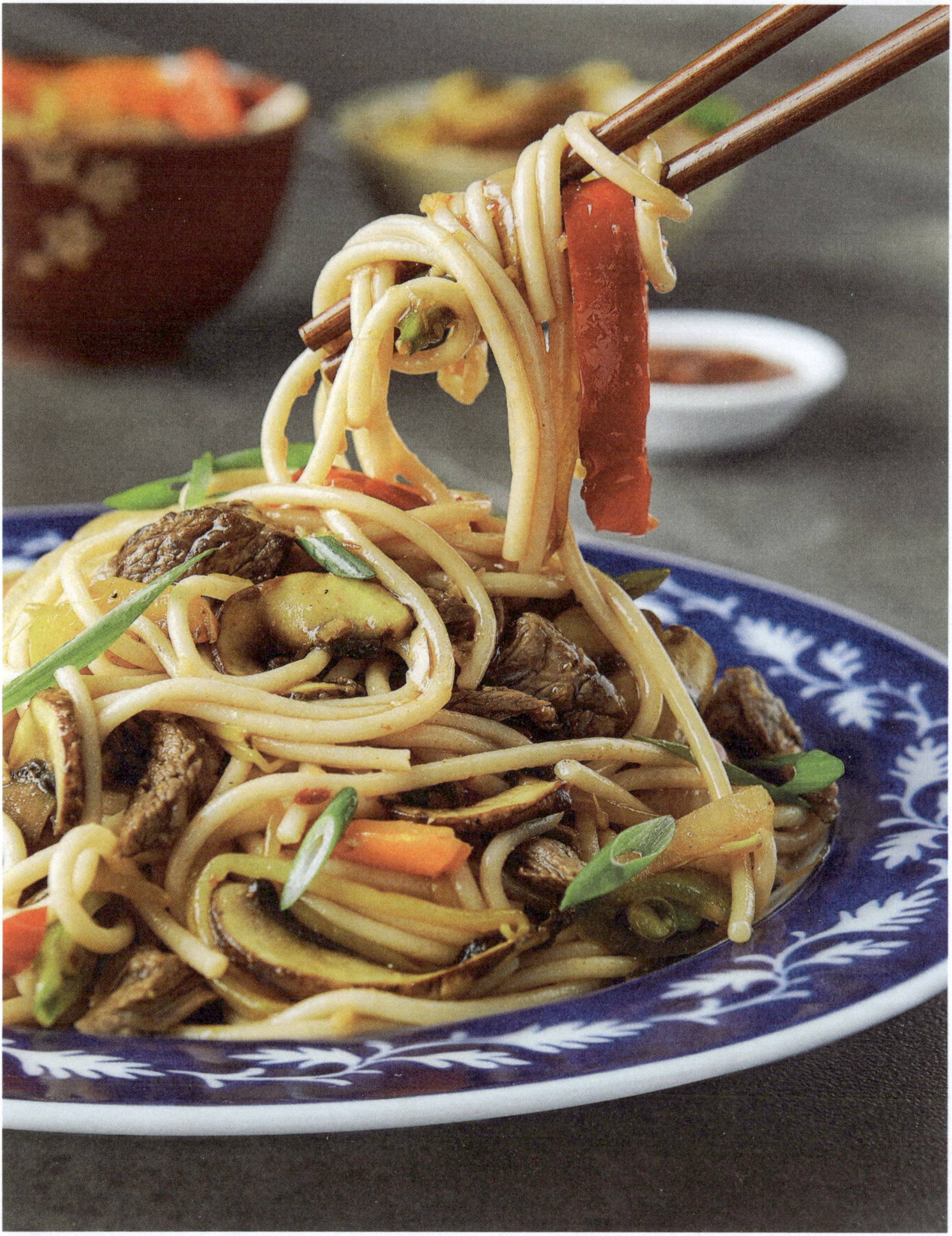

Lo mein de res

Rinde 2 porciones

PREPARA la salsa: en un tazón pequeño bate todos los ingredientes de la salsa hasta obtener una consistencia suave. Reserva.

PREPARA el lo mein: cuece la pasta vermicelli de acuerdo con las indicaciones del paquete.

EN una sartén grande antiadherente saltea la carne a fuego medio-alto durante 2 minutos, o hasta alcanzar el punto de cocción de tu preferencia. Pasa la carne a un plato.

EN la misma sartén revuelve el pimiento morrón, el germen de soya, el curry en polvo y el caldo (agrega más si es necesario, para evitar que se pegue). Sofríelos durante 3 minutos. Añade los hongos y los chícharos tiernos. Sofríelos 2 minutos más, o hasta que las verduras tengan un color brillante y estén suaves, pero con textura. Integra la salsa y devuelve la carne a la sartén, junto con los jugos que se hayan acumulado en el plato. Revuelve y cocina a fuego lento hasta que la salsa se espese, 8 minutos aproximadamente. Esparce la cebollita y sirve.

Salsa

1 taza de caldo de pollo

¼ de taza de salsa tamari

2 cucharaditas de ajo picado muy finamente

2 cucharaditas de jengibre fresco picado muy finamente

1 cucharadita de polvo de arrurruz

½ cucharadita de pasta de chile rojo (más o menos, dependiendo de qué tan picante lo prefieras)

Lo mein

120 gramos de vermicelli (cabello de ángel) de arroz integral crudo

240 gramos de carne de res rebanada finamente

2 pimientos morrones (de cualquier color) rebanados finamente

2 tazas de germen de soya

1 cucharadita de curry en polvo

2 cucharadas de caldo de pollo, más el necesario

1 taza de hongos shiitake rebanados

1 taza de chícharos tiernos cortados en tiras

½ taza de cebollitas de cambray rebanadas

Chili verde poblano de cerdo en sartén

Rinde 4 porciones

8 tomates verdes sin cáscara y bien lavados

4 chiles poblanos abiertos a la mitad, a lo largo, y desvenados

3 chiles Anaheim, o Nuevo México, abiertos a la mitad, a lo largo, y desvenados

3 chiles jalapeños abiertos a la mitad, a lo largo, y desvenados

2 dientes de ajo con cáscara

1 cebolla blanca pequeña cortada a la mitad

½ taza de jugo de limón verde fresco

¼ de taza de hojas de cilantro fresco picadas

½ cucharadita de sal de mar

1 cucharada de aceite de oliva

450 gramos de lomo de cerdo cortado en trozos

2 cucharaditas de orégano seco (mexicano o cualquier tipo)

1 cucharadita de comino molido

½ cucharadita de chile chipotle en polvo

PRECALIENTA la salamandra. Cubre con papel encerado una charola para horno con borde.

ACOMODA los tomates verdes y todos los chiles en la charola preparada, con los cortes hacia arriba, y añade el ajo. Rostízalos hasta que todas las verduras estén muy suaves y asadas, alrededor de 12 minutos, volteando los tomates cada 2 minutos. Saca la charola del horno, Deja los chiles en una bolsa de papel y enróllala para cerrarla (esto ayudará a que el vapor desprenda la piel). Cuando los chiles estén lo suficientemente fríos para manipularlos, pela la piel (pasarlos por agua fría lo facilita; si no puedes retirarla toda, está bien). Pasa la mitad de los chiles y la mitad de los tomates, además de los jugos de la charola, a una licuadora. Añade la mitad de la cebolla y los dientes de ajo pelados. Añade el jugo de limón, el cilantro y la sal. Licua hasta obtener una consistencia suave. Pica en trozos los demás chiles, los tomates y la cebolla restantes, manteniendo aparte la cebolla.

EN una sartén grande calienta el aceite de oliva a fuego medio. Añade el lomo de cerdo, el resto de la cebolla, el orégano, el comino y el chipotle en polvo. Saltéalos hasta que la cebolla esté suave y el lomo bien cocido y ligeramente dorado. Vierte la mezcla licuada de chiles y tomates, los chiles y los tomates picados, y el caldo encima del cerdo, y revuelve para integrar. Permite que

(continúa)

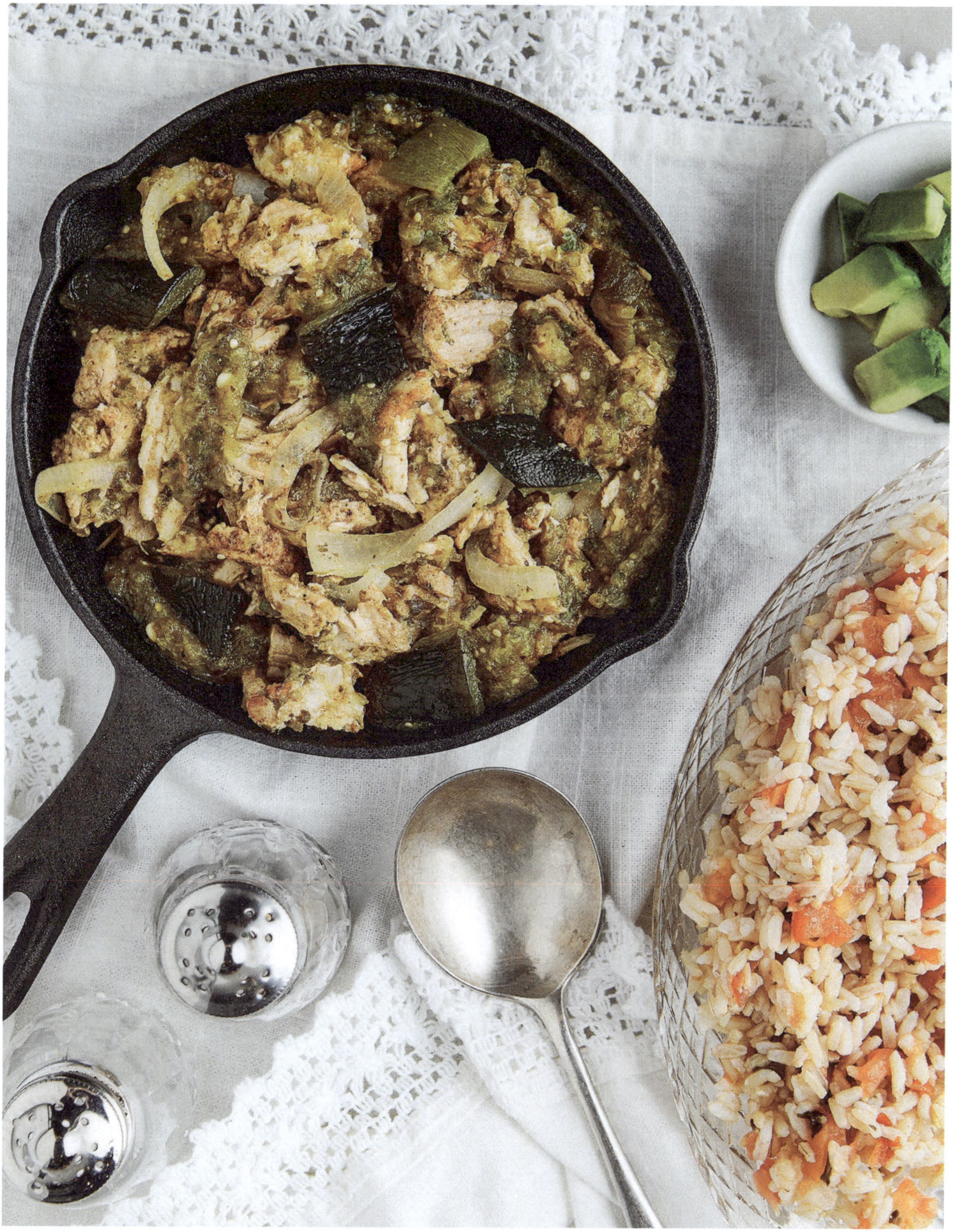

1 taza de caldo de pollo

2 tazas de arroz integral de grano largo cocido

4 cucharadas de salsa roja

1 aguacate picado en cubos

la mezcla suelte el hervor, luego baja la flama a fuego medio-bajo. Tapa la sartén y cocina, moviendo con frecuencia, durante 20 minutos.

DIVIDE el arroz entre los cuatro tazones. Vierte 1 cucharada de salsa roja en cada tazón y revuélvela con el arroz. Reparte la mezcla de cerdo entre los tazones, encima del arroz. Decora con el aguacate picado y sirve.

Tajín de cordero picante

Rinde 8 porciones

900 gramos de cordero molido

2 cebollas amarillas rebanadas finamente

1 pimiento morrón amarillo cortado en juliana

4 dientes de ajo picados muy finamente

1 trozo (3 cm) de jengibre fresco pelado y picado muy finamente

1 cucharada de cúrcuma en polvo

1 cucharada de comino molido

1 cucharada de cilantro molido

1 cucharada de paprika

1 cucharada de harissa o pasta de chile rojo

1 cucharadita de sal de mar

½ cucharadita de canela en polvo

¼ de cucharadita de pimienta negra recién molida

¼ de cucharadita de cardamomo en polvo

4 tazas de caldo de verduras

1 lata (800 gramos) de jitomates machacados

¼ de taza de pasta de tomate

4 tazas de quinoa blanca cocida

½ taza de aceitunas kalamata sin hueso

½ taza de almendras crudas fileteadas

½ taza de hojas de cilantro fresco picadas

EN una sartén grande con tapa saltea el cordero y la cebolla a fuego medio hasta que la carne se dore y la cebolla esté suave, 5 minutos aproximadamente. Agrega el pimiento morrón y saltéalo hasta que esté suave, alrededor de 3 minutos. Añade el ajo y el jengibre. Saltéalos 2 minutos más. Integra la cúrcuma, el comino, el cilantro, la paprika, la harissa, la sal, la canela, la pimienta negra y el cardamomo. Revuelve para cubrir las verduras con las especias. Añade el caldo, los jitomates machacados y la pasta de tomate. Mueve para combinar todo y permite que la mezcla suelte un ligero hervor. Baja la flama a fuego medio-bajo, tapa la sartén y cocina 30 minutos. Retira la tapa y sube la flama a fuego medio-alto. Cocina, moviendo con frecuencia para evitar que se pegue, hasta que el tajín esté espeso como un guiso, 10 minutos aproximadamente.

DIVIDE la quinoa entre los ocho tazones y sirve el tajín encima. Esparce 1 cucharada de aceitunas, 1 cucharada de almendras y 1 cucharada de cilantro en cada tazón.

VARIACIONES

- Prepara esta receta con carne de res molida o pechuga de pollo deshebrada en lugar de cordero.
- Para una versión vegetariana, prepara esta receta con dos camotes pelados y picados en cubos, en lugar de la carne.
- En lugar de las aceitunas, puedes decorar el guiso con chabacanos frescos, sin hueso, picados.

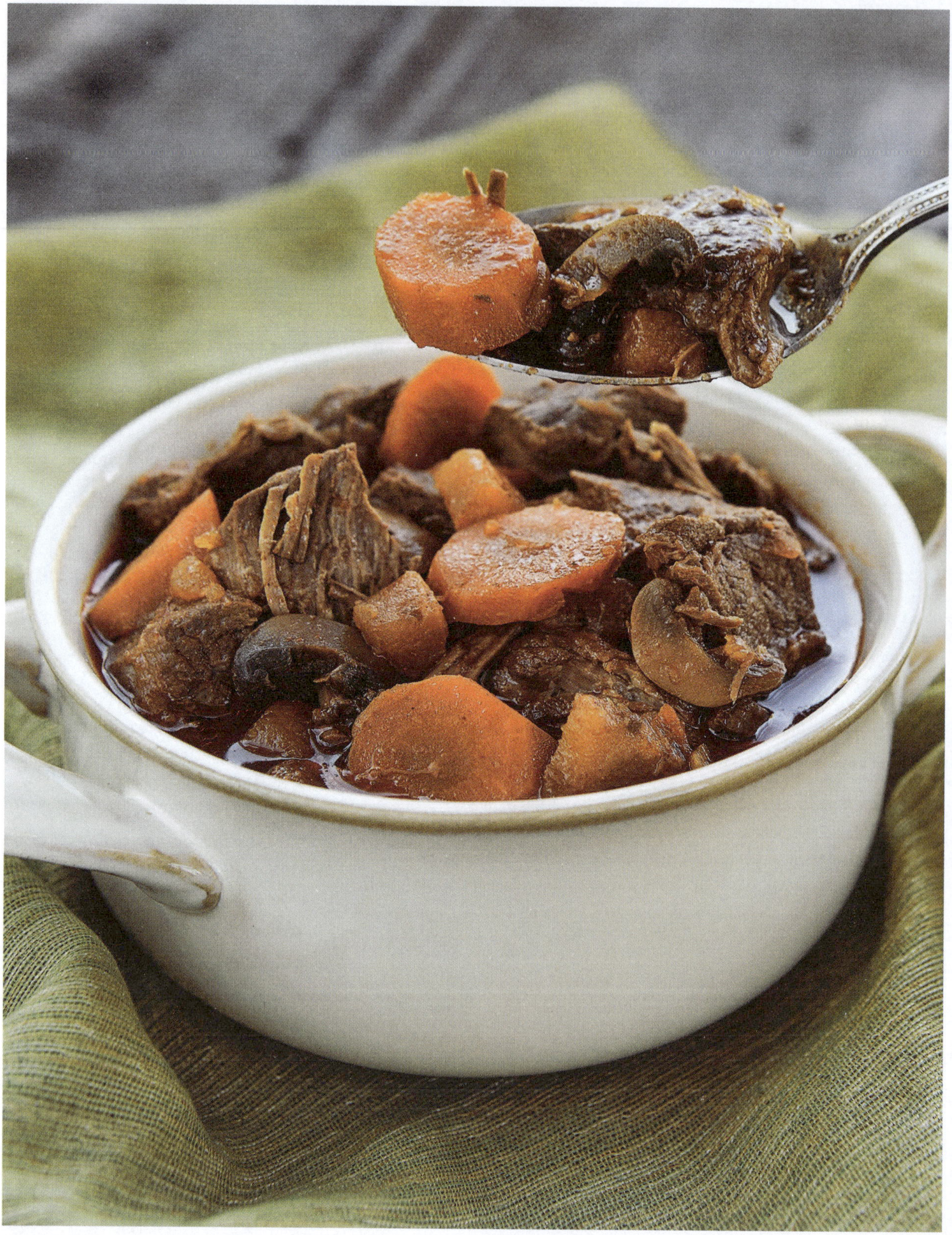

Goulash húngaro en olla de cocción lenta

Rinde 8 porciones

ACOMODA la carne en una olla de cocción lenta. Agrega los champiñones, la zanahoria, la cebolla, el colinabo, la chirivía y el ajo.

EN un tazón grande bate la pasta de tomate, los aminoácidos líquidos, la paprika, el xilitol (si lo usas), la sal y la pimienta. Integra el caldo. Vierte el líquido en la olla sobre las verduras y la carne. Tapa la olla y cocina a fuego alto durante 6 horas. Decora con perejil para servir.

900 gramos de aguja de res

450 gramos de champiñones rebanados

4 zanahorias rebanadas al sesgo

1 cebolla amarilla grande picada en cubos

1 colinabo pelado y picado en cubos

1 chirivía pelada y rebanada al sesgo

3 dientes de ajo picados muy finamente

¼ de taza de pasta de tomate

¼ de taza de aminoácidos líquidos

3 cucharadas de paprika húngara

3 cucharadas de xilitol (opcional)

2 cucharaditas de sal de mar

1 cucharadita de pimienta negra recién molida

4 tazas de caldo de res

½ taza de perejil fresco picado

Asado de cerdo relleno

Rinde 8 porciones

- 2 cucharadas de aceite de oliva
- 1 cebolla dulce grande cortada a la mitad: pica finamente una mitad y rebana la otra
- 1 manzana grande sin corazón y picada en cubos pequeños
- 1 taza de calabaza mantequilla cocida, o descongelada, picada en cubos
- 1 taza de arroz salvaje cocido
- 1 taza de arándanos frescos o descongelados: pica la mitad y deja el resto enteros
- 1 cucharada de hojas de romero fresco, más 2 ramitas
- 2 cucharaditas de sal de mar
- 1 cucharadita de tomillo seco
- 1 cucharadita de pimienta negra recién molida
- ¼ de cucharadita de clavo en polvo
- 450 (o 900 gramos) de lomo de cerdo entero
- ½ cucharadita de pimienta negra recién molida
- 2 tazas de caldo de pollo
- Ensalada verde, para servir

PRECALIENTA el horno a 180 °C. Cubre una cacerola para rostizar con papel encerado.

EN una sartén grande calienta el aceite de oliva a fuego medio-alto. Agrega la cebolla picada y saltéala hasta que se suavice, alrededor de 8 minutos. Integra la manzana, la calabaza, el arroz, los arándanos picados, las hojas de romero, 1 cucharadita de sal, el tomillo, ½ cucharadita de pimienta y el clavo de olor. Cocina, moviendo con frecuencia, durante 5 minutos, luego retira la sartén del fuego.

CORTA rebanadas de 2 cm del lomo de cerdo, pero no por completo (corta dejando 3 o 5 cm en la base). Coloca el cerdo en la cacerola preparada. Rellena entre cada rebanada con la mezcla de manzana y calabaza. Sazona con la cucharadita de sal y la ½ cucharadita de pimienta restantes. Acomoda las rebanadas de cebolla, los arándanos enteros y las ramitas de romero alrededor de la carne. Vierte el caldo alrededor del lomo (no encima). Tapa la cacerola con papel aluminio. Rostiza el lomo 45 minutos, o hasta que su temperatura interna señale 65 °C. Retira el papel aluminio los últimos 15 minutos de la cocción para dorar el lomo. Cuando esté listo, saca la cacerola del horno, cúbrela con papel aluminio o con una toalla de cocina, y permite que repose 10 minutos antes de rebanar.

SIRVE con una ensalada verde.

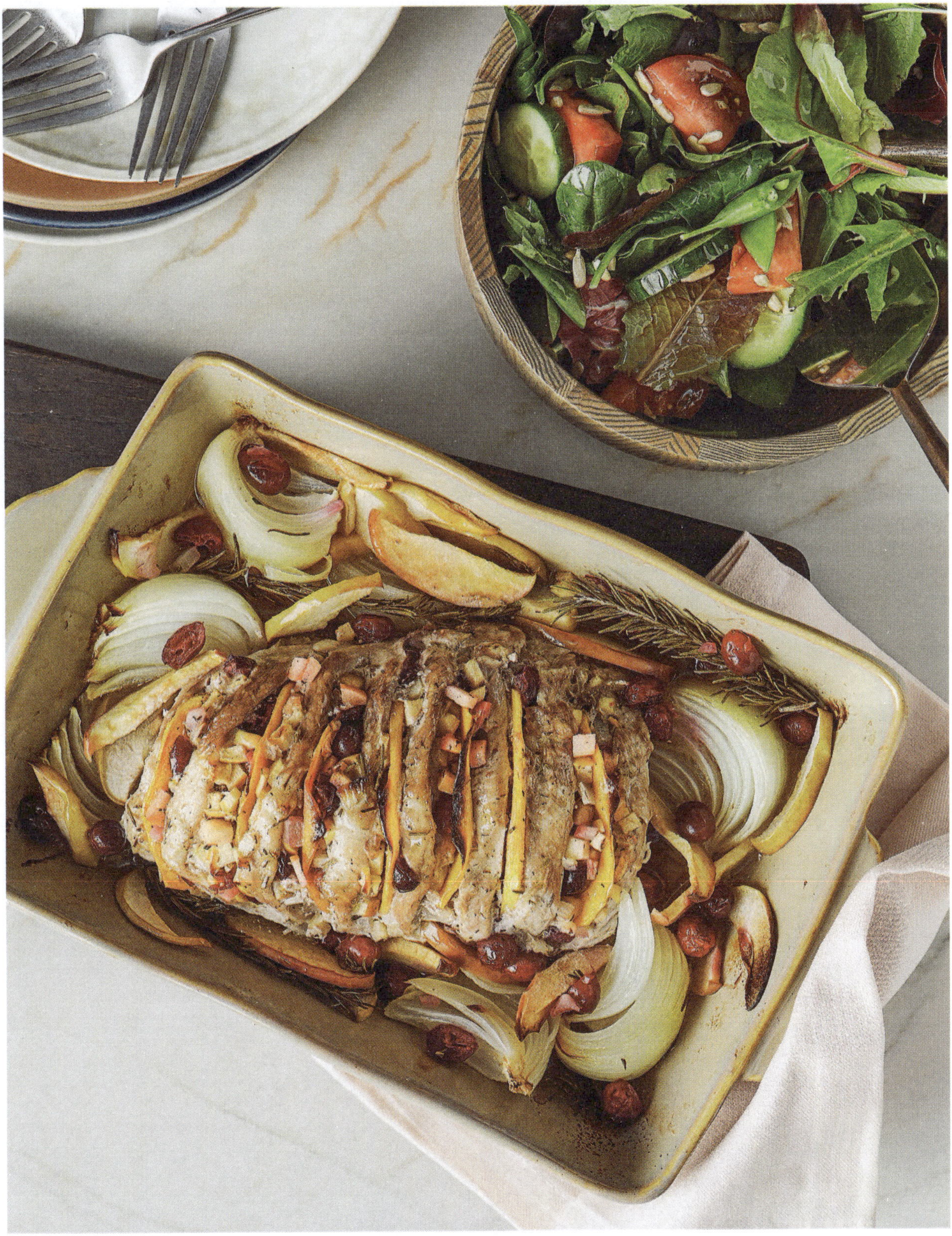

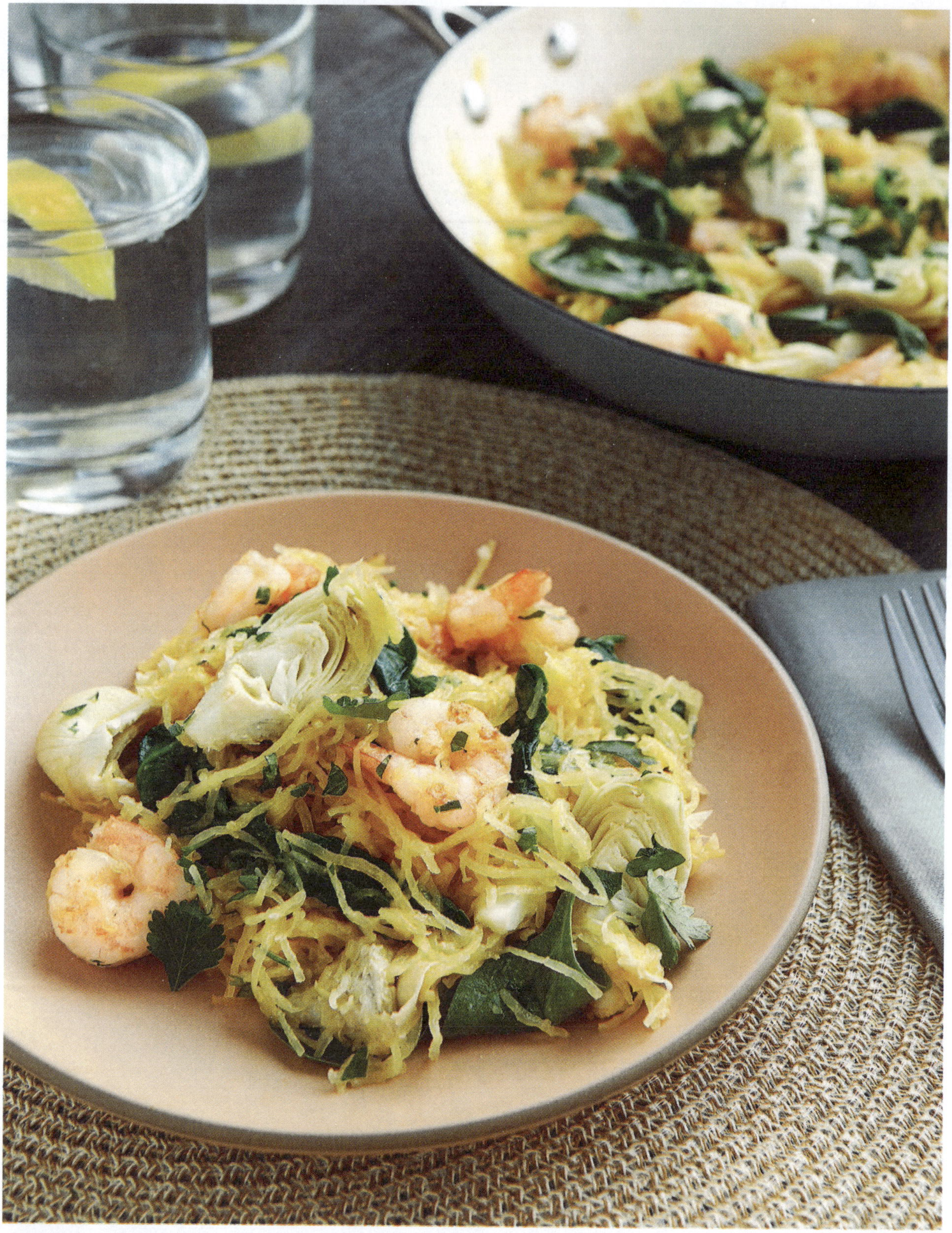

Espagueti Alfredo de calabacita, alcachofa y camarón

Rinde 4 porciones

- 1 calabaza espagueti mediana
- 3 cucharadas de aceite de oliva
- 2 cucharaditas de sal
- 1 cucharadita de pimienta negra recién molida
- 675 gramos de camarones crudos pelados y limpios
- 1 cebolla dulce picada
- 3 dientes de ajo picados muy finamente
- 1 cucharada de jugo de limón eureka fresco
- 1 cucharada de levadura nutricional
- 1 cucharadita de ajo en polvo
- ½ cucharadita de orégano seco
- 1 lata (400 gramos) de corazones de alcachofa en agua, escurridos y cortados en cuartos
- ½ taza de caldo de pollo

PRECALIENTA el horno a 200 °C. Cubre una charola para horno con papel encerado.

CORTA la calabaza espagueti a la mitad, a lo largo. Saca las semillas. Rocía 2 cucharaditas de aceite de oliva encima y espolvorea sal y pimienta. Coloca las mitades de calabaza en la charola preparada, con la carne hacia abajo. Rostízalas 1 hora. Saca la charola del horno y reserva hasta que se enfríe.

EN una sartén grande calienta 1 cucharada de aceite de oliva a fuego medio-alto. Añade los camarones y saltéalos, moviendo continuamente, hasta que tomen un color rosado, alrededor de 4 minutos. Pasa los camarones a un plato y reserva. Vierte el resto del aceite de oliva en la sartén. Agrega la cebolla y saltéala hasta que esté suave, 5 minutos aproximadamente. Incorpora el ajo y saltéalo 2 minutos más. Integra el jugo de limón, la levadura nutricional, el ajo en polvo y el orégano, y saltea 1 minuto. Añade la leche de coco, los corazones de alcachofa y el caldo. Baja la flama a fuego medio-bajo. Permite que se cueza a fuego lento, moviendo frecuentemente, durante 20 minutos. Retira la sartén del fuego e incorpora las espinacas.

(continúa)

1 taza de espinacas baby

¼ de taza de hojas de perejil fresco picadas

MIENTRAS, con un tenedor, raspa la carne de la calabaza espagueti de la cáscara como si fuera "pasta" y divídela entre los cuatro platos.

VIERTE la salsa encima del espagueti de calabaza, decora con perejil y sirve.

VARIACIONES

- Sirve sobre linguini de arroz integral (o cualquier otro tipo de pasta sin trigo y sin maíz).
- Usa pollo en trozos pequeños en lugar de los camarones.

Curry caribeño de camarón

Rinde 4 porciones

- 1 cucharada de cúrcuma en polvo
- 2 cucharaditas de comino molido
- 1 cucharadita de tomillo fresco o ½ cucharadita seco
- ½ cucharadita de cilantro molido
- ½ cucharadita de pimienta gorda en polvo
- ½ cucharadita de jengibre en polvo
- ½ cucharadita de mostaza en polvo
- ½ cucharadita de alholva molida
- ½ cucharadita de pimienta negra recién molida
- ¼ de cucharadita de clavo de olor en polvo
- ¼ de cucharadita de nuez moscada en polvo
- ¼ de cucharadita de pimienta de Cayena
- 675 gramos de camarones crudos pelados y limpios
- 1 cucharada de aceite de cártamo
- 1 cebolla amarilla picada

EN un tazón mediano mezcla la cúrcuma, el comino, el tomillo, el cilantro, la pimienta gorda, el jengibre, la mostaza, la alholva, la pimienta negra, el clavo de olor, la nuez moscada y la pimienta de Cayena. Agrega los camarones y muévelos para cubrirlos bien con las especias. Reserva.

EN una sartén grande calienta el aceite de cártamo a fuego medio-alto. Agrega la cebolla y saltéala hasta que esté suave, 5 minutos aproximadamente. Añade el pimiento morrón, la calabacita y la zanahoria. Saltea las verduras hasta que se suavicen, alrededor de 5 minutos. Agrega el ajo y saltéalo 2 minutos más. Saca los camarones de la mezcla de especias y resérvalos en un plato. Integra la mezcla de especias a la sartén y saltea las verduras en ella durante 2 minutos, revolviendo para cubrir todo bien. Incorpora el caldo y el jitomate. Permite que la salsa suelte el hervor, baja la flama a fuego medio-bajo y déjala hervir a fuego lento hasta que la salsa se espese, alrededor de 10 minutos. Integra los camarones y cocínalos hasta que se tornen rosas, 5 minutos más aproximadamente.

DIVIDE el arroz entre cuatro tazones. Vierte el curry encima del arroz. Decora con cebollita de cambray y sirve.

(continúa)

Curry caribeño de camarón (continúa)

1 pimiento morrón rojo picado

1 pimiento morrón verde picado

1 calabacita pequeña cortada en cuartos, a lo largo, y rebanada

1 zanahoria pequeña rebanada finamente

2 dientes de ajo picados muy finamente

1 taza de caldo de verduras

1 lata (425 gramos) de jitomates machacados

2 tazas de arroz integral cocido

2 cucharadas de cebollitas de cambray rebanadas finamente (solo la parte verde)

VARIACIONES

- Sustituye los camarones con cualquier otro tipo de pescado cortado en trozos.
- Agrega 1 camote pelado y picado en cubos, y omite los mariscos para una versión vegetariana.
- Sirve encima de quinoa en lugar de arroz.
- Duplica el caldo de verduras y sírvelo como sopa, sin el arroz.
- Para añadir más picor, aumenta la cantidad de pimienta de Cayena, agrega salsa picante o incluye un chile panameño o habanero entero cuando incorpores los jitomates machacados.
- Agrega 1 lata (380 gramos) de leche de coco con los camarones para tener una versión más cremosa.

Salmón y verduras horneadas al papel

Rinde 2 porciones

---

2 cucharadas más 2 cucharaditas de aceite de oliva

2 cucharaditas de hojas de albahaca fresca picadas muy finamente

2 filetes (de 180 gramos cada uno) de salmón

Ralladura y jugo de 1 limón eureka

½ cucharadita de eneldo seco

¼ de cucharadita de sal de mar

¼ de cucharadita de pimienta negra recién molida

2 dientes de ajo rebanados finamente

8 espárragos tiernos (delgados) cortados en trozos de 3 cm

1 zanahoria mediana cortada a lo largo y rebanada finamente

½ taza de chícharos chinos cortados a la mitad

½ taza de hinojo rebanado finamente

1 cebollita de cambray rebanada finamente

EN un tazón pequeño revuelve 2 cucharadas de aceite de oliva y la albahaca. Reserva.

PRECALIENTA el horno a 230 °C. Corta dos trozos de papel encerado de 46 × 38 cm cada uno.

BARNIZA la mitad de una de las hojas de papel con 1 cucharadita de aceite de oliva. Añade el filete de salmón. Rocía el filete con la mitad del jugo de limón. Esparce la mitad de cada elemento: ralladura de limón, eneldo, sal y pimienta. Esparce la mitad del ajo rebanado encima del pescado condimentado. Cubre con la mitad de cada verdura: espárragos, zanahoria, chícharos chinos, hinojo y cebollita. Dobla el papel encima del pescado y las verduras para formar un paquete, doblando los bordes pequeños primero y luego los largos encima, metiéndolos abajo del paquete. Colócalo en una charola para horno. Repite el procedimiento con la segunda hoja de papel y el resto de los ingredientes.

HORNEA los paquetes durante 25 minutos, o hasta que el pescado se desmenuce fácilmente (puedes abrir uno de los paquetes para probar) o tenga una temperatura interna de 63 °C.

PARA servir, coloca cada paquete en un plato. Rompe o corta con cuidado el papel (el vapor en el interior saldrá caliente). Rocía cada pescado con la mitad de la mezcla de aceite de oliva y albahaca, y sirve.

(continúa)

VARIACIONES

- Mezcla el aceite de oliva con cualquier otra hierba o hierbas frescas que desees, como cilantro, estragón, orégano o menta.
- Usa pollo en lugar de pescado.
- Puedes cambiar las verduras por otras que tengas a la mano, como jitomate, calabacita, calabaza amarilla, espinacas o ejotes.

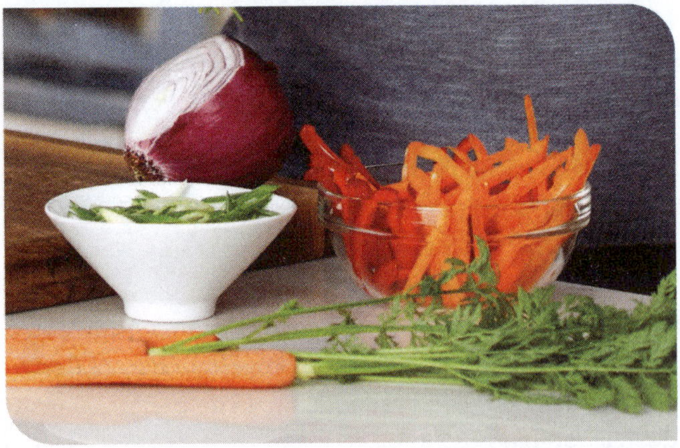

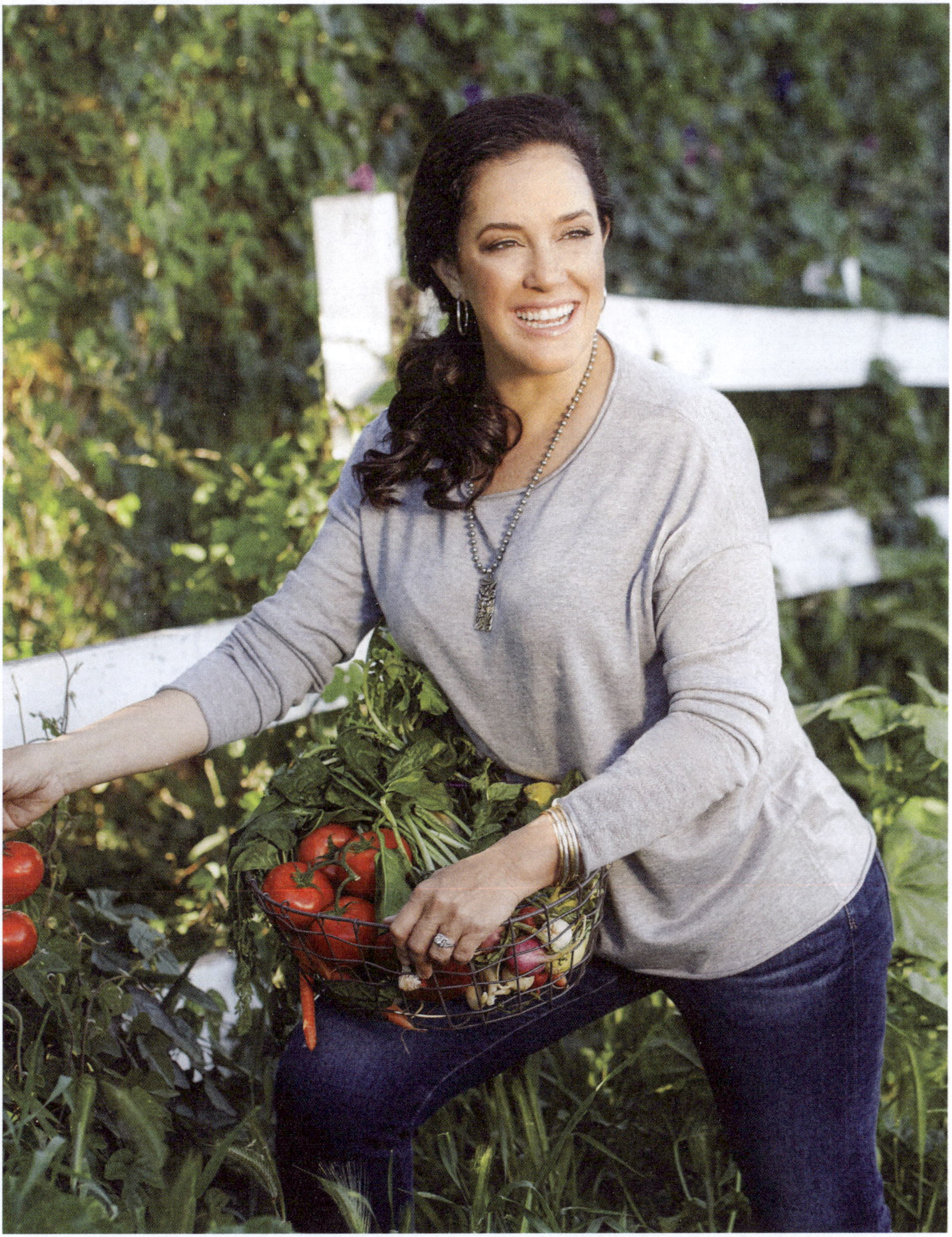

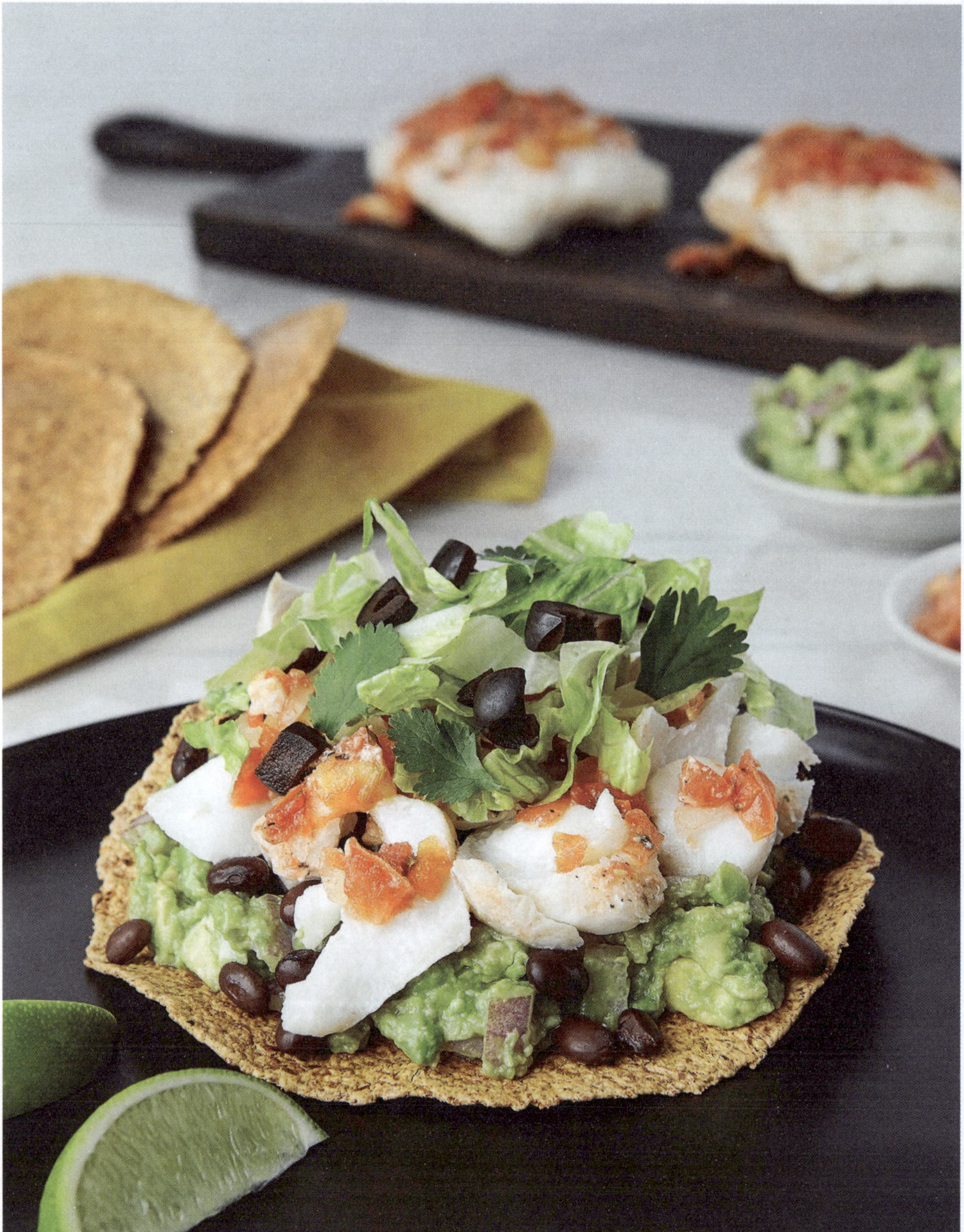

Tostadas de pescado al horno

Rinde 4 porciones

- 1 taza de salsa roja
- 4 filetes (de 180 gramos cada uno) de pescado blanco salvaje (halibut, tilapia, etc.)
- ½ cucharadita de sal de mar
- ¼ de cucharadita de pimienta negra recién molida
- 4 tortillas (de 20 cm cada una) de granos germinados
- 2 aguacates machacados
- 1 taza de frijoles negros de lata escurridos y enjuagados
- 1 taza de lechuga romana rallada
- ¼ de taza de aceitunas sin hueso picadas

PRECALIENTA el horno a 200 °C. Corta cuatro cuadrados de 30 cm de papel encerado.

EN medio de cada cuadrado vierte ¼ de taza de la salsa. Sirve encima un filete de pescado y sazona con sal y pimienta. Envuelve los filetes en el papel, doblando dos lados opuestos y luego los otros dos. Acomoda los paquetes en una charola para horno, con el doblez hacia abajo.

EN una charola para horno aparte extiende las tortillas. Mete las tortillas y el pescado al horno. Hornea las tortillas hasta que estén crujientes, alrededor de 5 minutos, volteándolas a la mitad del tiempo. Hornea el pescado 10 minutos, luego voltea con cuidado un paquete y ábrelo. Comprueba si el pescado se desmenuza fácilmente con un tenedor. Si es así, está listo. Si no, hornéalo 3 minutos más.

PARA servir, coloca una tostada en el plato. Unta aguacate en cada tostada. Sirve encima los frijoles. Desenvuelve los paquetes y desmenuza un filete de pescado encima de cada tostada. Decora con la salsa del paquete, la lechuga rallada y las aceitunas, y sirve.

VARIACIONES

- Usa pechuga de pollo deshebrada en lugar del pescado.
- Sirve el pescado sobre arroz integral o arroz de coliflor en lugar de tostadas.
- Unta ¼ de taza de frijoles refritos sin grasa en cada tostada en lugar o además del aguacate, antes de servir el pescado.

Enchiladas de mole con camote, col y frijoles negros

Rinde 8 porciones

---

2 camotes medianos sin pelar y picados en cubos

16 hojas grandes de col verde o morada

2 chiles guajillo secos desvenados

2 chiles anchos secos desvenados

4 cucharadas de aceite de semilla de uva

2 pimientos morrones verdes picados en trozos

1 cebolla blanca mediana picada en trozos

5 dientes de ajo cortados a la mitad

1 lata (425 gramos) de frijoles negros escurridos y enjuagados

½ taza de almendras crudas troceadas

¼ de taza de cacao crudo en polvo

2 cucharadas de semillas de ajonjolí

2 cucharadas de pepitas de calabaza crudas

HIERVE agua en una olla grande a fuego alto. Agrega el camote y cuécelo hasta que esté suave, 10 minutos aproximadamente. Saca el camote con una cuchara ranurada y reserva aparte. Mete las hojas de col en el agua hirviendo y blanquéalas 1 minuto. Retira las hojas con pinzas y déjalas en un plato. Reserva.

PASA todos los chiles secos a un tazón y cúbrelos con agua hirviendo (puedes usar un poco del agua de la cocción del camote y la col). Déjalos reposar 10 o 15 minutos para que se hidraten.

EN una sartén grande calienta 2 cucharadas de aceite de semilla de uva a fuego medio-alto. Agrega el pimiento y la cebolla. Saltéalos hasta que se suavicen, alrededor de 8 minutos. Añade el ajo y saltéalo 2 minutos. Integra los cubos de camote y los frijoles. Pasa la mezcla a un tazón y reserva.

EN la misma sartén calienta 1 cucharada de aceite de semilla de uva a fuego medio. Escurre los chiles y pásalos a la sartén, junto con las almendras, el cacao en polvo, las semillas de ajonjolí, las pepitas de calabaza, la paprika, el orégano, el xilitol (si lo usas), el cilantro, el comino, la canela, el chipotle en polvo, la sal, la pimienta y el clavo.

(continúa)

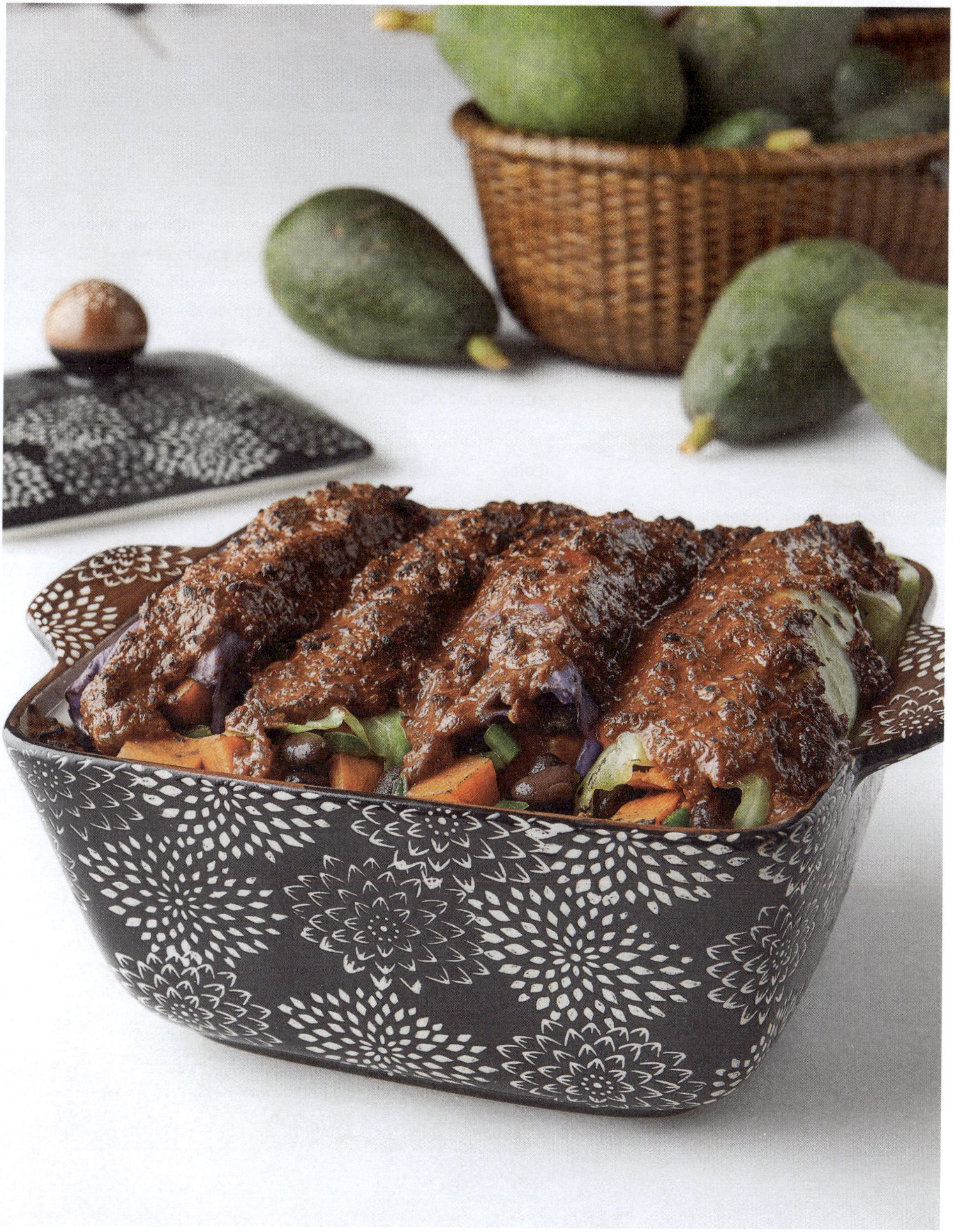

2 cucharadas de paprika ahumada

2 cucharadas de orégano seco

2 cucharadas de xilitol (opcional)

1 cucharada de cilantro molido

1 cucharadita de comino molido

1 cucharadita de canela molida

1 cucharadita de chile chipotle en polvo

1 cucharadita de sal de mar

½ cucharadita de pimienta negra recién molida

¼ de cucharadita de clavo de olor en polvo

1 lata (400-425 gramos) de jitomates asados al fuego

¼ de taza de vinagre de manzana

¼ taza de cerezas negras sin hueso, frescas o descongeladas

Hojas de 1 manojo de cilantro fresco picadas

1 aguacate grande picado en cubos

ÁSALOS 5 minutos más, moviendo continuamente para tostar las nueces y las semillas, y cubre todo con las especias. Agrega el jitomate y el vinagre, y revuelve, raspando cualquier pedacito adherido al fondo de la sartén. Integra las cerezas. Retira la sartén del fuego y pasa el contenido con cuidado a un licuadora. Licua 5 minutos, o hasta obtener una consistencia totalmente suave.

EN la misma sartén calienta la cucharada restante de aceite de semilla de uva a fuego medio. Devuelve la salsa a la sartén. Permite que suelte el hervor, baja la flama a fuego bajo y tapa la sartén. Cuécela a fuego lento entre 30 y 45 minutos, revisando con frecuencia y añadiendo agua (¼ de taza a la vez) si la salsa empieza a verse muy espesa o seca. (Debe tener la consistencia de una salsa de tomate suave).

PRECALIENTA el horno a 200 °C. Cubre un refractario o una cacerola con papel encerado.

EXTIENDE las hojas de col sobre una superficie de trabajo. Divide la mezcla de camote entre las hojas de col y enrolla cada una, doblando los bordes. Acomoda las enchiladas en la cacerola o el refractario. Vierte la salsa de mole encima, bañando las enchiladas. Hornéalas 20 minutos. Sácalas del horno y decora con cilantro y aguacate. Sirve dos enchiladas a cada comensal.

VARIACIONES

- Prepara esta receta con tortillas calientes de granos germinados en lugar de hojas de col.
- Añade pavo o pollo cocido deshebrado para sustituir los frijoles negros.

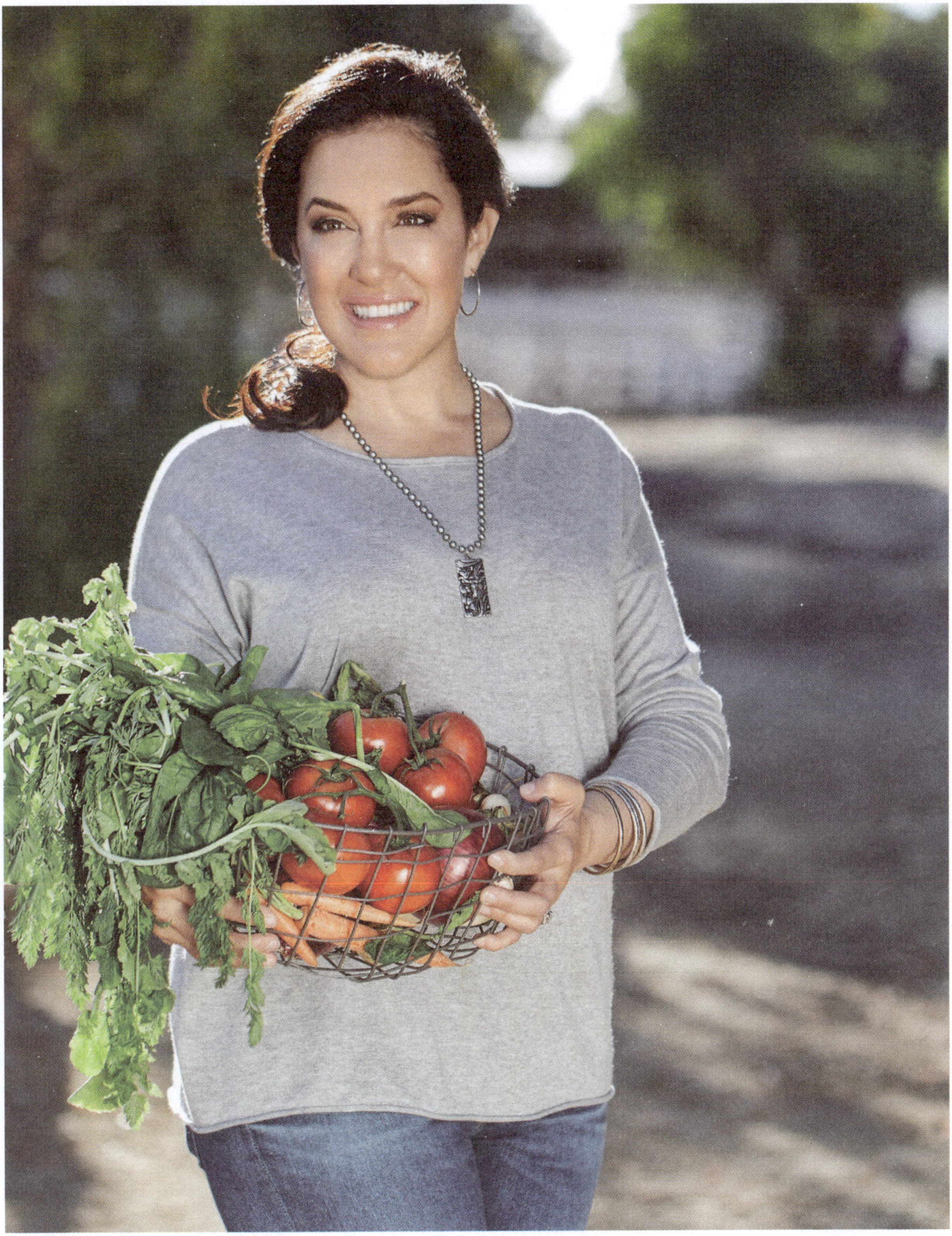

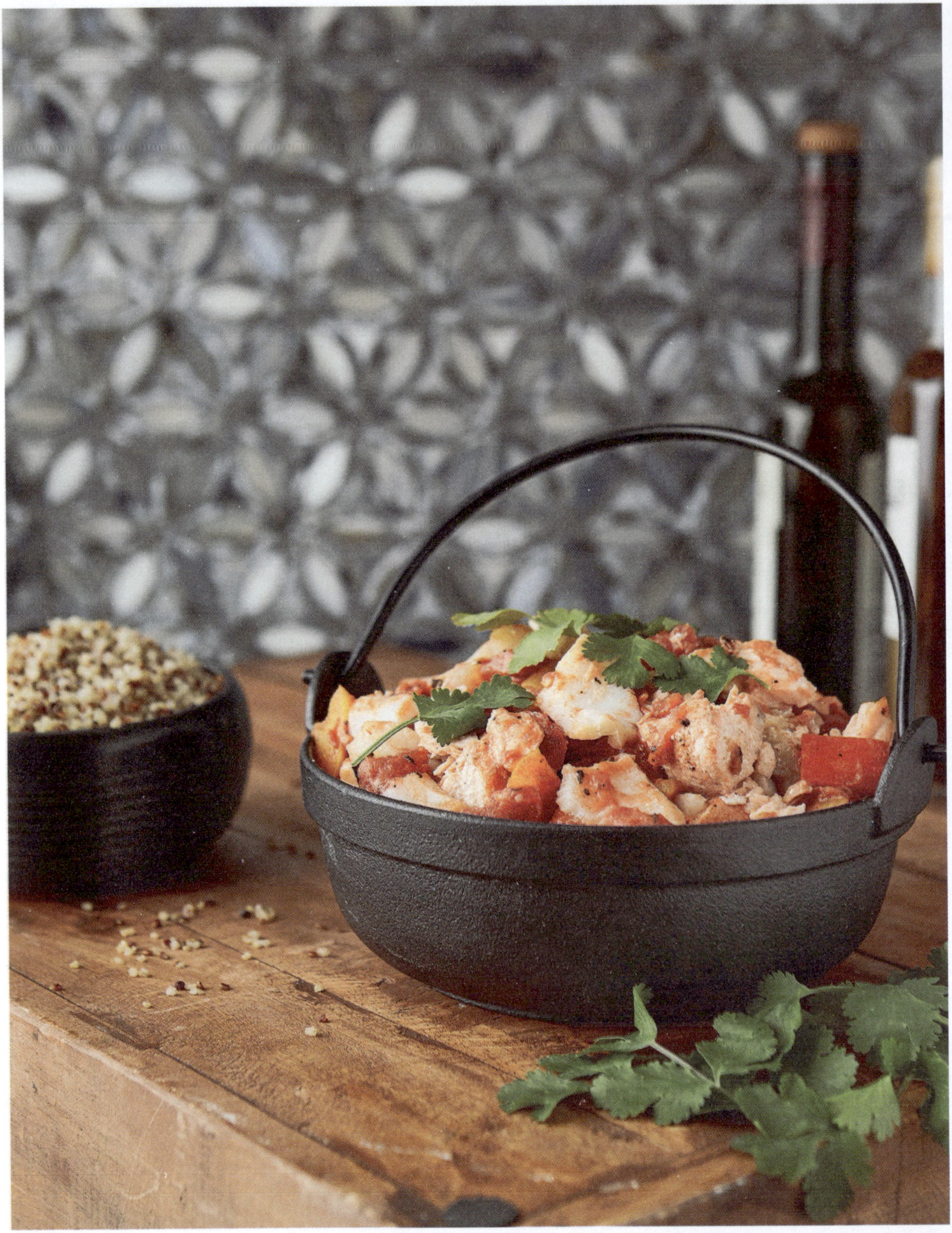

Guiso brasileño de pescado

Rinde 4 porciones

---

340 gramos de salmón sin piel, sin espinas, picado en trozos

340 gramos de abadejo o bacalao sin piel, sin espinas, picado en trozos

Jugo de 1 limón verde

1 cucharada de cilantro molido

1 cucharada de jengibre fresco picado muy finamente

2 dientes de ajo picados muy finamente

½ cucharadita de comino molido

½ cucharadita de paprika

½ cucharadita de sal de mar

½ cucharadita de pimienta negra recién molida

¼ de cucharadita de pimienta gorda en polvo

2 cucharadas de aceite de oliva

1 cebolla amarilla picada

1 pimiento morrón rojo picado

1 pimiento morrón amarillo picado

1 lata (400 gramos) de jitomates asados al fuego

1 cucharada de pasta de tomate

½ taza de crema de coco sin endulzar (ve la nota)

1 cucharada de xilitol (opcional)

2 tazas de quinoa tricolor (o de cualquier color) cocida

½ taza de hojas de cilantro fresco picadas

NOTA: puedes usar leche de coco entera fría en lugar de crema de coco y nueces. Refrigera la lata de leche de coco toda la noche. Abre la lata y saca solo la crema sólida que se forma en la superficie (guarda la leche de coco para un licuado).

COLOCA el pescado en un tazón mediano. Rocíalo con el jugo de limón. En un tazón pequeño mezcla el cilantro, el jengibre, el ajo, el comino, la paprika, la sal, la pimienta negra y la pimienta gorda. Esparce la mezcla sobre el pescado y mueve para cubrir. Reserva.

EN una sartén grande calienta el aceite de oliva a fuego medio-alto. Agrega la cebolla y saltéala hasta que esté muy suave, 8 minutos aproximadamente. Añade el pimiento y saltéalo 5 minutos más. Integra los jitomates y la pasta de tomate. Permite que suelten el hervor, luego añade el pescado y toda la mezcla de especias, y revuelve. Espera de nuevo a que hierva, baja la flama a fuego medio-bajo y cocina, moviendo ocasionalmente, durante 10 minutos. Retira la sartén del fuego y añade la crema de coco y el xilitol (si lo usas). Revuelve hasta que la crema de coco se haya derretido y todo se integre por completo.

PARA servir, divide la quinoa entre cuatro tazones. Sirve el guiso encima de la quinoa y decora con el cilantro.

VARIACIONES

- Sustituye el salmón y el abadejo o el bacalao por camarones y callos de hacha, o cualquier otra combinación de pescado o marisco que te agrade.
- Sirve sobre arroz integral en lugar de quinoa.
- Omite la crema de coco y el xilitol para una versión más caldosa y salada.

Hamburguesas mediterráneas de verduras y ensalada con alioli

Rinde 4 porciones

1 calabacita mediana rallada

1 cucharadita de sal de mar, más la necesaria

1 cucharada de aceite de oliva

1 pimiento morrón rojo picado finamente

240 gramos de hongos cremini o baby bella picados finamente

3 dientes de ajo picados muy finamente

2 cebollitas de cambray picadas muy finamente

1 lata (425 gramos) de garbanzos escurridos y enjuagados

1 taza de hojuelas de avena

2 huevos grandes batidos ligeramente

2 cucharadas de aceitunas kalamata sin hueso picadas finamente

1 cucharada de tahini

½ cucharadita de romero seco molido

EXTIENDE la calabacita rallada sobre una toalla de papel y esparce un poco de sal. Tápala con otra toalla de papel y déjala reposar 5 minutos, luego presiona para absorber la mayor cantidad de líquido posible.

EN una sartén grande calienta el aceite de oliva a fuego medio. Añade el pimiento morrón y los hongos. Saltéalos hasta que se suavicen, 5 minutos aproximadamente. Agrega la calabacita y saltéala 3 minutos más. Integra el ajo y la cebollita, y saltéalos 2 minutos más. Retira la sartén del fuego y reserva.

EN un procesador de alimentos coloca los garbanzos y la avena, y pulsa lo suficiente para picarlos, pero no para hacerlos puré. Raspa los costados del tazón. Agrega la mezcla de verduras y pulsa para revolver. Pasa todo a un tazón grande. Añade los huevos, las aceitunas, el tahini, ¾ de cucharadita de sal, el orégano, el romero y las hojuelas de chile de árbol. Revuelve hasta que todo esté totalmente integrado. Tapa el tazón y refrigéralo por lo menos 3 minutos (o toda la noche).

PRECALIENTA el horno a 190 °C. Cubre una charola para horno con papel encerado.

(continúa)

½ cucharadita de hojuelas de chile de árbol

1 taza de col rallada finamente

¼ de taza de mayonesa de cártamo

1 cucharada de jugo de limón eureka fresco

1 cucharada de perejil fresco picado muy finamente, sin tallos

½ cucharadita de ajo en polvo

4 rebanadas de pan de granos germinados

½ cebolla morada pequeña rebanada muy finamente

EN un tazón grande revuelve la col, la mayonesa, el jugo de limón, el perejil, el ajo en polvo y el ¼ de cucharadita de sal restante. Mezcla hasta integrar por completo.

SACA la mezcla de garbanzo del refrigerador. Con tus manos forma cuatro tortitas y acomódalas en la charola preparada. Hornéalas hasta que se vean doradas y crujientes, alrededor de 40 minutos, volteándolas con cuidado a la mitad del tiempo.

MIENTRAS, tuesta el pan.

COLOCA una hamburguesa de verduras en cada rebanada de pan y cubre con la cebolla morada y la ensalada de col. Sirve las hamburguesas abiertas.

VARIACIONES

- Fríe las hamburguesas de verduras en aceite de oliva en lugar de hornearlas.
- Sírvelas encima de bollos de granos germinados o sin gluten.
- Sirve las tortitas sobre una cama de hojas verdes o kale cocido al vapor, sin pan.

Marinara de "albóndigas" de quinoa y frijoles blancos

Rinde 4 porciones

Marinara

1 cucharada de aceite de oliva

1 cebolla amarilla mediana picada finamente

1 zanahoria pequeña rallada

¼ de taza de hojas de albahaca fresca picadas finamente

2 dientes de ajo picados muy finamente

1 cucharadita de orégano seco

1 lata (800 gramos) de jitomates machacados

1 cucharada de pasta de tomate

1 cucharada de vinagre de vino tinto o vinagre balsámico

1 taza de agua

Albóndigas

2 cucharadas de aceite de oliva

1 cebolla amarilla pequeña picada finamente

PREPARA la marinara: en una sartén grande calienta el aceite de oliva a fuego medio-alto. Agrega la cebolla y la zanahoria. Saltéalas hasta que estén suaves, alrededor de 5 minutos. Añade la albahaca, el ajo y el orégano. Saltéalos 2 minutos más. Integra el jitomate, la pasta de tomate, el vinagre y el agua. Permite que la mezcla suelte el hervor, luego baja la flama a fuego medio-bajo. Cocina a fuego lento durante 40 minutos. Si se seca demasiado, añade más agua.

PREPARA las albóndigas: precalienta el horno a 190 °C. Cubre con papel encerado una charola para horno con borde.

EN una sartén grande calienta el aceite de oliva a fuego medio-alto. Añade la cebolla, el pimiento y la zanahoria. Saltéalos hasta que la cebolla se suavice, alrededor de 5 minutos. Integra el ajo y saltéalo 2 minutos más. Integra los champiñones, el kale, el orégano, el perejil y el tomillo. Cocínalos hasta que los champiñones y el kale hayan reducido su tamaño, 5 minutos aproximadamente. Retira la sartén del fuego y pasa la mezcla a un procesador de alimentos.

(continúa)

½ pimiento morrón rojo picado finamente

½ zanahoria pequeña rallada

3 dientes de ajo picados muy finamente

240 gramos de champiñones picados finamente

3 tazas de kale sin tallos y picado muy finamente

2 cucharaditas de orégano seco

2 cucharaditas de perejil seco

½ cucharadita de tomillo seco

1 lata (425 gramos) de frijoles cannellini escurridos y enjuagados

1 taza de quinoa cocida

½ taza de harina de garbanzo

2 cucharadas de levadura nutricional

½ cucharadita de sal de mar, más la necesaria

½ cucharadita de pimienta negra recién molida

¼ de taza de perejil fresco picado, sin tallos, para decorar

AGREGA los frijoles al procesador de alimentos y pulsa hasta que los frijoles y las verduras estén picados y bien integrados, pero no hechos puré. Transfiere la mezcla a un tazón grande y añade la quinoa, la harina de garbanzo, la levadura nutricional, la sal y la pimienta. Mezcla hasta que todo esté integrado. Prueba y agrega más sal de ser necesario.

FORMA 24 bolitas con la mezcla y acomódalas en la charola preparada, dejando 3 cm aproximadamente entre cada una. Hornéalas 30 minutos o hasta que se doren, volteándolas a la mitad del tiempo de la cocción.

CUANDO las albóndigas estén listas, déjalas enfriar 10 minutos, luego mételas en la salsa marinara hirviendo y revuelve para cubrir. Divide las albóndigas y la salsa entre los cuatro tazones y decora con perejil.

VARIACIONES

- Sirve las albóndigas sobre pasta de arroz integral o pasta de garbanzo (o cualquier tipo de pasta mientras no tenga trigo ni maíz).
- Prepara una baguette de albóndigas rellenando un pan de granos germinados. Espolvorea un poco de levadura nutricional encima para darle un ligero sabor a "queso".

Tazón de carne asada coreana con yaca y salsa de ruibarbo

Rinde 4 porciones

1 cucharada de aceite de oliva

½ cebolla amarilla rebanada

3 dientes de ajo picados muy finamente

Entre 425 y 570 gramos de yaca joven rallada sin sabor (congelada, de lata o empacada al vacío)

¼ de taza de caldo de verduras

¾ de taza de salsa barbecue de ruibarbo (página 284)

2 tazas de arroz jazmín integral cocido

½ taza de cebollitas de cambray rebanadas finamente

4 cucharadas de semillas de ajonjolí

PRECALIENTA el horno a 200 °C.

EN una sartén mediana calienta el aceite de oliva a fuego medio-alto. Cuando el aceite esté caliente, agrega la cebolla y saltéala hasta que esté suave, 5 minutos aproximadamente. Añade el ajo y saltéalo 2 minutos. Incorpora la yaca y saltéala 1 minuto. Vierte el caldo y cocina 5 minutos más. Integra la salsa barbecue.

PARA servir, divide el arroz entre cuatro tazones. Decora con la yaca, la cebollita y las semillas de ajonjolí.

VARIACIONES

- Por supuesto que puedes prepararlo con cerdo deshebrado o carne de res en lugar de yaca.
- Puedes sustituir la salsa por tu salsa barbecue favorita, sin azúcares añadidos.

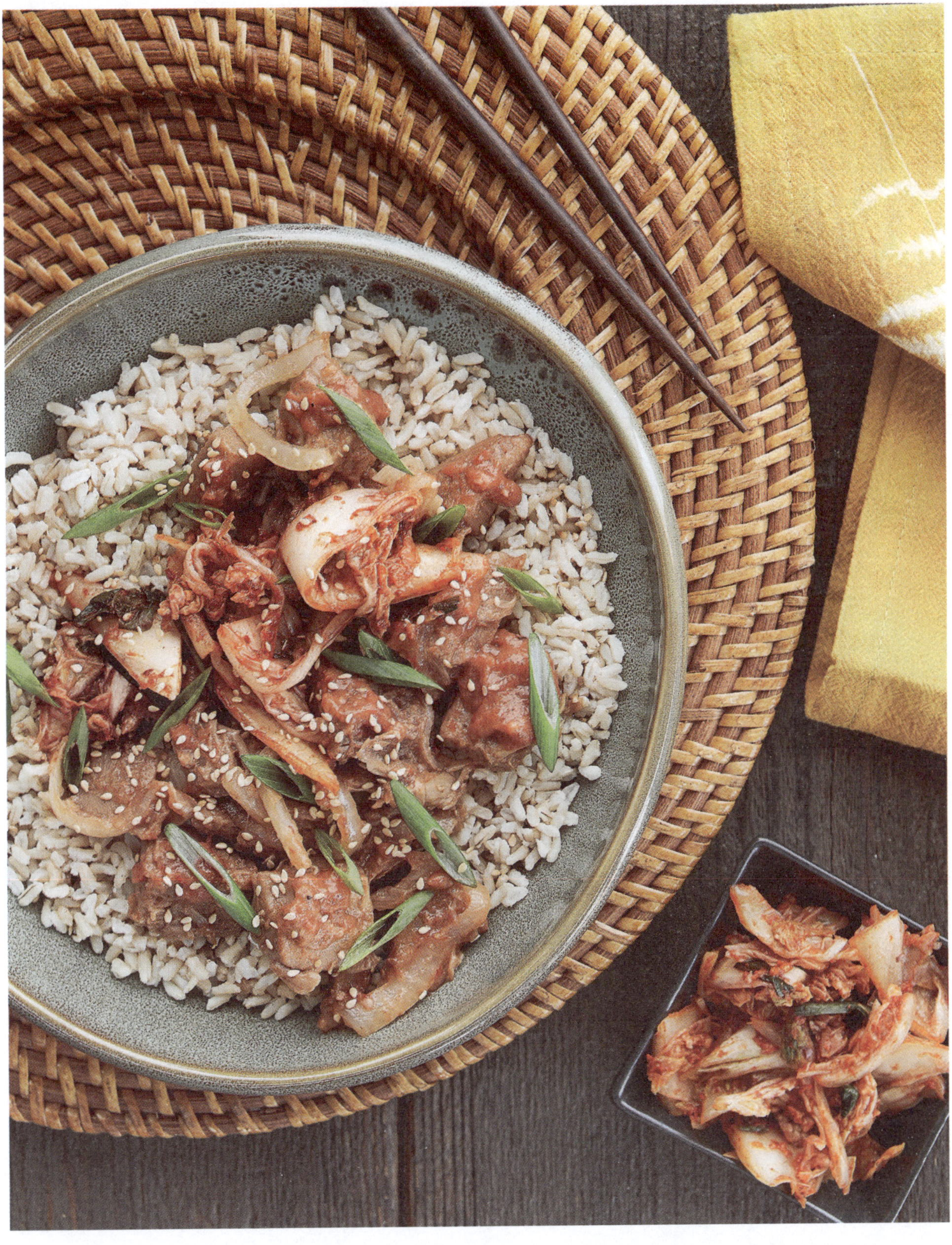

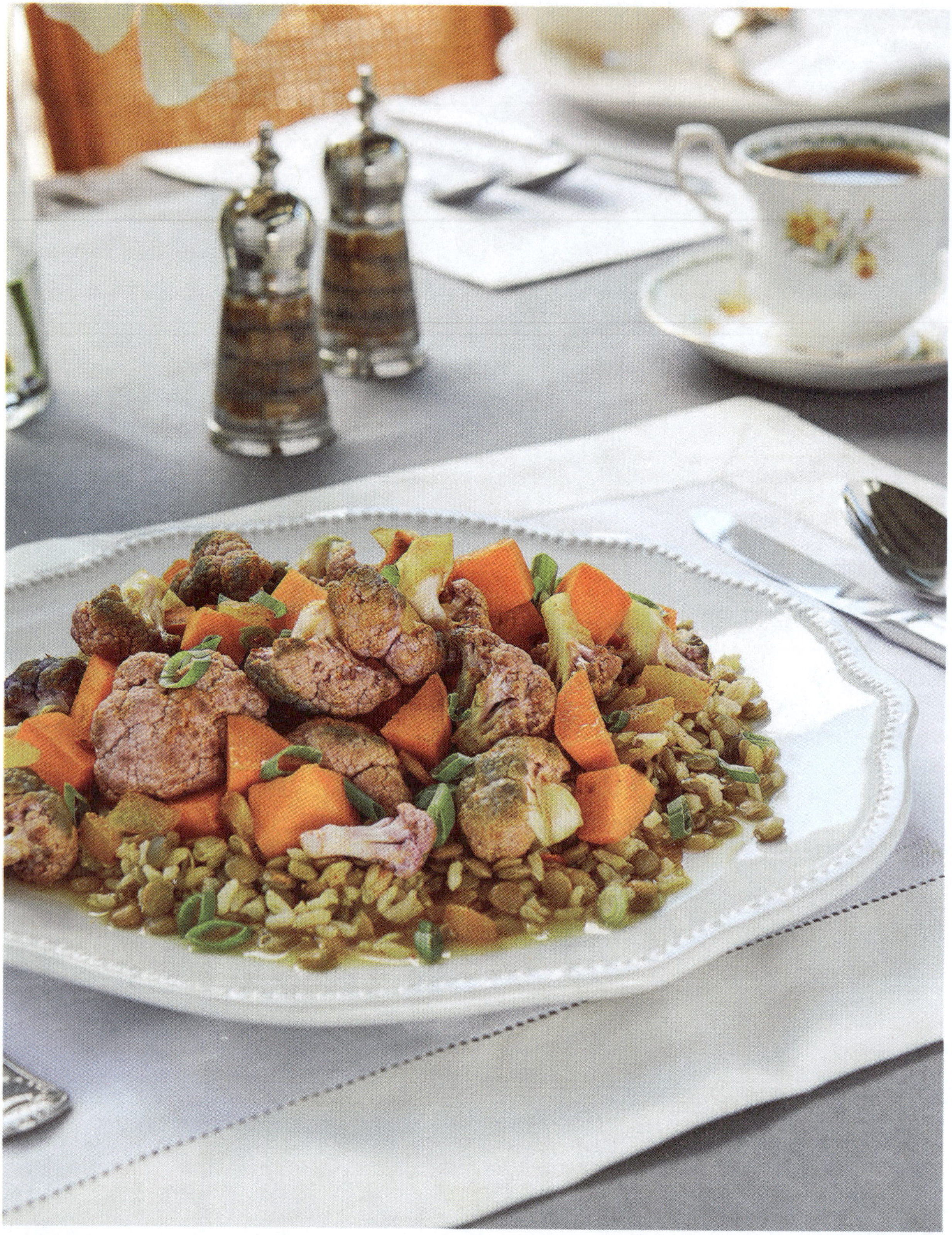

Curry de lentejas y camote

Rinde 4 porciones

- 1 cucharada de aceite de semilla de uva
- 1 cebolla amarilla mediana picada en trozos
- 6 dientes de ajo picados muy finamente
- 2 cucharaditas de garam masala
- 1 cucharadita de hojuelas de chile de árbol
- 1 cucharadita de cilantro molido
- 1 cucharadita de comino molido
- 1 cucharadita de cúrcuma en polvo
- 2 camotes cortados en cuartos, a lo largo, y rebanados
- 1 cabeza de coliflor morada cortada en floretes
- 4 tazas de caldo de verduras
- 1 taza de lentejas verdes secas
- 1 cucharadita de sal de mar
- ½ cucharadita de pimienta negra recién molida
- Jugo de 1 limón eureka
- 4 tazas de arroz basmati integral
- 2 cucharadas de cebollitas de cambray rebanadas finamente

EN una sartén grande calienta el aceite de semilla de uva a fuego medio. Agrega la cebolla y saltéala 5 minutos. Añade el ajo y saltéalo 2 minutos más. Integra el garam masala, las hojuelas de chile de árbol, el cilantro, el comino y la cúrcuma. Saltéalos, moviendo continuamente, durante 2 minutos. Añade el camote y la coliflor, y revuelve para cubrirlos bien con las especias. Incorpora el caldo, las lentejas, la sal y la pimienta negra. Permite que el curry hierva, baja la flama a fuego medio-bajo y déjalo cocer a fuego lento hasta que las lentejas se ablanden, 40 minutos aproximadamente. Retira la sartén del fuego e incorpora el jugo de limón. Para servir, reparte el curry encima del arroz y decora con cebollita de cambray.

VARIACIÓN

- En lugar o además de las lentejas, agrega 450 gramos de pechugas o muslos de pollo sin hueso, sin piel, cortados en trozos pequeños, o 450 gramos de camarones crudos pelados y limpios, cuando añadas la cebolla.

Lasaña vegetariana al horno

Rinde 6 porciones

NOTA: la noche antes de preparar esta receta remoja 2 tazas de nueces de la India crudas en agua fresca en un frasco con tapa. Antes de usarlas en esta receta cuélalas y escúrrelas en un colador. Usarás la mitad para el "ricotta" y la mitad para la salsa blanca. También puedes preparar cualquiera de los componentes de esta receta con antelación, para ensamblar la lasaña más rápido.

PREPARA la salsa de tomate: en una sartén mediana calienta el aceite de oliva a fuego medio. Cuando esté caliente, añade la cebolla. Saltéala 3 minutos. Agrega el ajo y saltéalo 2 minutos más. Incorpora la pasta de tomate, la albahaca y el perejil, y revuelve para integrar. Añade los jitomates, el orégano, la sal y la pimienta. Baja la flama a fuego bajo, tapa la sartén y cocina a fuego lento durante 30 minutos.

PREPARA el ricotta: en un procesador de alimentos revuelve las nueces de la India, la levadura nutricional, el aceite de oliva, el jugo de limón, la albahaca, el ajo, el orégano, la sal y la pimienta. Pulsa para picar todo y mezclar. Con el motor andando, añade la leche, 1 cucharada a la vez, y procesa hasta que el ricotta esté suave. Reserva.

PREPARA la salsa blanca: en una licuadora mezcla la leche, las nueces de la India, la levadura nutricional, el tahini, el aceite de oliva, la mezcla de arrurruz, el ajo y la sal, y licua hasta obtener una consistencia suave. Vierte

(continúa)

Salsa de tomate

1 cucharada de aceite de oliva

½ cebolla dulce picada finamente

2 dientes de ajo picados muy finamente

2 cucharadas de pasta de tomate

2 cucharadas de hojas de albahaca fresca picadas muy finamente

2 cucharadas de perejil fresco picado muy finamente

1 lata (425 gramos) de jitomates machacados

1 cucharada de orégano seco

1 cucharadita de sal de mar

1 cucharadita de pimienta negra recién molida

"Ricotta" de nuez de la India

1 taza de nueces de la India crudas remojadas por lo menos 6 horas, o toda la noche, y escurridas

¼ de taza de levadura nutricional

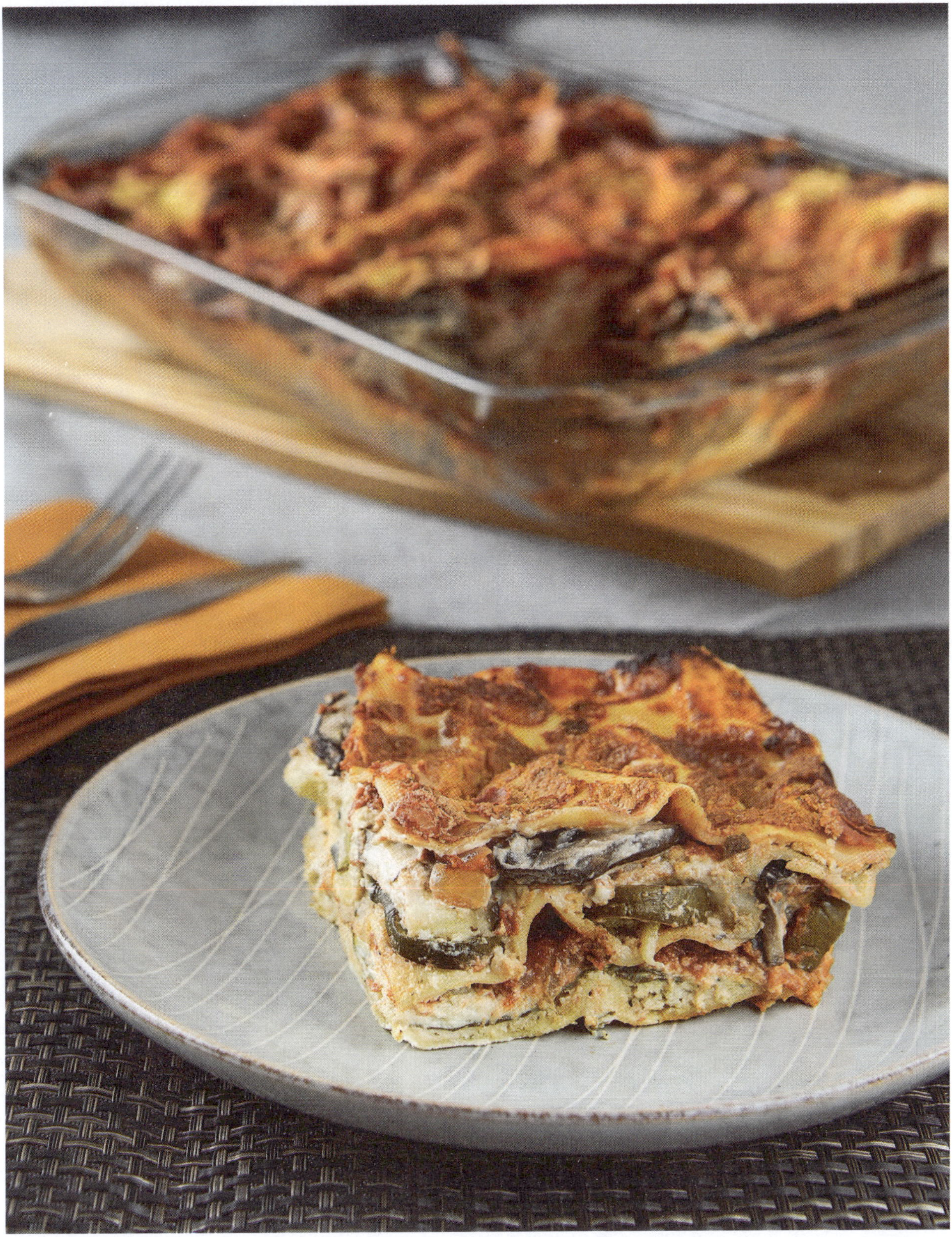

1 cucharada de aceite de oliva

1 cucharada de jugo de limón eureka fresco

4 hojas de albahaca frescas

1 diente de ajo picado muy finamente

½ cucharadita de orégano seco

½ cucharadita de sal de mar

¼ de cucharadita de pimienta negra recién molida

¼ de taza de leche de nuez de la India, almendra, arroz o avena, sin endulzar (es posible que necesites un poco más o un poco menos)

Salsa blanca

1 taza de leche de nuez de la India, almendra, arroz o avena, sin endulzar

1 taza de nueces de la India remojadas por lo menos 6 horas, o toda la noche, y escurridas

¼ de taza de levadura nutricional

2 cucharadas de tahini o de crema de nuez de la India

1 cucharada de aceite de oliva

1 cucharada de polvo de arrurruz mezclado con 1 cucharadita de agua

la mezcla en una olla pequeña y caliéntala a fuego medio-bajo, moviendo seguido, hasta que la salsa empiece a espesarse. Retira la olla del fuego y reserva.

ENSAMBLA la lasaña: precalienta el horno a 200 °C.

ACOMODA las rebanadas de calabacita sobre una toalla de papel y esparce un poco de sal encima (esto ayudará a extraer el exceso de líquido).

MIENTRAS, en una sartén grande calienta el aceite de oliva a fuego medio-alto. Cuando esté caliente, añade el pimiento y los portobellos. Saltéalos 5 minutos, o hasta que los hongos se empiecen a encoger. Transfiere la mezcla a un plato y pasa la calabacita a la sartén. Saltéala hasta que se ablande, 3 minutos aproximadamente. Añade las espinacas y saltéalas 2 minutos. Retira la sartén del fuego.

CUBRE con papel encerado un refractario cuadrado de 23 cm. Sirve un cuarto de la salsa de tomate y extiéndela por todo el fondo. Acomoda los demás ingredientes en el siguiente orden:

Una capa de pasta para lasaña.

Extiende la mitad del ricotta encima de la pasta.

Todas las espinacas y la calabacita, esparcidas uniformemente encima del ricotta.

Vierte la mitad de la salsa blanca sobre las espinacas y la calabacita.

Un tercio del resto de salsa de tomate.

Una segunda capa de pasta para lasaña.

(continúa)

1 diente de ajo picado muy finamente

1 cucharadita de sal de mar

Para ensamblar

1 calabacita mediana rebanada finamente

2 cucharaditas de sal de mar

1 cucharada de aceite de oliva

1 pimiento morrón rojo picado en cubos pequeños

1 taza de hongos portobello rebanados

4 tazas de espinacas baby

1 caja (225-280 gramos) de pasta para lasaña lista para hornear, sin gluten (hay una gran variedad de tipos disponibles)

½ taza de levadura nutricional

Una capa uniforme con el resto del ricotta sobre la pasta.

La mezcla de pimiento y hongos, extendida uniformemente sobre el ricotta.

Vierte el resto de la salsa blanca encima del pimiento y los hongos.

La mitad de la salsa de tomate restante.

Una tercera capa de pasta para lasaña.

El resto de la salsa de tomate.

ESPARCE uniformemente la levadura nutricional. Cubre el refractario con papel aluminio y hornéalo 45 minutos. Retira el papel y hornea la lasaña 10 minutos más. Saca el refractario del horno y permite que repose 15 minutos antes de servir.

CORTA la lasaña en seis cuadros y sácalos con cuidado para servir.

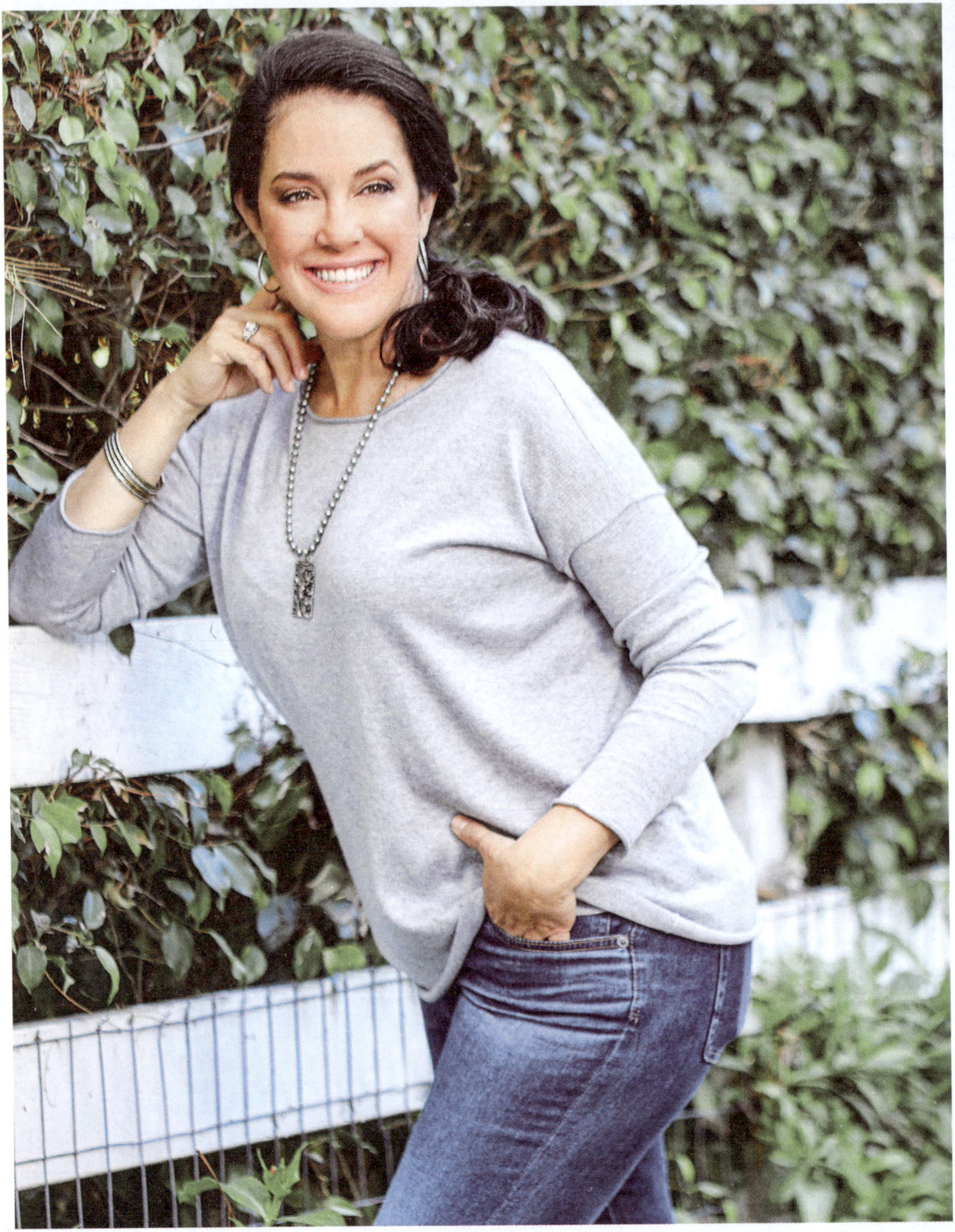

COLACIONES

Banderillas de hongos a la parrilla con glaseado balsámico

Rinde 4 porciones

¼ de taza de vinagre balsámico

1 cucharada de salsa tamari o de aminoácidos de coco

4 dientes de ajo picados muy finamente

1 cucharadita de hojas de albahaca fresca picadas muy finamente

½ cucharadita de hojas de romero fresco picadas muy finamente

½ de cucharadita de pimienta negra recién molida

24 hongos cremini o baby bella cortados a la mitad

EN una bolsa de plástico resellable revuelve el vinagre, la salsa tamari, el ajo, la albahaca, el romero y la pimienta. Mete los hongos en la marinada y sella la bolsa. Muévela unas cuantas veces para cubrir los hongos. Déjalos marinar a temperatura ambiente por lo menos 30 minutos, o toda la noche en el refrigerador. Remoja 8 banderillas de madera en agua durante 30 minutos.

PRECALIENTA una parrilla o una plancha a fuego medio-alto.

INSERTA 6 mitades de hongo en cada brocheta y reserva la marinada. Ásalas a la parrilla o en una plancha hasta que los hongos se vean crujientes y carbonizados, alrededor de 4 minutos de cada lado (ten cuidado de no quemarlos). Pasa los hongos a un platón y rocía la marinada encima. Sirve dos brochetas a cada comensal.

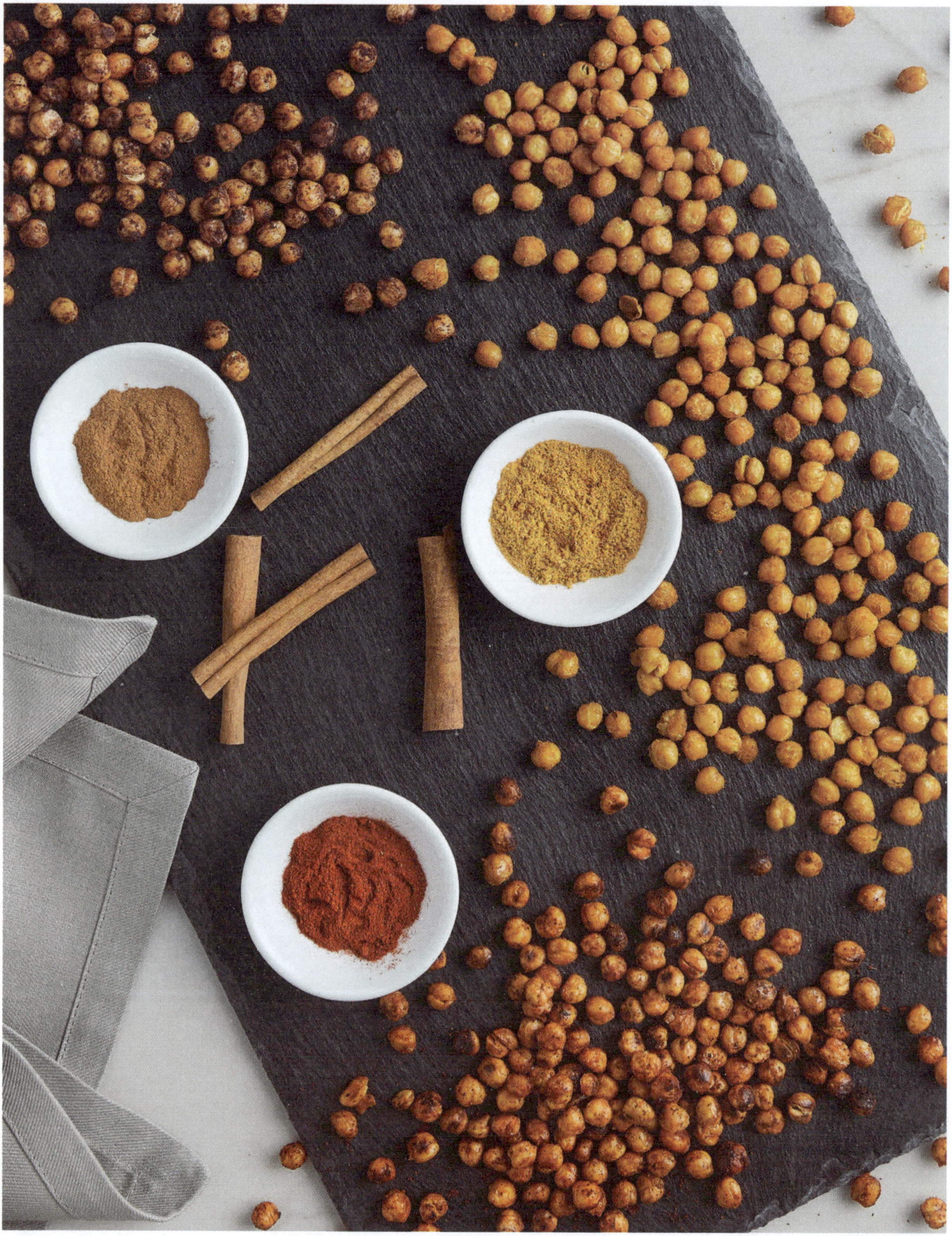

Garbanzos rostizados de tres maneras

Rinde 4 porciones

1 taza de garbanzos escurridos y enjuagados

Para garbanzos con canela

2 cucharaditas de xilitol

1 cucharadita de canela molida

¼ de cucharadita de sal de mar

Para garbanzos con curry

½ cucharadita de curry en polvo

¼ de cucharadita de cúrcuma en polvo

¼ de cucharadita de sal de mar

⅛ de cucharadita de hojuelas de chile de árbol

Para garbanzos picosos

½ cucharadita de paprika (normal o ahumada)

½ cucharadita de sal de mar

¼ de cucharadita de chile en polvo

¼ de cucharadita de comino molido

¼ de cucharadita de pimienta de Cayena

PRECALIENTA el horno a 190 °C. Cubre con papel encerado una charola para horno con borde.

EN un tazón mediano agrega todos los condimentos del sabor que desees incorporar. Añade los garbanzos y revuelve para cubrirlos.

EXTIENDE los garbanzos en una capa uniforme en la charola preparada. Hornéalos, moviendo ocasionalmente, durante 40 o 45 minutos, o hasta que estén crujientes. Guarda los garbanzos en un contenedor hermético a temperatura ambiente máximo 3 días.

Salmón seco picante

Rinde 4 porciones

1 taza de salsa tamari

2 cucharaditas de aminoácidos de coco

2 cucharadas de jugo de limón eureka fresco

1½ cucharadas de pimienta negra recién molida

2 cucharaditas de humo líquido

20 o 30 gotas de stevia

12 chorritos de salsa picante (como Tabasco), o más al gusto

675 gramos de filetes de salmón sin piel

EN un frasco de vidrio o un contenedor de plástico revuelve la salsa tamari, los aminoácidos de coco, el jugo de limón, la pimienta, el humo líquido, la stevia y la salsa picante. Corta los filetes de salmón a lo largo, en rebanadas de 0.5 cm de grosor. Mete el salmón en la marinada, asegurándote de cubrir cada trozo. Tapa el tazón y refrigéralo 4 horas.

PRECALIENTA el horno a 90 °C. Cubre con papel encerado una charola para horno con borde y coloca una rejilla de metal encima del papel.

ACOMODA los trozos de salmón en la rejilla, en una sola capa, dejando un poco de espacio entre ellos. Hornéalos 3 horas, hasta que la carne esté seca y curtida, pero siga flexible. Retira la charola del horno y permite que se enfríe por completo.

PASA el pescado seco a un contenedor hermético y refrigéralo máximo 2 semanas, o congélalo hasta por 3 meses.

Manzanas cocidas en olla de cocción lenta

Rinde 4 porciones

4 chabacanos sin hueso y picados finamente

⅓ de taza de hojuelas de avena

¼ de taza más 1 cucharada de nueces pecanas picadas

¼ de taza de crema de almendra

2 cucharadas de xilitol (opcional)

1 cucharadita de canela en polvo, más la necesaria para decorar

¼ de cucharadita de jengibre en polvo

¼ de cucharadita de sal de mar

4 manzanas

Crema batida de coco (página 281)

EN un tazón mediano mezcla los chabacanos, la avena, ½ de taza de nueces pecanas, la crema de almendra, el xilitol (si lo usas), la canela, el jengibre y la sal.

CORTA la parte de arriba de las manzanas, saca el corazón (una cuchara parisien funciona muy bien), pero deja 1.5 cm del fondo de las manzanas intacto. Rellena las manzanas con la mezcla de chabacano. Acomódalas en la olla de cocción lenta con ¼ de taza de agua. Tapa la olla y cocínalas a fuego alto durante 2 horas o a fuego bajo durante 4 horas, hasta que las manzanas estén suaves y se puedan perforar fácilmente con un tenedor.

PASA las manzanas a platos o tazones de postre individuales y decora con la crema batida. Esparce equitativamente la cucharada restante de nueces pecanas, espolvorea la canela y sirve.

Bolitas energéticas de chocolate y naranja

Rinde 16 bolitas (2 por cada porción)

1 taza de chabacanos maduros sin hueso y picados

1 taza de cualquier crema de nueces (almendra, nuez de la India, etc.)

3 cucharadas de cacao crudo en polvo

2 cucharadas de semillas de chía

2 cucharadas de ralladura de naranja

1 cucharadita de extracto de menta puro

1 cucharadita de extracto de vainilla puro

¼ de cucharadita de sal de mar

2 cucharadas de cacao crudo en trozos

½ taza de almendras crudas picadas

EN un procesador de alimentos muele los chabacanos hasta hacerlos puré. Agrega la crema de nueces, el cacao en polvo, las semillas de chía, la ralladura de naranja, el extracto de menta, la vainilla y la sal. Procesa hasta obtener una pasta suave y totalmente integrada. Agrega el cacao en trozos y pulsa unas cuantas veces para mezclar, pero no lo suficiente para hacerlo puré.

CUBRE con papel encerado una charola para horno que quepa en tu congelador. Pasa las almendras picadas a un plato.

SACA cucharadas de la mezcla y forma bolitas con tus manos. Ruédalas sobre las almendras hasta cubrirlas y acomódalas en la charola preparada. Congela las bolitas toda la noche, luego pásalas a un contenedor hermético o una bolsa resellable, y congélalas para tener una colación a la mano siempre que la necesites. Durarán máximo 3 meses en el congelador.

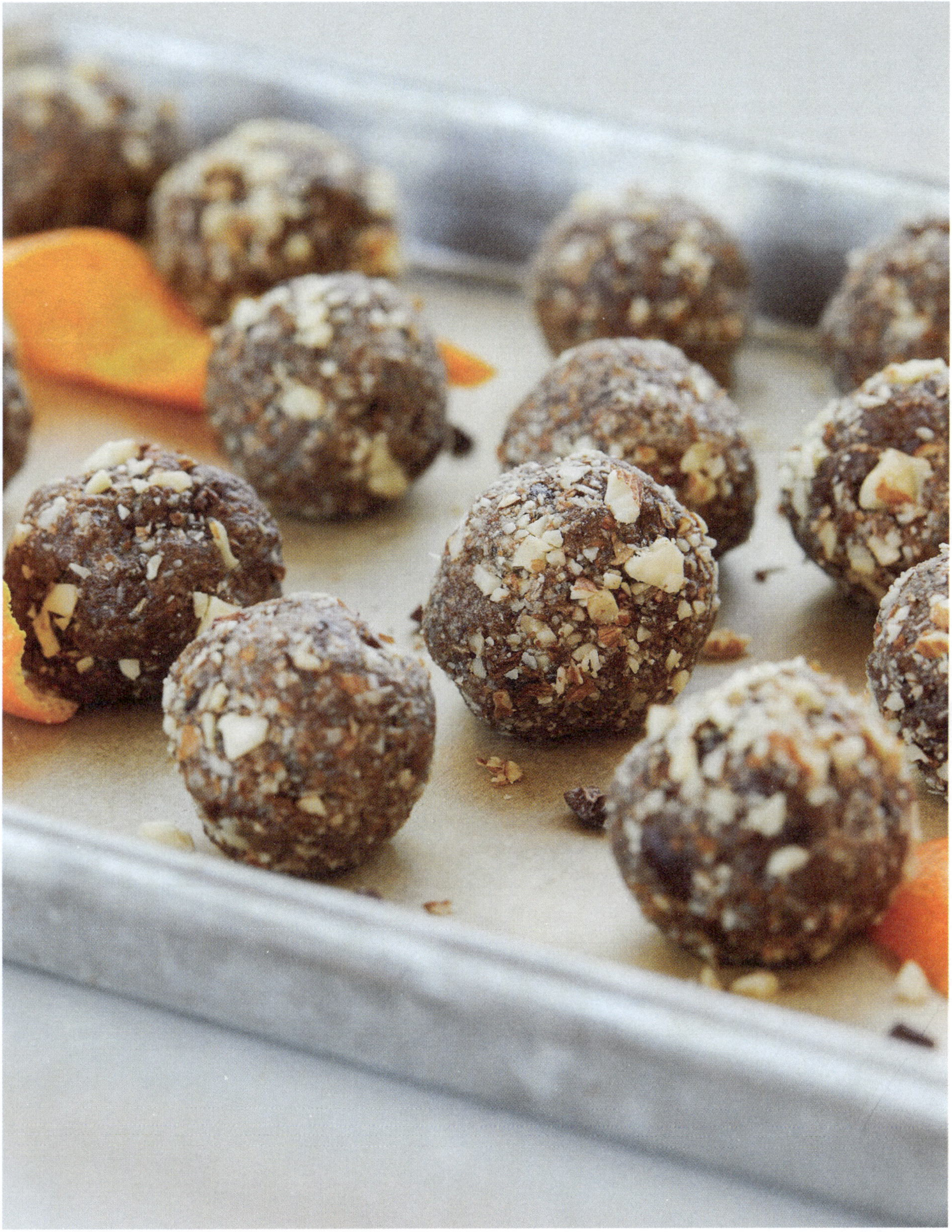

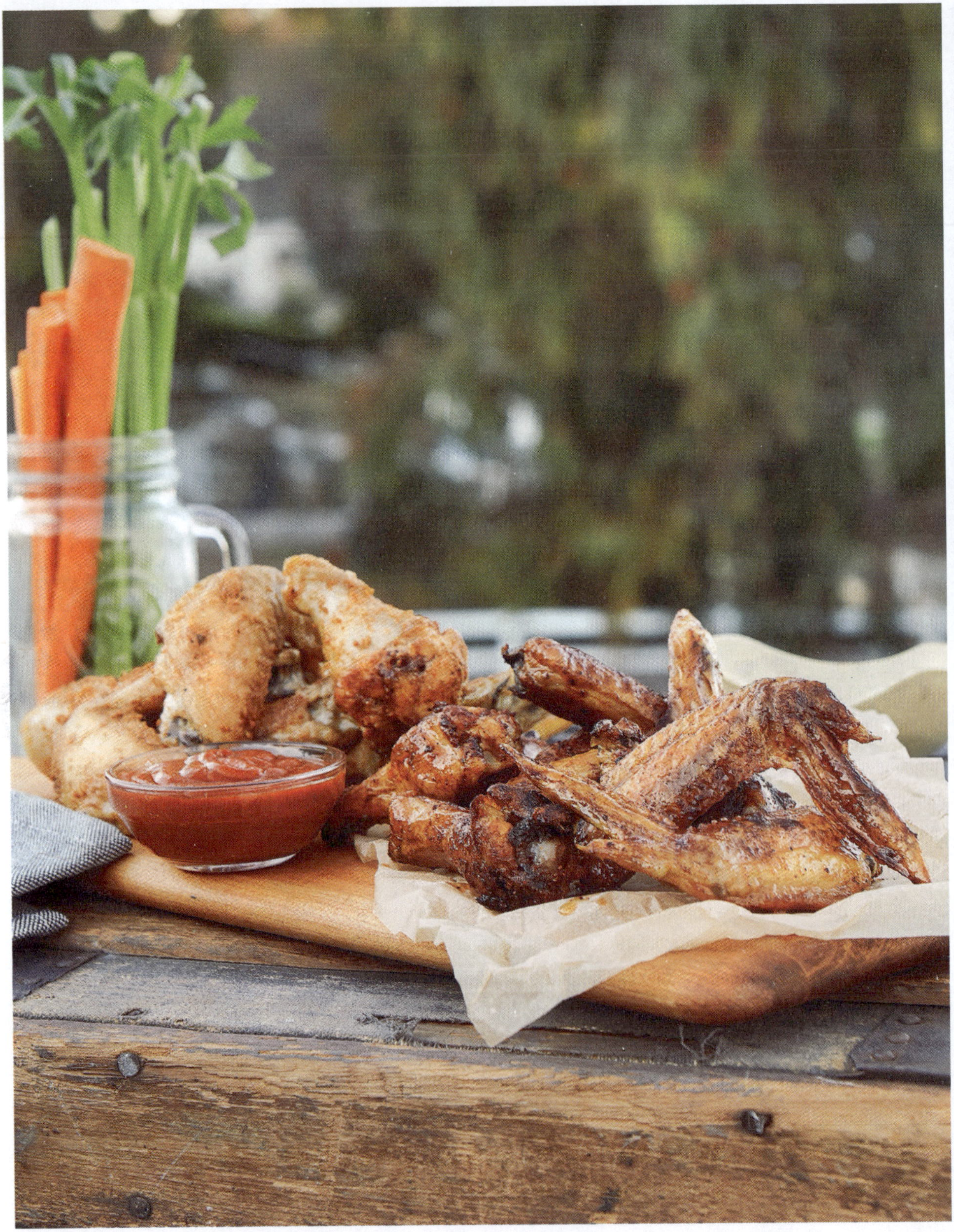

Alitas búfalo al horno

Rinde 20 alitas (4 por porción)

- ½ taza de harina de espelta o cualquier otra harina sin gluten (opcional)
- 1 cucharada de pimienta de Cayena
- 1 cucharadita de ajo en polvo
- ¼ de cucharadita de pimienta negra recién molida
- ⅛ de cucharadita de sal de mar
- ¼ de taza de jugo de limón verde fresco
- ¼ de taza de salsa picante (como Tabasco o Frank's RedHot), más la necesaria para servir si lo deseas
- 20 alitas de pollo
- 10 tallos de apio cortados a la mitad, a lo largo
- 5 zanahorias cortadas en cuartos, a lo largo
- Aderezo Ranch cremoso (página 286)

PRECALIENTA el horno a 200 °C. Cubre una charola para horno con papel encerado.

PARA preparar una versión "empanizada", en una bolsa de plástico resellable grande revuelve la harina, la pimienta de Cayena, el ajo en polvo, la pimienta negra y la sal. Para preparar una versión "sin empanizar" omite la harina.

EN un tazón mediano combina el jugo de limón y la salsa picante.

REMOJA las alitas en la mezcla de salsa picante para cubrirlas bien, luego mételas en la bolsa con los condimentos. Agita la bolsa para cubrirlas bien.

ACOMODA las alitas en la charola para horno preparada, extendiéndolas de manera que no se toquen entre ellas. Hornéalas 45 minutos o hasta que se vean crujientes, volteándolas a la mitad del tiempo de cocción.

PARA servir, acompaña con bastones de apio y zanahoria, y aderezo Ranch o más salsa picante.

POSTRES

Pay de queso con moras sin hornear

Rinde 8 porciones

2 o 3 latas (de 370-425 gramos cada una) de leche de coco entera

½ taza de almendras crudas

½ taza de nueces de Castilla crudas

1 taza de pasitas

2 tazas de nueces de la India crudas remojadas durante la noche, escurridas y enjuagadas

1 taza de moras azules

1 taza de zarzamoras

Ralladura y jugo de 1 limón eureka grande

2 cucharadas de xilitol (opcional)

¼ de cucharadita de sal de mar

1 naranja pelada, sin semillas y picada

½ taza de frambuesas

½ taza de fresas

¼ de taza de arándanos

1 cucharada de polvo de arrurruz mezclado con 1 cucharada de agua

REFRIGERA las latas de leche de coco toda la noche. Abre las latas y pon en un tazón la crema de coco sólida que se forma en la superficie (guarda la leche de coco para un licuado); necesitas 1 taza de crema de coco (guarda el resto para otro uso).

EN un procesador de alimentos mezcla las almendras, las nueces de Castilla y las pasitas. Pulsa hasta que la mezcla semeje moronas finas y se adhieran. Divide la mezcla equitativamente entre ocho ramequines de 180 gramos y presiónala para cubrir el fondo y un poco de los costados.

ENJUAGA el tazón del procesador de alimentos. En el procesador mezcla las nueces de Castilla, los sólidos de coco, las moras azules, las zarzamoras, la ralladura de limón, el jugo de limón, el xilitol (si lo usas) y la sal. Procesa hasta obtener una consistencia suave. Divide la mezcla entre los ramequines, vertiéndola encima de la masa.

METE los ramequines al congelador hasta que los pays se solidifiquen, por lo menos 6 horas o toda la noche.

ANTES de servir, saca los ramequines del congelador y reserva.

EN una olla pequeña revuelve la naranja y todos sus jugos, las frambuesas, las fresas y los arándanos. Calienta la fruta a fuego medio, moviendo frecuentemente, hasta que suelte el hervor. Integra la mezcla de arrurruz y permite que hierva a fuego lento hasta que la salsa se espese. Reserva para que se enfríe ligeramente, alrededor de 10 minutos.

ROCÍA los pays de queso con la salsa caliente de fruta y sirve de inmediato.

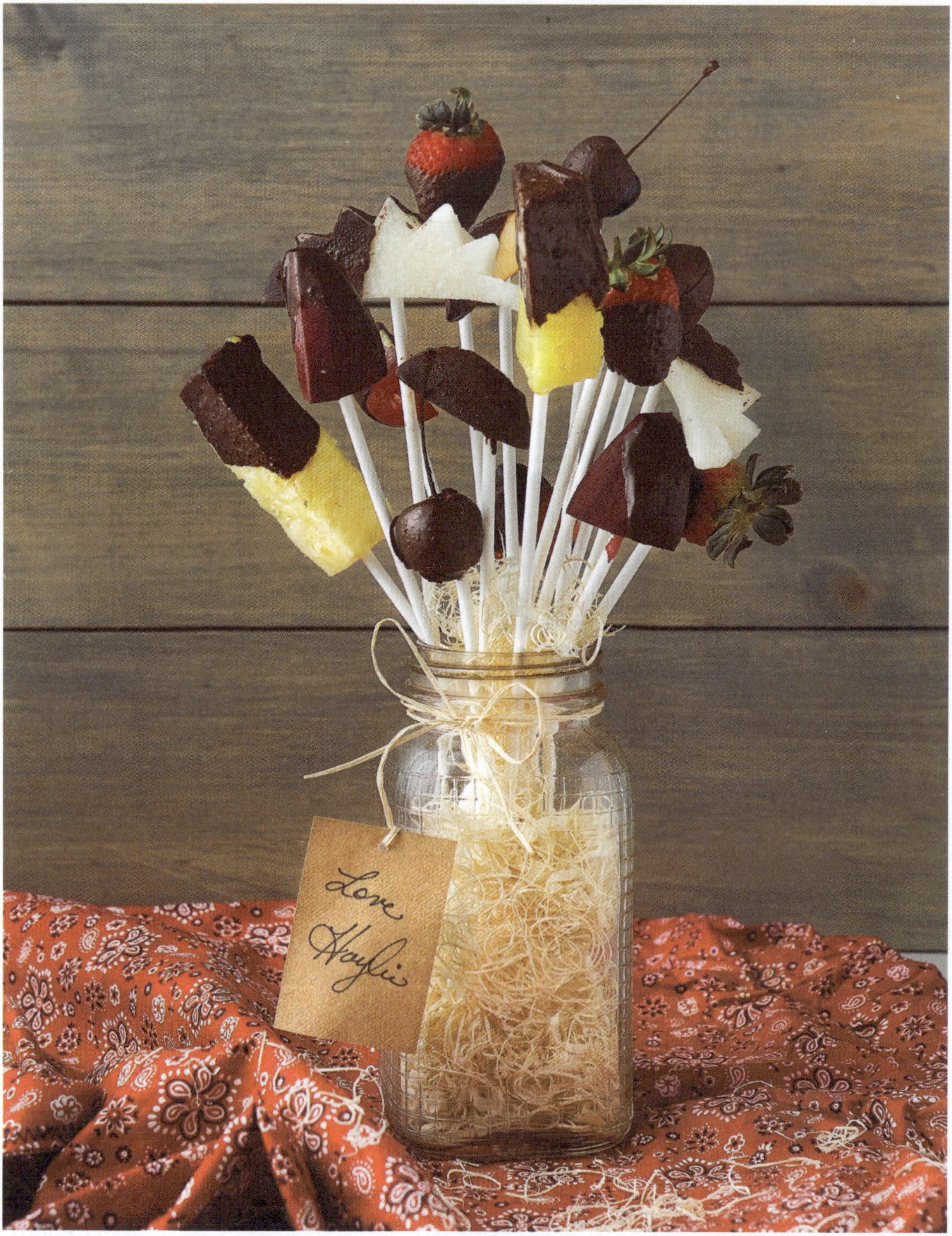
Love
Haylie

Barra de ensalada remojada en chocolate

Rinde 6 porciones

---

1 cucharada de aceite de coco

⅓ de taza de cacao crudo en polvo

12 trozos de una variedad de frutas y verduras, como:

Fresas enteras

Trozos de piña

Rebanadas de durazno

Rábanos

Trozos de jícama

EN una olla pequeña derrite el aceite de coco a fuego bajo. Integra el cacao en polvo.

CUBRE con papel encerado una charola que quepa en tu congelador. Inserta cada trozo de fruta y verdura en un palito de plástico. Sumerge los trozos en el chocolate para cubrir y déjalos sobre el papel encerado. Congélalos hasta que el chocolate esté firme, entre 20 y 30 minutos.

Paletas de piña

Rinde 7 porciones

1 piña entera pelada, sin el centro y cortada en trozos (3 tazas, aproximadamente)

¾ de taza de leche de coco de lata (no puede ser baja en grasa)

¼ de taza de cacao crudo en trozos

CUBRE con capacillos siete tazones de un molde para panqués.

MUELE la piña y la leche de coco en una licuadora hasta obtener una consistencia suave. Incorpora el cacao en trozos. Vierte la mezcla de piña en los tazones preparados, dividiéndola de manera equitativa. Cubre el molde con plástico autoadherible, luego inserta los palitos de paleta a través del plástico en el centro de cada tazón (el plástico ayuda a que los palitos queden rectos mientras se congelan las paletas). Congélalas toda la noche.

PARA servir, retira el plástico autoadherible, levanta las paletas, remueve los capacillos y disfruta de inmediato.

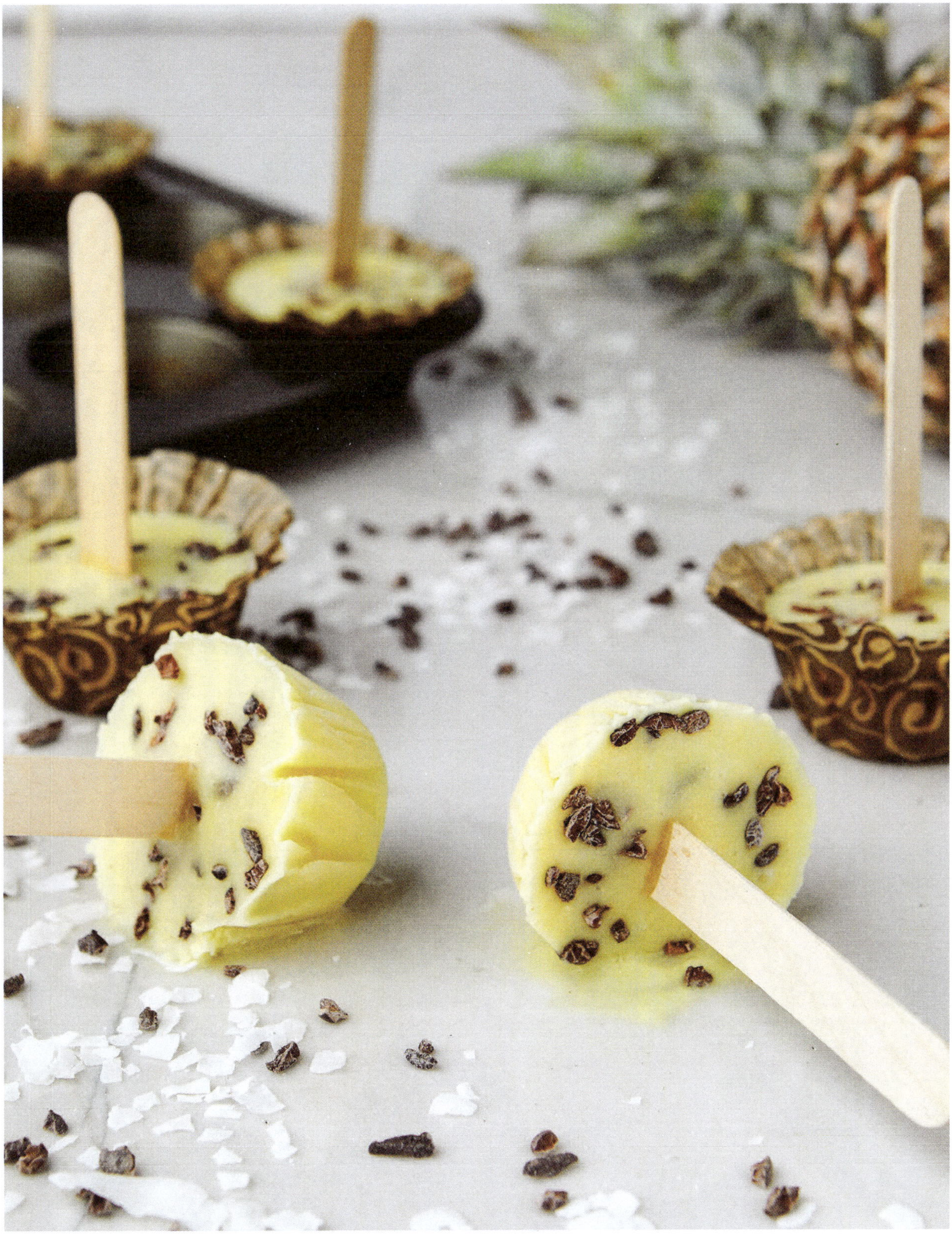

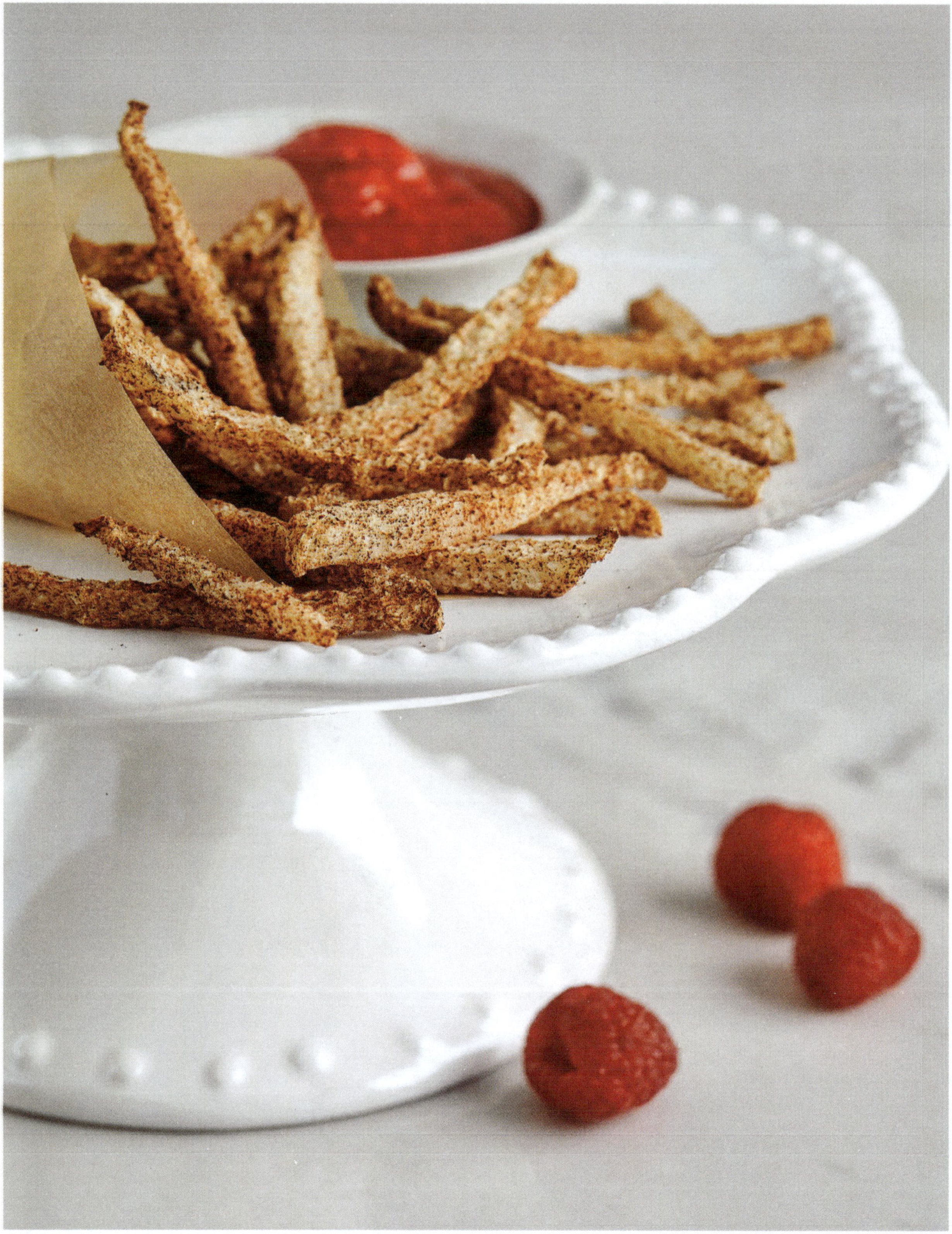

Frituras de jícama con canela

Rinde 2 porciones (pero las verduras son ilimitadas)

1 cucharada de canela en polvo

1 jícama mediana pelada y cortada en bastones

340 gramos de frambuesas

Jugo de ½ limón verde

PRECALIENTA el horno a 150 °C. Cubre con papel encerado una charola para horno con borde.

PASA la canela a una bolsa de plástico resellable grande. Añade la jícama, séllala y mueve para cubrir. Extiende los bastones de jícama en la charola para horno, acomodándolos para que no se toquen entre sí. Hornéalos 35 minutos, o hasta que la jícama se vea crujiente.

MIENTRAS, haz puré las frambuesas y el jugo de limón en una licuadora, luego calienta el puré en una olla pequeña a fuego bajo.

SIRVE la jícama caliente con la salsa de frambuesa como dip.

ALIMENTOS BÁSICOS Y CONDIMENTOS QUE PUEDES HACER TÚ MISMO

Crema agria de coco

Rinde ½ taza, aproximadamente

---

1 lata (425 gramos) de leche de coco entera

1 cucharada de jugo de limón eureka fresco, más el necesario

⅛ de cucharadita de sal de mar, más la necesaria

REFRIGERA la lata de leche de coco durante la noche. Abre la lata y pon solo la parte sólida de crema en un tazón mediano (guarda la leche de coco para un licuado). Agrega el jugo de limón y la sal, y bate hasta incorporar bien. Prueba y sazona con más sal y más jugo de limón si lo deseas. Tapa el tazón y refrigéralo alrededor de 1 hora antes de servir para permitir que los sabores se integren. Depende de la leche de coco que compres, pero tu crema agria podría resultar un poco más granulosa que la crema agria hecha con lácteos. También puedes colarla a través de un tamiz de malla fina si deseas mayor suavidad. La crema agria se conservará en un contenedor hermético en refrigeración máximo 2 días.

Crema agria de nuez de la India

Rinde 1 taza, aproximadamente

1 taza de nueces de la India crudas, remojadas en agua por lo menos 3 horas o toda la noche

½ taza de agua fresca

Jugo de ½ limón eureka

½ cucharadita de vinagre de vino blanco o vinagre de manzana

½ cucharadita de sal de mar

ESCURRE y enjuaga las nueces de la India, y pásalas a un procesador de alimentos. Añade el agua, el jugo de limón, el vinagre y la sal. Procesa las nueces hasta obtener una consistencia suave y cremosa, 5 minutos aproximadamente, raspando los costados del tazón cada minuto más o menos. Si parece demasiado espesa, añade más agua, una cucharada a la vez.

PASA la crema agria a un contenedor hermético y refrigérala por lo menos 1 hora o toda la noche antes de servir. Se espesará más conforme se enfría. La crema agria se conservará en refrigeración máximo 5 días.

Queso de nuez de la India para rebanar y rallar

Rinde 500 gramos, aproximadamente

Aceite de coco, para engrasar

1 taza de nueces de la India crudas

1⅓ tazas de agua

¼ de taza de tahini

¼ de taza de levadura nutricional

2 cucharadas de aceite de coco

1 cucharada de jugo de limón eureka fresco

2½ cucharaditas de sal de mar

1 cucharada de agar-agar en polvo (no en hojuelas)

ELIGE un contenedor de aproximadamente 3 tazas de volumen; un tazón o una jarra medidora de vidrio también sirve. Engrásalo con aceite de coco.

EN una licuadora coloca las nueces de la India, ⅓ de taza de agua, el tahini, la levadura nutricional, el aceite de coco, el jugo de limón y la sal. Licua hasta obtener una consistencia suave, alrededor de 5 minutos, deteniéndote para raspar los costados del vaso conforme sea necesario. Deja la mezcla en la licuadora.

EN una olla pequeña añade la taza de agua restante y el agar-agar en polvo. Permite que la mezcla hierva a fuego alto, revolviendo continuamente, luego hierve 1 minuto (toma el tiempo para que sea exacto), mientras sigues moviendo. Retira la olla del fuego y vierte la mezcla de agar-agar a la licuadora. Licua para integrarla con la pasta de nueces de la India, alrededor de 1 minuto (empieza con velocidad baja para que la mezcla caliente no salpique).

DE inmediato, vierte la mezcla en el contenedor preparado. Refrigérala hasta que cuaje, alrededor de 4 horas o toda la noche. Para sacar el queso, voltea el tazón en un plato y rebánalo, rállalo o sírvelo en trozo. Puedes guardar este queso en refrigeración máximo 1 semana.

Queso para nachos

Rinde 2½ tazas, aproximadamente

1½ tazas de pimiento morrón naranja o rojo (o una combinación) cortado en trozos

1 taza de nueces de la India crudas, remojadas en agua por lo menos 3 horas o toda la noche

¼ de taza de levadura nutricional

¼ de taza de chiles serranos de lata

1 cucharadita de sal de mar

1 diente de ajo pequeño picado muy finamente

½ cucharadita de mostaza en polvo

¼ de cucharadita de cúrcuma en polvo

¼ de cucharadita de cebolla en polvo

¼ de taza de aceite de oliva

EN una licuadora de alta potencia muele los pimientos hasta picarlos un poco. Escurre las nueces de la India, enjuágalas y añádelas a la licuadora. Agrega la levadura nutricional, los chiles, la sal, el ajo, la mostaza, la cúrcuma y la cebolla en polvo. Licua hasta obtener una consistencia suave y cremosa, 5 minutos aproximadamente, deteniéndote cada minuto para raspar los costados del vaso.

UNA vez que la salsa se vea homogénea, con la licuadora encendida, rocía el aceite de oliva y licua lo suficiente para integrar. Prueba y añade más sal si lo deseas.

GUARDA el queso en un contenedor hermético en refrigeración máximo 1 semana. (Si estás haciendo la Dieta del metabolismo acelerado, 3 cucharadas cuentan como una porción de grasas saludables).

Queso crema de nuez de la India

Rinde 1 taza, aproximadamente

- 1 taza de nueces de la India crudas, remojadas en agua entre 4 y 8 horas, o toda la noche
- 1 cucharadita de jugo de limón eureka fresco, más el necesario
- ½ cucharadita de sal de mar, más la necesaria
- 1 o 2 cucharadas de agua, conforme sea necesario

ESCURRE y enjuaga las nueces de la India. Pasa las nueces, 1 cucharadita de jugo de limón y la sal a un procesador de alimentos. Mezcla hasta obtener una consistencia suave, deteniéndote para raspar los costados del tazón conforme sea necesario, alrededor de 5 minutos. Prueba y añade más sal y jugo de limón si lo deseas. Agrega una cucharada o dos de agua para aligerar la mezcla si es necesario.

SIRVE de inmediato o transfiere el queso a un contenedor hermético, y refrigéralo máximo 1 semana.

Crema batida de coco

Rinde 4 porciones

- 1 lata (400 gramos) de leche de coco
- 1 cucharadita de extracto de vainilla puro
- 10 gotas de stevia líquida, o al gusto

REFRIGERA la lata de leche de coco toda la noche. Abre la lata y pon la crema sólida que se forma en la superficie en un tazón grande (guarda la leche de coco para un licuado). Agrega la vainilla y la stevia, y revuelve con un batidor de globo hasta obtener una consistencia espesa y esponjosa, alrededor de 4 minutos. Usa de inmediato.

Salsa picante asada

Rinde 1½ tazas, aproximadamente

1 o 2 chiles jalapeños enteros (o más si te gusta más picante)

3 dientes de ajo sin pelar

1 lata (425 gramos) de jitomates asados al fuego y picados, con sus jugos

½ taza sin compactar de cilantro fresco picado

2 cucharadas de jugo de limón verde fresco

¼ de cucharadita de sal de mar, o al gusto

EN una sartén pequeña, sin engrasar, asa los jalapeños enteros y los dientes de ajo a fuego medio, volteándolos regularmente hasta que estén suaves y tengan manchas negras, alrededor de 10 minutos. Retira la sartén del fuego y permite que se enfríen. Cuando estén lo suficientemente fríos para manipularlos, quita los tallos a los chiles y pela el ajo.

PASA los chiles y el ajo a un procesador de alimentos y pulsa hasta picarlos finamente. Añade los jitomates y sus jugos. Pulsa unas cuantas veces hasta obtener un puré martajado.

TRANSFIERE la salsa a un tazón. Integra el cilantro y el jugo de limón, y sazona con sal. Guarda la salsa en un recipiente con tapa en el refrigerador máximo 3 días.

Cátsup casera sin azúcares añadidos

Rinde 2 tazas

2 latas (de 180 gramos cada una) de pasta de tomate

¼ de taza de vinagre de manzana

1½ cucharaditas de mostaza (sin azúcares añadidos)

¼ de taza más 2 cucharadas de agua

½ cucharadita de sal de mar

½ cucharadita de canela en polvo

¼ de cucharadita de ajo en polvo

⅛ de cucharadita de clavo de olor en polvo

4 paquetes de stevia en polvo (½ cucharadita, aproximadamente; opcional)

EN un tazón mediano revuelve todos los ingredientes hasta obtener una consistencia homogénea. Tapa el tazón y refrigéralo por lo menos 2 horas, o de preferencia toda la noche, para permitir que los sabores se integren antes de servir. Guarda la cátsup en un contenedor hermético en el refrigerador máximo 1 semana.

Salsa barbecue de ruibarbo

Rinde 1½ tazas

- 240 gramos de ruibarbo (3 tallos, aproximadamente) rebanado
- ½ taza de cebolla picada
- 1 diente de ajo picado
- ¼ de taza de pimientos rojos asados, escurridos
- 3 cucharadas de xilitol
- 2 cucharadas de vinagre de manzana
- 1 cucharadita de jugo de limón eureka fresco
- 1 cucharadita de mostaza Dijon (sin azúcares añadidos)
- ½ cucharadita de comino molido
- ½ cucharadita de chile chipotle en polvo
- ½ cucharadita de paprika ahumada
- ¼ de cucharadita de sal de mar

EN una olla mediana revuelve el ruibarbo, la cebolla y el ajo. Cocina a fuego medio, moviendo ocasionalmente, hasta que la cebolla se suavice, alrededor de 5 minutos. Integra los pimientos asados, el xilitol, el vinagre, el jugo de limón, la mostaza, el comino, el chipotle en polvo, la paprika y la sal. Baja la flama a fuego medio-bajo y déjala hervir a fuego lento hasta que el ruibarbo esté lo suficientemente suave para aplastar con el dorso de una cuchara, alrededor de 10 minutos. Con cuidado, pasa la salsa a una licuadora y muélela hasta obtener un puré (o usa una batidora de inmersión para triturarla ahí mismo en la olla). Guárdala en un contenedor hermético en el refrigerador máximo 1 semana.

Vinagreta de frambuesa

Rinde ¾ de taza, aproximadamente (2 a 4 cucharadas por porción)

- 1 chalote picado muy finamente
- 1 cucharada de mostaza Dijon (sin azúcares añadidos)
- 2 cucharadas de vinagre de manzana
- 180 gramos de frambuesas frescas, o ½ de taza congeladas, aproximadamente
- ½ cucharadita de ralladura de naranja
- 1 paquete de stevia en polvo (⅛ de cucharadita, aproximadamente; opcional)

PASA todos los ingredientes a una licuadora y muele hasta obtener una consistencia suave. O muele o machaca bien las frambuesas en el fondo de un frasco y luego agrega los demás ingredientes y agita bien. Guarda la vinagreta en un contenedor hermético en refrigeración máximo 1 semana.

Aderezo cremoso de hierbas y limón

Rinde ¾ de taza, aproximadamente (2 a 4 cucharadas por porción)

3 claras de huevo cocidas

2 cucharadas de jugo de limón eureka fresco

½ cucharadita de sal de mar

½ cucharadita de ajo en polvo, o 2 dientes de ajo picados muy finamente

2 cucharaditas de cebolla en polvo

Pimienta negra recién molida

¾ de taza de agua

Complementos (elige uno o más)

2 cucharadas de perejil fresco picado, o 2 cucharaditas seco

1 cucharada de eneldo fresco picado, o 1 cucharadita seco

1 cucharada de cilantro fresco picado, o 1 cucharadita seco

1 cucharada de menta fresca picada, o 1 cucharadita seca

1 cucharadita de mostaza Dijon (sin azúcares añadidos), o más al gusto

Stevia o xilitol

EN una licuadora o un procesador de alimentos mezcla las claras de huevo, el jugo de limón, la sal, el ajo en polvo, la cebolla en polvo y la pimienta. Agrega cualquier complemento de tu elección (excepto stevia). Pulsa para combinar. Con la licuadora encendida, añade lentamente el agua hasta que la mezcla alcance la consistencia deseada. Prueba y ajusta la sazón si es necesario, y añade la stevia si lo deseas. Guarda el aderezo en un contenedor hermético en refrigeración máximo 1 semana.

Aderezo Ranch cremoso

Rinde casi 1 taza

Mezcla de especias

¼ de taza de perejil seco

2 cucharaditas de eneldo seco

2 cucharaditas de cebolla en polvo

1½ cucharaditas de sal de mar

1 cucharadita de albahaca seca

1 cucharadita de pimienta negra recién molida

½ cucharadita de ajo en polvo

Aderezo

⅔ de taza de mayonesa de cártamo

3 cucharadas de leche de almendra sin endulzar

¼ de cucharadita de vinagre blanco

PREPARA la mezcla de especias: revuelve todos los ingredientes de la mezcla de especias. Reserva 2 cucharadas para el aderezo y guarda el resto en un frasco con tapa o una bolsa resellable a temperatura ambiente.

PREPARA el aderezo: en un tazón pequeño bate la mayonesa, la leche de almendras, las 2 cucharadas reservadas de mezcla de especias y el vinagre. Tapa el tazón y enfríalo por lo menos 2 horas, o toda la noche, antes de usarlo. (Guárdalo en el refrigerador máximo 1 semana).

Vinagreta básica de balsámico

Rinde ¼ de taza, aproximadamente (2 a 4 cucharadas por porción)

4 dientes de ajo picados muy finamente

3 cucharadas de vinagre balsámico

1 cucharadita de orégano seco, o 1 cucharada de orégano fresco picado muy finamente

1 cucharadita de tomillo seco, o 1 cucharada de tomillo fresco picado muy finamente

1 cucharadita de mostaza Dijon (sin azúcares añadidos)

1 cucharadita de pimienta negra recién molida

LICUA, bate o agita todos los ingredientes juntos.

Aderezo de jengibre y ajonjolí

Rinde ½ taza, aproximadamente (2 a 4 cucharadas por porción)

¼ de taza de crema de nuez de la India cruda

3 cucharadas de salsa tamari

1 cucharada de vinagre de vino tinto

2 cucharaditas de jengibre fresco rallado

1 cucharadita de aceite de ajonjolí

1 cucharadita de aceite de oliva

½ cucharadita de semillas de ajonjolí

Vierte la crema de nuez de la India en una olla pequeña y caliéntala lentamente a fuego bajo hasta que se suavice. Retira la olla del fuego y añade los demás ingredientes. Bate hasta que la mezcla esté homogénea y cremosa. Tapa la olla y enfríala durante 30 minutos antes de servir, o guárdala en un contenedor hermético en el refrigerador máximo 1 semana.

Aderezo francés

Rinde 1⅓ tazas, aproximadamente (2 a 4 cucharadas por porción)

- **¼ de taza de vinagre de manzana**
- **2 paquetes de stevia en polvo (¼ de cucharadita, aproximadamente)**
- **½ taza de cátsup sin azúcares añadidos, comercial o casera (ve la página 283)**
- **⅔ de taza de aceite de oliva extra virgen**
- **4 cucharaditas de paprika suave**
- **2 cucharaditas de mostaza en polvo**
- **¼ cucharadita de semillas de apio**

COMBINA todos los ingredientes en una licuadora y muélelos hasta obtener una consistencia suave. Guarda el aderezo en un contenedor hermético en el refrigerador máximo 1 semana.

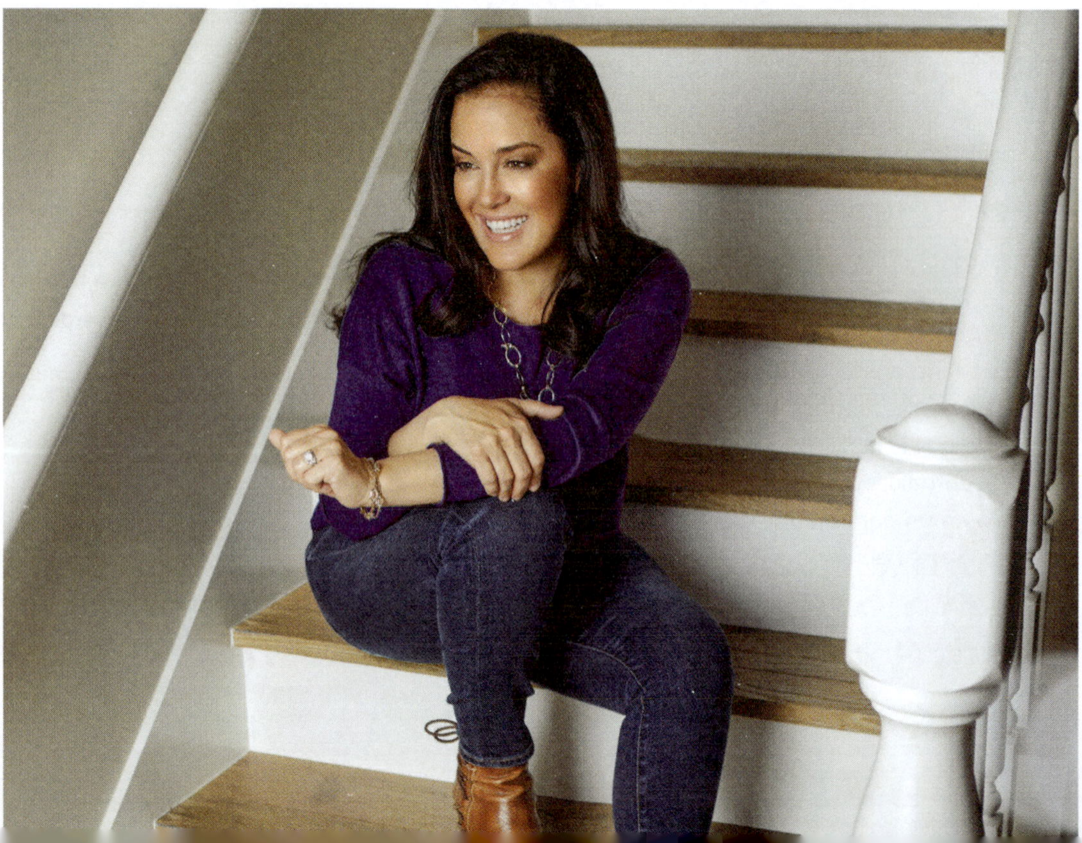

Caldo básico de verduras

Rinde 2 litros, aproximadamente

---

4 tazas de verduras de tu refrigerador o congelador picadas en trozos (evita el brócoli, la coliflor, la col y los espárragos para el caldo, aunque son buenos para preparar sopa fresca), como:

Cebolla pelada y cortada en cuartos

Poro limpio y rebanado

Dientes de ajo

Zanahoria

Apio

Jitomate

Kale

Hojas de betabel

Bok choy

Camote y sus cáscaras

Chirivía

Nabo

Perejil

Cilantro

1 cucharada de vinagre de manzana

1 cucharadita de sal de mar, más la necesaria

½ cucharadita de pimienta negra recién molida, más la necesaria

¼ de cucharadita de cúrcuma en polvo

8 tazas de agua fresca

METE las verduras en una olla de cocción lenta y agrega encima el vinagre, la sal, la pimienta y la cúrcuma. Cubre todo con el agua. Tapa la olla y cocina a fuego bajo durante 8 a 12 horas, o a fuego alto durante 4 a 6 horas.

COLOCA un colador de malla fina sobre un tazón grande. Con cuidado, vierte el caldo a través del colador. Presiona las verduras con un cucharón o una cuchara de madera para exprimir la mayor cantidad de líquido que sea posible, luego deséchalas. Prueba el caldo y añade más sal y pimienta si lo deseas. Pasa el caldo a contenedores herméticos, permite que se enfríe y guárdalo en el congelador para que siempre tengas todo listo para preparar una sopa. Se conserva congelado hasta 3 meses.

AGRADECIMIENTOS

LA COCINA HA SIDO MI FARMACIA Y EL CORAZÓN DE NUEStro hogar. Con este recetario, mi deseo es llevar salud, esperanza y placer hasta ti y tu tribu por medio de algunos de mis platillos favoritos. Esto no sería posible sin la dedicación y la fe ciega de muchos de mis seres queridos, colegas, clientes, comunidad y amigos.

En primer lugar, mi agente literario, Alex Glass. Tomaste mis sueños y los convertiste en seis realidades de pasta dura. Has sido un guerrero de mi visión y un mentor a través de múltiples empresas distintas y alocadas. Has sido el catalizador para cambiar la vida de millones de personas en el mundo, y todos estaremos eternamente agradecidos contigo.

Eve Adamson, me siento honrada de que nuestros nombres aparezcan juntos en las portadas de estos maravillosos libros. Has tomado mis palabras y mis ideas, y les has dado vida para que puedan tocar a tantos.

También me siento profundamente agradecida con nuestro nuevo equipo de Haughton Mifflin Harcourt: Deb Brody, Olivia Bartz, Tai Blanche, Rita Sowen y Brianna Yamashita, gracias por llevar este recetario al siguiente nivel.

Bob Marty, mi gurú de la televisión pública, gracias por liderar esta parte significativa de nuestra promoción. ¡Ha sido una oportunidad magnífica para que estén disponibles las herramientas y los recursos para aquellas personas listas para hacer un cambio en su vida! Melanie Parish, mi asesora de un millón de años, gracias por creer en mí e impulsarme más lejos de lo que yo creía posible. Marc Chaplin, mi pilar legal, tu guía ha sido y sigue siendo invaluable para mi negocio y mi vida. A la familia Lanham y la familia Watkins, ustedes han sido tanto amigos como mentores a lo largo de mi vida, y me han inspirado y apoyado incansablemente, gracias.

A Steve Tully, Leilani Roh, John Tilotson, Shelley Edgerton, Alicia Freeman, Hanna Allman, Marq Deas, Katie Lanham, Eiland Pomroy, Gracen Pomroy y todo el equipo de HPG, gracias por convertir mi misión en su misión. Estamos haciendo algo muy importante, y ustedes hacen que sea real. Nada de esto sería posible sin mi comunidad de clientes, tanto presenciales como virtuales, incluidos mis lectores y todos aquellos que me acompañan en línea para tantas iniciativas inspiracionales. Me encanta lo informados que están ahora y la manera en que llevan ese conocimiento a todas las personas que se acercan. Ustedes son la razón de que yo haga esto, y mejorar sus vidas vuelve mejor la mía. Gracias por eso.

¡Gracias al increíble equipo que dio vida a todas las imágenes de comida! Aline Ponce y Michael Hulswit, Joe Lazo, Beryl Cohen, Jameson S. Pabes, Bayardo Ortiz, Katie Beth Umlor, ustedes ayudaron a que nuestras fotos fueran hermosísimas y especiales.

Por último, gracias a mi loca y hermosa familia: a mis padres, mis hermanas y mi cuñada, a mis forajidos hermanos, mis adorados sobrinos, mis tremendamente adorados hijos y a mi esposo, ¡el hombre más guapo de la Tierra! Los quiero con todo mi corazón. ¡Siempre lo he hecho y siempre lo haré! Ahora, comamos.

HAYLIE POMROY

La cocina del metabolismo acelerado de Haylie Pomroy
se terminó de imprimir en abril de 2024
en los talleres de
Litográfica Ingramex, S.A. de C.V.
Centeno 162-1, Col. Granjas Esmeralda, C.P. 09810,
Ciudad de México.